Clara Welten

# *Lebst Du schon oder wiederholst Du noch?*

Dank Tiefenpsychologie und Seelenreisen

Dir

selbst

begegnen.

W0038748

édition Welten

Papier aus

verantwortungsvollen Quellen


édition Welten

ist ein Einzelunternehmen

von Clara Welten


ISBN 978-3-9817957-0-7


1. Auflage 2016

Book on Demand

Printed in Germany.

Coverbild: Barbara Köhler

Einbandgestaltung: BoD

Satz: BoD

Druck: Book on Demand

Lieber Fabian,

ich freue mich,

Dich getroffen zu haben

und wünsche Dir auf

Deinen Wegen ganz viel

Licht + Zuversicht,

herzlich, Clara Velten,

1.17

*Coming into our authentic, peaceful power*
*so that we can steer the course of our life in the direction we know it*
*should go, is one of the greatest gifts we can give to ourselves and*
*ultimately to the world.*
*Bringing together our whole being – physical, emotional,*
*psychological and spiritual – helps us impact the world and powerfully*
*and peacefully play the significant role for which we were born.*
*Clara Welten typifies this in her approach to life and in her*
*expression of herself through her work and writing.*

\*

*In unsere wahre friedliche Kraft zu treten, so dass wir den Verlauf*
*unseres Lebens in die Richtung steuern können, von der wir wissen, dass es*
*dorthin gehen soll, ist eines der größten Geschenke, die wir uns selbst und*
*letzten Endes der ganzen Welt geben können.*
*Unser ganzes Wesen – körperlich, emotional, mental, geistig,*
*spirituell – zusammenzubringen, hilft uns, auf die Welt einzuwirken und*
*kraftvoll und friedlich die bedeutende Rolle zu spielen, für die wir geboren*
*wurden.*
*Clara Welten verkörpert dies in ihrer Art zu leben und bringt es*
*durch ihre Arbeit und ihr Schreiben zum Ausdruck.*

Dr. Brenda Davies, Wales, Oktober, 2015
Psychiaterin & spirituelle Heilerin

# Inhalt

1. Vorwort     8

2. Unterstützung in seelischer Not –
Von der Psychoanalyse zur Seelenreise     12

3. Eine Seele ruft     22

4. Psychoanalyse und Schamanismus –
Wie gehört das zusammen?     28

5. Die Gärtnerin bin Ich!
Wie wir unseren Garten umgraben, auf dass er
blühen kann     38

6. Über die Bedeutung der Tiefenpsychologie
als Werkzeug der Seelenerkenntnis     50

7. Die Struktur des Ichs
oder wie wir uns als Mensch emanzipieren     67

8. Bewusstsein und Heilung aus
spirituell integrativer Sicht     84

9. Wenn wir in den Spiegel unserer Seele schauen
oder der Kosmos in uns     100

10. Eine Nachricht von oben: der Liebesbote     118

11. Der Seelenraum     125

12. Wie ich als Seelenbegleiterin
den Heilungsprozess des Menschen unterstütze     143

13. Die Methode der Seelenbegleitung     149

14. Kritische zur Psychoanalyse als therapeutisches
Verfahren 168

15. Wenn ein Mensch geboren wird –
Das Geburtstrauma aus tiefenpsychologischer
und spiritueller Sicht 177

16. Vergangenheit ist vergangen – oder wie
Erinnerungen unsere Gegenwart und Zukunft
determinieren 191

17. Liebst Du schon oder wiederholst Du noch?
Über die Wirkung des „biografischen
Wiederholungszwangs" 199

18. Die Liebe – gefangen im Wiederholungszwang
kosmischer Dimensionen 212

19. Das Leiden – eine Frequenz aus verschiedenen
Welten 219

20. Die Kraft des Narzissmus – Die Spiegelung des
Größen-Selbsts und über die Lust auf
Mutterbindung 235

21. „Mama, lass' mich ziehen – bitte lass´ mich los!" 260

22. Die spirituelle nonverbale Therapie
als konkreter Zugang zu Deinen Welten 282

23. Die Praxis des Satsang – das „Sitzen in der
Wahrheit" oder wie Körper dank Seele heilt.
Ein Protokoll 292

24. Leiden, Tod und Leben:
    eine Fallstudie zur Rückführung                                 301
25. Wie Seelenanteile an folgende Generationen
    weitergegeben werden –
    Ein spirituelles Reiseprotokoll                                 318
26. Schamanische Welten als Ort der Erkenntnis und
    Erleuchtung – Eine Reisebeschreibung                            331
27. Inspiriert Sein: Wenn wir empfangen und teilen –
    eine Anleitung zu Deiner Praxis des Schreibens                  346
28. Essay über die Glaubwürdigkeit der
    Seelenbegleiterin und des Therapeuten                           357
29. Ein (gechanneltes) Nachwort                                     371

## Anhang

Glossar                                                             378
Literaturhinweise                     .                             392
Coverbild – Barbara Köhler                                          398

# 1. Vorwort

Als ich im Jahre 2011 in meiner Supervisionsgruppe das Thema „Bewusstsein und Heilung im 21. Jahrhundert" zu diskutieren begann, waren wir uns alle darüber einig, dass in den letzten 20 Jahren in der therapeutischen Arbeit ein großer Wandel stattgefunden hat. Wir – das waren ein Coach, eine Gestalttherapeutin, eine Schamanin, eine Tiefenpsychologin, eine Künstlerin und Heilerin, eine Ergotherapeutin – und ich als psychoanalytisch und schamanisch ausgebildete *Seelenbegleiterin*.

Worin lag und liegt dieser Wandel? Es fiel uns nicht leicht, diese Frage rational zu beantworten. Wir nahmen jedoch wahr: Die Arbeit geht leichter und anders. Und Bewusstwerdung braucht kein Setting mehr von fünf Jahren mit dreimal wöchentlichen Sitzungen[1], sondern Heilung als Gesundung seelischer und (in der Folge) körperlicher Symptome geschieht wirkungsvoller, schneller, öfter und sichtbarer. Die Einigkeit in der Beantwortung überraschte uns; wir glichen unsere Erfahrungen miteinander und über die Grenzen unserer Gruppe hinweg ab und fanden Bestätigung des zunächst einmal Empfundenen.

Das war die Geburtsstunde dieses Buches: meine Lust, mich dem Thema intensiv zu widmen, Zeit zum Denken zu investieren, um die Ursache(n) dieses Wandels der Bewusstwerdung und der

---

[1] Dies entspricht dem klassischen Setting der Psychoanalyse.

8

großen Heilungschancen zu analysieren und zu verstehen. Noch 30 Jahre zuvor war die Psychoanalyse eine sehr gute, wenn nicht *die* Möglichkeit gewesen, seelische Konflikte zu bearbeiten. In meiner psychotherapeutischen Praxis erlebte ich jedoch, dass mich viele Patienten vermehrt nach einer abgeschlossenen Analyse (von fünf bis zehn Jahren Dauer) aufsuchten, um „endlich ein für alle Mal" Verbesserung ihrer seelischen Lage zu erfahren.

Die Psychoanalyse als Geistes- und Sozialwissenschaft hatte in den 30er Jahren zur Zeit Horkheimers und Adornos, zur Zeit der *Kritischen Theorie* eine herausragende Stellung im Diskurs der „Zusammenwirkung zwischen Innen- und Außenwelt" eingenommen: Wie wirkt sich Gesellschaft auf das Bewusstsein der Menschen aus? Als politisch denkende *Menschin* faszinierte mich zutiefst die Beschäftigung mit gesellschaftlichen und seelischen Fragen. Nicht zuletzt um zu verstehen: „Wozu sind Kriege da?" Und wie wirkt *Massenpsychologie?*

Diese Zeiten sind vorbei. Das politisch engagierte, analytische, interpretative Denken des 20. Jahrhunderts in Ideologien, in kommunistischen oder anderen Kategorien ist gewichen. Nach fünf politischen Systemen, zwei Weltkriegen und Mauerfall im Deutschland des 20. Jahrhunderts wich die Hoffnung einer Ernüchterung – vielleicht derjenigen, dass politisch „richtige" Lösungen grundlegende Veränderungen in Richtung „Pazifismusfähigkeit" bewirken können. Denn was ist schon

„richtig"?

Für uns therapeutisch Arbeitende haben sich die Zeiten ganz erheblich verändert – positiv. Bei meiner Abkehr vom Denken in politischen Leitlinien hin zum Wissen über die Seele[2] als das Zentrum des Menschen, wurde ich nach 25 Jahren von einer dritten Wirkweise inspiriert: Energie. Energie eröffnet einen spirituellen Horizont, der Freuds *Bewusstsein und Unterbewusstsein* gewissermaßen umhüllt – eine andere, erweiterte Dimension, die von fast jedem Menschen telepathisch zu erleben ist, gleich welchen Bildungsgrades.

In den 70ern – und auch noch heute – gesellschaftlich gern als Esoterik „verschubladet", um es abzuwerten, ist die Dimension der *energetischen Arbeit* in der Therapie nicht mehr wegzudenken. Heute wissen wir, die wir nicht esoterisch, sondern ganz bodenständig verankert sind, dass Gedanken Energie sind, dass also Denken Energie ist, dass seelisch manifestierte Glaubenssätze Energie sind und dass psychosomatische Krankheiten ein Ungleichgewicht energetischer Verhältnisse im Körper darstellen. Wie also wirkt Energie?

Die tiefenpsychologischen Ursachen des seelischen Leidens meines Gegenübers zu verstehen, in seinem Kern spürbar auszuloten, ist in meiner Praxis die Basis für Veränderung – hier liegt auch heute

---

[2]  Von der Tiefenpsychologie zum Tibetischen Totenbuch, vom Buddhismus zum Schamanismus und Christentum ...

noch die einzigartige Kraft der Tiefenpsychologie, der ich in diesem Buch viele Kapitel widme, von der Theorie zur Praxis, vom Interpretationsmodell zu Fallbeispielen. Erkenntnis kann heilen. Tiefes Verstehen kann er-lösen.

Oft reichen für die Gesundung von Seele und Körper die tiefenpsychologisch definierten Aspekte *Bewusstsein und Unterbewusstsein* aber nicht aus. Wenn die verbale Arbeit, die Worte und Interpretationen nicht genügend Macht besitzen, um die Wurzel einer seelischen Wunde wahrzunehmen, helfen nonverbale energetische Techniken, wie Seelenreisen und Besuche in schamanischen Welten, um Frieden und gar Heilung zu ermöglichen. Wie verbale und nonverbale therapeutische Vorgehensweisen konkret zur Genesung beitragen können, ist Thema dieses Buches.

Nach tiefenpsychologischem *auf den Punkt bringen* und einer Seelenreise fühlte Anna: „Es ist merkwürdig, aber ein dunkler Schatten, der 40 Jahre lang auf meiner Brust lag, ist verflogen und zum ersten Mal spüre ich, was es heißt, frei zu sein." Anna war angekommen in ihrer Selbst-Bestimmung.

## 2. Unterstützung in seelischer Not –
## Von der Psychoanalyse zur Seelenreise

Fühlen Sie sich manchmal unendlich schwer, haltlos, traurig und leer? Haben Sie keine Lust aufzustehen, den Tag zu beginnen, auch, wenn der Himmel blau ist und die Sonne in Ihr Zimmer scheint? Haben Sie Angst loszugehen, unter die Menschen, sich in einer Gruppe aufzulösen oder an einer Kasse im *Lidl* zu stehen, während Ihnen das Portemonnaie aus der schwitzenden Hand rutscht, alle Geldstücke auf den weiß gekachelten Boden fallen mit einem riesigen Kratsch – gefühlt wie die Puzzleteile Ihres Lebens?

Seelische Leiden, derer gibt es viele – sie sind mannigfaltig, in den Symptomen ganz unterschiedlich, manchmal sofort erkennbar, manches Mal in einer Larve steckend und dem Schein verborgen ... Entscheidend jedoch ist, dass der reine Wille, die kognitive Kraft nicht (mehr) ausreichen, um aus dem Zustand der Dunkelheit oder Verwirrung herauszufinden.

Auch, wenn sich der Mensch außerordentlich anstrengt, Lösungen zu finden: sein Blick kann über Monate oder Jahre hinweg, manches Mal mit Beginn seines Lebens, in einem sehr begrenzten Raum gefangen und verhangen sein ...

Vielleicht gibt es – gleich welcher Diagnostik - eine Gemeinsamkeit für seelisches Leiden: Wenn die Seele im Dunkeln strauchelt, weiß sie nicht, wohin gehen. Sie ruft. Sie er-kennt ihren

Weg nicht hinaus – aus dem langen düsteren Tunnel, aus der Angst, aus der Verletzung, aus der Verlorenheit. Sie erkennt *sich* nicht. Sie kann nicht strahlen. Sie sieht kein Licht. Definition für seelisches Leiden kann sein: Die Seele, die eine reisende und weise ist, mit all dem Wissen, das sie in ihrer feinstofflichen Existenzform innetrug, sieht ihren ureigenen, jedem Menschen identischen Weg nicht. Das Selbst bleibt ihr verborgen.[3] Es bleibt dem Menschen, in dem sie wohnt, verborgen. Und das ist das Traurige am Leiden. Denn ist der Mensch, diese Einheit aus Körper, Geist und Seele, so weit aufgeräumt, dass seine Seele strahlen kann, fühlt sich das wunderbar an, verbunden mit Licht, Universum, mit Weisheit und Wesen, mit Elementen und Mutter Erde – Teil der kosmischen Energie, die wir Gott, Odem, Atem nennen können.

Wie kommen wir dazu, *uns aufzuräumen?*

Dieser Frage widme ich mich seit meinem 13. Lebensjahr, also seit über 30 Jahren. Damals litt ich selber. Ich litt so sehr, dass Leben für mich eine Qual war, jeder neue Tag eine nicht zu lösende Aufgabe ... Oft endete dieser Tag bereits im Mittag gelegen.

Doch dank meiner Lust am Denken, dank meiner analytischen Fähigkeit, Dinge, die ich nicht verstehe, durchdringen zu wollen und dank meines starken Lebenswillens lernte ich: Ich las

---

[3]   Das Selbst definiere ich als einen ganzheitlicher Wesenskern. Er führt über die menschliche Struktur des Ichs weit hinaus, hinein in den Begriff der seelischen Bestimmung und also in die seelische Zielsetzung des Menschen.

und studierte, beobachtete und notierte, schrieb und untersuchte – und wurde frei. Die Tiefenpsychologie und Psychoanalyse halfen zuerst, dann die Philosophie der Existenz und kognitiv erarbeitete Erkenntnisse, später die Spiritualität, die Rückführungen und Seelenreisen. Letztere brachten Heilung meiner alten Wunden, die ich bis dato verstanden hatte, aber dennoch nicht zu lösen vermochte.

In diesem Buch widme ich mich drei großen inhaltlichen Themenbereichen, die für die Gesundung der Seele und daraufhin des Körpers, der Psycho-Somatik[4] wichtig sind:

1. der Kraft der Psychoanalyse und Tiefenpsychologie

Ich gehe auf Leidensformen ein, die sich in meiner Praxis oft zeigen, wie die Depression und das narzisstische Leiden in der Mutterbindung in seinen emotionalen Missbrauchsformen. In poetischen Texten bringe ich Ihnen das Kind und die Mutter nahe, beide gefangen in einer Bindung, die doch befreit werden möchte. Mit Beispielen aus der Praxis, den Erkenntnissen und Tiefenwirkungen können Sie selbst den Weg der Gesundung verfolgen.

Mit der Tiefenpsychologie, resultierend aus der Psychoanalyse, die einst Freud für uns benannte, ist ein reiches Instrumentarium seelischer Einsicht entstanden. Sie muss gelernt werden, gut und gründlich, auf dass der Mensch, der sie anwendet, nicht nur diagnostiziert und interpretiert, sondern über diese allzu

---

[4]  Die Psyche steht für die Seele und der Begriff Soma für Leib/ Körper.

menschliche Eigenschaft der Kategorisierung hinauswächst, um sie mit allen sechs Sinnen zu praktizieren. Voraussetzung ist unser Kontakt zum Gegenüber, meine empathische Verbindung zu dem, der mir gegenüber sitzt und in seiner Lebensunlust zunächst gefangen ist. Die Annahme der Tiefenpsychologie, dass es für das seelische Leiden immer Ursachen gibt, die sich seit dem *auf die Welt Kommen* begründen, insbesondere in den ersten drei Lebensjahren manifestieren und eben in der Tiefe der Seele verborgen liegen, erweist sich als richtig. Der frühe Kontakt zu Vater und Mutter, zu den ersten Bezugspersonen, füllt das Reservoir für Liebe und Geborgenheit, mitunter aber auch für grenzenlose emotionale Leere und Kommunikationslosigkeit. Es liegt an mir als *Seelenbegleiterin*, als psychoanalytisch Geschulte, mit dem suchenden Menschen den Weg seiner Geschichte zurückzugehen und das Schwere im Licht der Hoffnung zu erlösen. Die Tiefenpsychologie ist als Versuch, der Wahrheit der Seele auf den Grund zu kommen, immer noch zeitgemäß. Viele Psychotherapeuten profitieren von den Einsichten zur Konfliktforschung, ohne sich bewusst auf sie zu beziehen. In einem gesonderten Kapitel verweise ich auf die Grenzen der tiefenpsychologischen Arbeit und der Psychoanalyse als therapeutische Praxis. Sie liegen in der Gesprächstherapie, die eine verbale, lediglich auf das Wort zentrierte Arbeit ist, im klassischen Zeit begrenzten Setting, im engen psychoanalytischen Interpretationsrahmen, der das Gegenüber be- und verurteilt sowie in der Begrenzung des Bezuges auf das physische Dasein, auf diese Realität.

2.   der Spiritualität mit Fragen zur Herkunft der Seele und ihren nonverbalen Therapieformen

Zusammenfassend kann ich diese Einheit als *Woher kommen wir, wie heilen wir und wohin gehen wir,* bezeichnen. Was sind Rückführungen, was Seelenreisen und wie gelange ich in die drei Schamanischen Welten? Wie können wir nonverbal heilsam arbeiten, lösen und befrieden? Was ist Heilung? Wie erkenne ich Leiden aus früheren Leben?

Ich gehe auch hier konkret auf seelische Leidensformen ein – wie kreative Ausdruckslosigkeit und Beziehungsunfähigkeit, die sich mir in der Praxis gezeigt haben. Dank der zahlreichen *Reiseprotokolle,* die ich Ihnen vorstelle, können Sie den Geschichten der Seele des reisenden Menschen folgen und sich bildlich vorstellen, wie Heilung für denjenigen möglich wurde.

Der Weg des Wortes beginnt in unserem zweiten Lebensjahr, ungefähr. Viele Leiden liegen noch vor dieser Zeit, im Moment selbst, als wir auf die Welt kamen (Geburtstrauma)[5]. Manche Leiden fühlten wir bereits, als wir noch im Leib unserer Mutter schwammen, getragen durch das fließende Element Wasser, durch Wärme und Struktur. Andere Verletzungen jedoch bringt unsere Seele hinein in diese Aktualität, von all ihren Reisen, die sie als Mensch (und als

---

[5]   Lesen Sie im 15. Kapitel „Wenn ein Mensch geboren wird" mehr darüber.

andere Inkarnation) gemacht hat, unterwegs ... diese Seele als reisende, die sich – wenn das Haus des Menschen verfällt, sein Körper – wieder auf den feinstofflichen Weg machen wird, raus aus der Materie, hinein in das energetische Feld, das uns alle umgibt und miteinander verbindet. Die Seele ist eine intelligente energetische Bewusstseinseinheit, die für sehr begrenzte Zeiten ihres Daseins MENSCH wird. Wir.

Die Seele, sie ruft uns zur Gesundheit auf und möchte von uns erkannt werden. Wenn sie leidet, möchte sie aufklären. Wenn unsere Ohren taub sind, meldet sie sich anhand des Körpers. Weshalb? Sie möchte Frieden schließen. Diese Annahme ist das Resultat meiner therapeutischen Arbeit: Wenn die Psyche ihr Thema gesehen und bereinigt hat, können sich Krankheiten quasi in Lichtgeschwindigkeit auflösen. Wenn die Erkenntnis mithilfe des Wortes nicht (mehr) reicht, um Erlösung zu finden, können die Seelenreisen Klarheit schenken.

Auch in diesem Themenabschnitt werden die Grenzen der rein spirituellen Arbeit benannt, die darin liegen, dass eine gewisse Ich-Konstitution vorliegen muss, um überhaupt auf Trance-Reisen gehen zu können und dass, wenn keine verbale Nacharbeitung erfolgt, die Tiefenwirkung des Verstehens im Hier & Jetzt, die Einbettung des Wahrgenommenen in der Aktualität kaum stattfinden.

3.     der Rolle der Therapeuten und Heiler

Ich selbst diene einem ethischen Anspruch, den ich einst als moralisch bezeichnet habe, ihn jetzt aber als *Dienen am Gesamtwerk Leben* verstehe. Dieses *Dienen am Gesamtwerk Leben* beginnt mit der Ernährung, nämlich einer veganen-vegetarischen, also friedvollen und respektvollen jedem Lebewesen gegenüber und schließt den Macht-freien Raum in der Arbeit mit Patienten ein.[6] Es geht um die klare Präsenz des Unterstützers, seiner Verantwortung, Wahrhaftigkeit, seiner Ethik und Glaubwürdigkeit, die wir weder an einem Wochenende noch in 12 Sitzungen eines Coaching-Seminars erlernen und die von jedem *Seelenbegleiter* fordert, sein Selbst im Augen-Blick achtsam und reflektiert zu halten. Diese Fähigkeit zur Selbstanalyse ist eine prozesshaft erlernte. Es ist die Voraussetzung für jede mitfühlende (statt mitleidende) Seelenarbeit.

Ein in sich selbst gefangener Therapeut ist ein dunkler Spiegel. Wenn der Suchende hineinschaut, erkennt er nur matte Fläche oder Schattenspiele. Der Unterstützung suchende Mensch kann dann kein Vorbild sehen, sich – zeitweise wichtig im therapeutischen Prozess – an keinem Ideal orientieren, kann nicht glauben und nur wenig Hoffnung schöpfen. Und für den Gesundungsprozess fatal: Er bewegt sich gar im Energiefeld des matten Schattenspielraums des Therapeuten, in den problematischen Themen des Anderen. Somit ist die Arbeit am Selbst für diejenigen, die in therapeutischen Berufen arbeiten, eine Voraussetzung für die

---

[6]   Ich verwende bewusst den Begriff Patienten anstatt nach Carl Rogers den Begriff des Klienten, der heutzutage vielfältigst eingesetzt wird und für mich nach „Immobilienmaklergeschäften" klingt.

ganzheitliche Qualität, die sie in der Unterstützung eines anderen bedienen wollen und können.

Ich gehe in diesem Buch weder auf die aktuelle, immer zeitabhängige Diagnostik der ICD 10[7] ein, die problemlos bei *Wikipedia* nachgelesen werden kann und zu der es entsprechende Literatur gibt, noch interessieren mich Einordnungen in einen Krankheitsbegriff. Die moderne Klassifikation ist keine Wahrheit, sondern lediglich Begrifflichkeit, um den Menschen besser kategorisieren zu können. Die Einordnung ist dann wichtig, wenn wir über seelische Leiden eine zusammenfassende Diagnostik benötigen. Dennoch ist diese allzu menschliche Eigenschaft der Kategorisierung eine Begrenzung, die nur eine einzige Fähigkeit, nämlich die kognitive intellektuelle bedient. Mittlerweile wissen wir, gar naturwissenschaftlich aus der Gehirnforschung belegt, dass das Herz ebenfalls „ein Gehirn" hat und denkt. Belegt ist auch, dass dem Herz sowohl energetisch als auch intellektuell eine wesentlich größere Bedeutung für den Menschen zukommt, als bisher im wissenschaftlichen Diskurs angenommen und als dem Gehirn allein.[8]

Festgelegte Diagnosen, wie „affektive Störungen" halten den Menschen eher davon ab, gesund zu werden, auch, weil sich dieser auf einen Primär- und Sekundäreffekt des Krankseins zurückziehen kann und dies um so mehr, als schulmedizinisch der Weg bereitet

---

[7]     ICD 10 – Internationale statistische Klassifikation der Krankheiten

[8]     *Tattva Viveka Magazin, Extra – Das Herz-Gehirn*, SEIN Ausgabe Nr. 225/5, Berlin 2014

wird, Pharmazeutika zu schlucken, die wiederum den angesprochenen *Aus-Weg aus dem Tunnel* verhindern: Ein über längere Zeit hinweg medikamentös eingestellter Mensch wird kraftlos, energielos, sein gesamtes System stellt sich nicht auf Heilung, sondern auf Krankheit ein. Die Psychopharmaka haben oft zur Folge, dass der betroffene Mensch sein Leiden nicht aktiv durchschreitet, sondern es als solches akzeptiert und sich darin einrichtet. Das bedeutet in letzter Konsequenz für die Möglichkeit der Gesundung eine Blockierung – wie ein großer schwerer Stein im Flusse eines Bächleins aus hohem Berge. Dieser Mensch wehrt in dieser Erdenexistenz das Fließen und den Anschluss an das uns umgebende Licht ab. Das ist sehr traurig und fühlt sich für mich immer wie das Wegwerfen eines sehr kostbaren Geschenks an – des Lebens.

Ich versuche dennoch mit Menschen zu arbeiten, die sich für die Einnahme von Psychopharmaka entschieden haben, weil jeder die Verantwortung für seinen Weg selber trägt; ich lediglich Seelenbegleiterin (und nicht Heilerin) bin und weil ich jeden Menschen vom Grunde auf in seiner Wahl akzeptiere. Wir gehen dann in der gemeinsamen Arbeit so weit und so tief, so weit und tief es eben diesseits im Jetzt für ihn möglich ist. (Manches Mal ist eine Zusammenarbeit jedoch unmöglich, weil der Geist und die Seele des betroffenen Menschen durch die Pharmazeutika derart im Nebel verweilen, dass sein *Ich* nicht mehr in der Lage ist, aus dem

20

Tunnelblick herauszuschauen und sich nicht mehr am Licht orientieren kann. Das Licht gibt es für diesen Menschen dann nur noch in einer sehr weit entfernt gelegenen Erinnerung; sein gesamtes System ist derart geschwächt, dass weder Geist, Seele noch Körper die Vision von Heilung überhaupt wahrnehmen, verstehen. Seine Augen und sein Herz sind blind geworden.)

Wenn ich als *Seelenbegleiterin* arbeite, bin ich hell-fühlig, hell-sichtig, hell-hörig und im Modus des Empfangens. Mein Geist, in dem die Rationalität und alles, was ich je gelesen, studiert und gelernt habe, als ein kleiner Teil des Ganzen inbegriffen ist, ist wach, mein Körper vitalisiert und meine Seele schaut mit dem Herzen in das essentielle Wesen – also in das, was in meinem Gegenüber als Selbst wohnt. Um meine Einstellung zur Arbeit für Sie näher zu veranschaulichen, erzähle ich Ihnen von einem Kennenlerngespräch mit einer jungen Frau.

# 3. Eine Seele ruft [9]

Marina stellt sich auf Empfehlung bei mir vor; ein junges Mädchen, gerade 18 Jahre alt. Braunes langes Haar, große Augen, verhungerte Augen, fast leer, keine Emotion, devitalisiert. Noch ohne ihren Körper bewusst wahrzunehmen, ahne ich ihr seelisches Leiden: Anorexie. Jetzt schaue ich ihre körperliche Erscheinung an und tippe auf 45 kg. „46 kg...", bestätigt sie mir später, bei einer Größe von 1,74 m. Ein hübsches Mädchen mit grünen Augen, vollem Mund und einem Strahlen; ich nehme das Strahlen in ihrem Inneren und um sie herum wahr: „Ein wichtiger Mensch, ein schönes menschliches Wesen, das noch viel vorhaben kann ... ."

Dann erzählt sie, dass sie seit Wochen versuche, einen Therapeuten zu finden und auch in Erwägung gezogen habe, in eine Klinik zu gehen, in eine Psychiatrie oder in eine Klinik für Psychosomatik. Sie sagt: „Jetzt kann ich es nicht mehr kontrollieren. Ich will nichts essen. Ich habe keinen Appetit mehr. Ich habe keinen Hunger mehr. Und jetzt habe ich auch keine Kraft mehr. Wenn ich so weiter mache, falle ich einfach um... ." Aber sie denkt, dass sie es eigentlich schaffen kann. „Wenn ich nur jemanden fände, der mich nicht sofort auf diese körperlichen Anzeichen reduziert!" Jeder Professionelle, den sie treffe, frage sofort alle Essstörungsmerkmale

---

[9] Alle Beispiele von Patienten wurden so verändert, dass sich nur die Person selbst wiedererkennen kann. Der depersonalisierten Verwendung für das Buch wurde zugestimmt; der Ort, das Alter und die Namen wurden geändert.

22

ab, die ihr natürlich bekannt seien. Sie wurde zur Blutabnahme geschickt, zum EKG, zum Psychiater ... . „Doch mein Körper ist doch nur ein Zeichen! Er ist doch nicht die Ursache!", spricht sie eindringlich, mir in die Augen schauend. Ich bestätige dies mit einem Nicken. „Warum fragt mich niemand, wie es *mir* geht?" Der letzte Psychotherapeut hätte eine schriftliche Einverständniserklärung über ihren möglichen Tod gefordert, damit er – im Fall der Fälle – nicht verantwortlich sei.

Sie wüsste, dass es Ursachen gäbe, Ursachen, die mit ihrer Mutter im Zusammenhang stünden und bis weit in die Kindheit zurückreichten. Dahin möchte sie aber nicht alleine schauen, sondern nur mit einer Begleiterin an ihrer Seite, sonst bekäme sie „Zustände", die ihr Angst machten. Eindringlich fordert Marina: „Ich möchte, dass mich jemand sieht, wie ich bin. Jemand, der das sieht, was ich nicht (mehr) sehen kann!"

Ich lasse sie erzählen, höre zu, beobachte sie, wie sie ihre dünnen knochigen Finger aneinander reibt, wenn sie von Kontrolle, Disziplin und Willen spricht. Ja, Willen, den hat sie. Willen zum Leben, „... aber ich bin nichts wert; ich habe nur schlechte Seiten und mein Leben lohnt sich nicht. Alles, was ich tue, reicht nicht aus!" „Reicht nicht aus, wofür?", frage ich in ihr leises Sprechen hinein:"... um einen Wert zu haben."

Selbstverständlich habe ich als psychoanalytisch und therapeutisch ausgebildete *Seelenbegleiterin* sofort die Informationen zur Anorexie im Kopf: Dieser typische Perfektionismus, dieses starke Über-Ich, das als Selbst-Wert nichts (mehr) stehen lässt, weil sich Ideale an der Realität chancenlos reiben, der Kontrollzwang, die Ordnungsliebe – und die Ursache: das Thema der Mutter ... Diese Informationen helfen mir zwar, die junge Frau kognitiv zu verstehen, helfen mir, ihr Leiden in ihre Biografie einzuordnen, aber sehen tue ich sie damit nicht: *Kein Therapeut sieht einen Patienten aufgrund der Diagnostik.* Schlimmer noch: *Das Festhalten an der Diagnostik verhindert das ganzheitliche Sehen des Menschen.* Das Erkennen desjenigen, der vor uns sitzt und der nicht in der Lage ist auszusprechen, was er vermitteln möchte, wie Marina: „Aber ich will doch leben! Ich bin doch stark. Warum glaubt niemand an mich? Wie kann ich wachsen, heraus aus diesem Gefängnis, das mein Körper ist, ein viel zu eng geschnürtes Korsett ... ?"

Ich lasse mich ein. Beim Sprechen schaue ich ihr in die Augen, berühre ihre Seele in der Tiefe. Ich nehme ihren Energiekörper wahr. Ich spüre ihre unendliche Trauer, ihren Schmerz, ihre Angst, die den ganzen Raum erfüllen, unseren Raum. Ich habe Gänsehaut. Sie sagt: „Wissen Sie: Essen, ganz alleine, das lohnt sich nicht!" Ich sehe ihre Hose, die bei Größe 34 an ihren langen Beinen schlottert. Und ich antworte (entsprechend meiner konfrontativen Methode)[10] in die dichte Stille hinein: „Wissen Sie,

---

[10]  Die konfrontative Methode repräsentiert dasjenige, das sie angibt: die Konfrontation. Sie ist zu gegebener Zeit als Spiegelfunktion für mein Gegenüber sehr erfolgreich, weil sie einem Erwachen gleicht.

wenn Sie nicht essen, dann gibt es Sie nicht mehr! Dann werden Sie sterben. Noch sechs Kilogramm weniger, und sie werden zwangsernährt, Venen zerstochen, am Tropf hängend, in einem Krankenhaus." Ich höre diesen Schock im Raum, den meine Worte bei ihr hinterlassen. Marina aber hört weiter zu. „Sie sind einzigartig!", spreche ich sie an: „Sie gibt es nur einmal auf dieser Welt. Nur, wenn Sie sich um sich kümmern, für sich Sorge tragen, Ihren eigenen Weg entdecken wollen, können Sie all Ihre Anteile wahrnehmen, die zu Ihnen gehören und die Ihnen zeigen, wie schön und wertvoll Sie sind – als Mensch." Nach einer Minute Schweigen schaut sie mich an und erwidert: „Das stimmt! Wenn ich nicht mehr bin, kann ich auch keine Tierärztin werden. Dann kann es mir auch nicht besser gehen und ich kann niemandem zeigen, was ich alles kann!"

Ich nehme diesen Faden des Lebens auf und spinne ihn weiter: „Ja, und dann spüren Sie nicht, wer Sie alles sein können!" Eine Zeitspanne vergeht still im Raum. „Wissen Sie?" führe ich weiter aus, „Es ist doch toll, dass Sie so organisiert sind! Dass Sie kontrollieren können! Viele Menschen wollen das und schaffen es nicht! Das ist eine Qualität! Die Disziplin und die Ordnungsliebe. Das sind Ihre Fähigkeiten. Im Moment sitzen Sie vor mir, als seien Sie auf das Nötigste des Überlebens komprimiert: Ihr Wille, ihre (letzte) Kraft, Ihre Stärke, all das ist da. Ich fühle es. Sie sind reduziert auf die Kraft des Überlebens ... auf dem Boden des

Brunnens angekommen, sozusagen."

Sie hört intensiv zu, mir in die Augen schauend und ich treffe weiter in ihr Inneres: „Aber zum Leben gehört noch etwas anderes: Lust, Freude, Genießen, Begehren, sich nähren wollen ... Sie sind jetzt die eine Seite des Mondes, Halbmond ... Aber der Vollmond, damit Sie wieder *rund* werden, braucht, dass Sie Ihre Schönheit sehen können, sich lieben, sich nähren. Und auch spüren können, wie hell, weil klar Sie sind, welche Visionen Sie haben, was Sie sich wünschen, in dieser Welt zu gestalten. Und wie sehr Sie gebraucht werden in dieser Welt! Wenn Sie sich darauf einlassen möchten, sich (wieder) zu finden und zu spüren, dann können wir zusammen arbeiten. Ich biete Ihnen an, das zu versuchen; vier Séancen, und wir sehen weiter, wie Sie hier draußen, ohne Klinik und ohne tägliche Überwachung, überleben und wachsen wollen."

\*\*\*

Zwei Tage später klingelt mein Telefon und die junge Frau wünscht sich regelmäßige, wöchentliche Termine. Dieser erste Kontakt habe ihr so gut getan, dass sie die Séancen von ihren Ersparnissen bezahlen möchte, die sie als 16 jährige Schülerin im Ferienlager verdient und zurückgelegt hat.[11]

Lassen wir uns darauf ein, den anderen zu spüren, als Wesen wahrzunehmen. Die Diagnostik dient als Hilfestellung der

---

[11]     Meine Honorare sind auf jede Person flexibel abgestimmt. Das günstigste sind 50€ für die zeitlich offene Séance, die bis zu 90 Minuten dauern kann. „Eine Séance dauert, solange sie dauert.", so das Motto.

tiefenpsychologischen Ursachenarbeit. Aber wagen wir uns, am Selbst eines jeden menschlichen Wesens anzuknüpfen. Es erfordert Mut, weil Improvisation und das Einlassen auf die Kraft der Eingebung, also das Selbst-Vertauen des jeweiligen Therapeuten, in jeder Sitzung: Mut, weil unser Schwingen auf das Resonanzfeld des Empfangens und weil keine psychoanalytischen Interpretationen unsere Richtlinien der *Seelenbegleitung*, wie ich sie verstehe, festlegen.

Jeder Mensch ist heil, auch, wenn er krank ist.

Jeder Mensch ist hell, auch, wenn er dunkel ist. Das Heile ist in uns. Es im Anderen wahrzunehmen und für ihn sichtbar zu machen, ist unsere Aufgabe. Der oft dünne Faden des Lebens wird dann wieder zum Netz, in dem es sich gemütlich sitzen und auch klettern lässt.

Nachtrag: Nach vier Wochen und fünf Sitzungen hat diese Patientin dank der „konfrontativen Methode" zwei Kilogramm zugenommen, eine Zusage für den Studienplatz der Tiermedizin erhalten und freut sich darauf, Berlin zu verlassen und „frei zu sein", was für sie auch bedeutet, eine örtliche Distanz zur Mutter leben zu dürfen.[12]

---

[12] Wer am Thema der Mutter interessiert ist, aus den zwei Sichtweisen des Kindes und der Mutter, wechsle zu den Kapiteln über *Narzissmus*.

## 4. Psychoanalyse und Schamanismus –
## Wie gehört das zusammen?

So lange ich denken kann, bin ich ein begeisterter Fan der Psychoanalyse gewesen. Mit 13 Jahren begann ich, Adler, Freud, Jung zu lesen, die Transaktionsanalyse und andere tiefenpsychologische Bücher.

Als junger Mensch habe ich, bereits angedeutet, sehr gelitten. Ich wuchs in der DDR als Kind einer politisch oppositionellen Familie auf; im „Widerstand" zu stehen war mir zeitlebens eine Selbstverständlichkeit, somit auch die Einsamkeit und gewisse Isolation in jungen Jahren, die dazu gehören, „wenn man anders ist": In der Schule wurde ich geächtet, hatte keine Freunde, wurde regelmäßig verprügelt und malträtiert. *Schwarze Schafe* sind wunderbare Sündenböcke, wie Juden, Christen, Muslime, Schwarze oder Frauen ... je nachdem, wer in der Gesellschaft und Kultur zum Sündenbock erklärt und somit diffamiert wird.

Als ich 16 Jahre alt war, wurde meine Familie aus der DDR freigekauft. Ich entging ganz knapp einem „Jugendgefängnis für verhaltensauffällige Jugendliche", in das in der DDR politisch Oppositionelle verfrachtet wurden: Kinder und Jugendliche, gleich welchen Alters, die „nicht im Sinne des Arbeiter- und Bauernstaates erzogen wurden" – Kinder von politisch Resistenten. Die

Einweisung hätte mir den Freitod gebracht. Dessen bin ich mir sicher.

Um der Isolation zu entgehen, verschlang ich in meinem trüben DDR-Städtchen alles, was ich im Bücherschrank meiner Eltern in die Finger bekommen konnte: Leon Uris, Alfred Andersch, Christa Wolf, Sarah Kirsch - und eben auch Sigmund Freud. Das Wunderbare an der Psychoanalyse war, dass ich mich plötzlich nicht mehr als „leidendes Objekt" sah, vereinzelt und isoliert in der grauen Provinzstadt, sondern mich verstanden fühlte. Plötzlich wusste ich, was ich hatte: Depression – eine schöne schwarze! (Es gibt auch eine weiße, von dem französischen Psychoanalytiker André Green in den 80ern in dem Artikel „Die tote Mutter" meisterhaft als Diagnose entworfen.)[13]

Ich stand jeden Morgen gegen vier Uhr auf, um Querflöte zu üben und Hausaufgaben zu machen, damit ich nach der Schule nicht das ganze Pflichtprogramm der Musikerziehung, die ich seit dem fünften Lebensjahr genoss, zu absolvieren hatte. Der Morgen war aber auch dazu da, um zu lesen: Massenpsychologie, Das Unbehagen in der Zivilisation, Das Ich und das Es, dazu Nietzsche und Marx. All diese wunderbaren Denkwelten hatte ich durchforstet, bevor ich volljährig, also 18 alt Jahre wurde. Und eines stand fest: Wenn es irgendwie ginge, wollte ich Psychoanalyse und Philosophie

---

[13] Green, André: *Die tote Mutter – Psychoanalytische Studien zu Lebensnarzissmus und Todesnarzissmus.* Psychosozial-Verlag, Gießen 2011

studieren!

Als aufmüpfige DDR-Schülerin aber war das undenkbar. Aus revolutionären politischen Gründen hätte ich nicht einmal die 10. Klasse absolvieren dürfen! Ich verweigerte bestimmte Unterrichtsfächer, wie den Wehrkundeunterricht, verließ die Klasse in regulären Schulstunden, wenn der Lehrer mal wieder über *Biermann & Co*, also über Staatsfeinde hetzte... Da ich keiner Jugendorganisation angehörte und alles verweigert hatte, was an Staatskonformen zu verweigern ging, (Jungpioniere, FDJ, Deutsch-Sowjetische Freundschaft, Jugendweihe...) war der Zugang zum Abitur sowieso eine fest verschlossene Tür im tief sächsischen Kreisstädtchen. Weil sich die politische oppositionelle Situation unserer Familie derart zuspitzte, kam die Rettung 1983 aus dem Westen: Der Freikauf ins Bayerische Lande mit 16 Jahren und damit, nach Abschluss des Abiturs, endlich das ersehnte Studium bei den Altlinken (Habermas, Honneth, A. Schmidt) in Frankfurt/Main.

Zwischendurch kam allerdings noch der Zusammenbruch. Da half auch kein *Freud* mehr, keine *Jungsche* Analyse, keine *Existenzphilosophie* von Kiergegaard, der nur bestätigte, was ich hatte: nämlich wahnsinnige Furcht vor der Angst. Ich war fertig. Am Ende. Energetisch, seelisch. Ein zusammengekauertes Häuflein Trauer, meinen Kopf an die Wand schlagend, auf dass er schmerzen möge: Äußerer Schmerz als Zeichen des Inneren und eines noch am Leben Seins ... Ich wies mich selbst in die Psychiatrie ein, 18 Jahre alt. Ich konnte nicht mehr leben. Ich wusste nicht mehr WIE.

Nach acht Wochen kam ich heraus, besuchte die 11. Klasse, holte allen Stoff nach, den ich versäumt hatte und beschloss, in Frankfurt/M. in der Tradition der *Kritischen Theorie* Psychoanalyse und Philosophie zu studieren. Bei Jürgen Habermas natürlich! Es waren die späten 80er. Kommunistisch waren wir alle sowieso, irgendwie... und Joschka Fischer hatte den Bundestagspräsidenten gerade als „Arschloch" betituliert. Wunderbar! (Weil so sehr authentisch und wenig konform wie heutzutage in der Politik kaum jemand mehr wagt zu sein.)

Das Studium war so spannend, wie ich es erwartet hatte. Danach ging ich als Doktorandin der Sozialwissenschaften und mit einem Forschungsstipendium in der Tasche nach Paris, um bei Julia Kristeva, Luce Irigaray und Jaques Derrida vor Ort die *Postmoderne* zu studieren, die mir mittlerweile auf dem Herzen brannte. Dazu musste ich noch Französisch lernen. Ich tat es und verstand das erste Halbjahr in Paris nur „Chinesisch", dafür aber den Subjunktiv von Sein, weil ich in Frankfurt/M. eine Lektorenprüfung für die französische Sprache abgelegt und Sartre übersetzt hatte. Derrida konnte ich mit Enthusiasmus folgen, wohnte im selben Viertel des *collège de philosophie*, nur Einkaufen konnte ich nicht gehen, weil Butter und Brause zu benennen zu schwierig waren für eine Sartre-Übersetzerin ... Auch das überlebte ich nach etwa drei Jahren intensiver Arbeit der „Integration".

Und dann kam die Zeit, als ich immer mehr spürte: Die Psychoanalyse ist toll, aber sie kann nicht heilen! (Eine Tatsache, die jeder „ethisch reife" Analytiker heute bestätigen wird, auch, wenn er im Sektor des Gesundheitsberufs zu den Großverdienern zählt, mit bis zu 130€ pro 50 Minuten bei sieben bis zehn Patienten pro Tag.) Trotz einer abgeschlossenen Analyse nach fünf Jahren und dreimal in der Woche Besuch bei der werten Analytikerin auf dem nur relativ komfortablen braunen Ledersessel, fühlte ich mein Herz immer noch so schwer wie ein Rucksack voller Steine, obwohl ich nun wusste, was die Steine repräsentierten! Insbesondere an den Morgenden, an denen meine Beine gelähmt zu sein schienen, konnte ich nicht aufstehen. Depressiv war ich noch immer.

Mittlerweile hatte ich das Studium der Psychoanalyse bis zur Reife der Promotion absolviert und mich mit der Hypnotherapie nach *Milton Erickson* angefreundet. Und tatsächlich: Nach zwei Sitzungen kam „mehr Gesundung heraus", als nach zwei Jahren Monologisieren bei der Analytikerin, unterbrochen von drei Fragen in 50 Minuten Sitzung.

In der Hypnotherapie reiste ich das erste Mal in die Mittelwelt, ohne damals zu wissen, was das überhaupt ist, die Mittelwelt. Auch der Hypnotherapeut wusste und weiß nicht, dass es sich um eine reale parallele Welt handelt, in die der Schamane problemlos reisen kann so wie jeder Patient, mit dem ich arbeite. Der Hypnotherapeut ging und geht davon aus, dass es sich um einen Teil der Innenwelt des Patienten handelt, um einen Anteil seiner im Unterbewusstsein liegenden Welt.

Ich aber fand mein Land, meinen Baum, meine geistige energetische Präsenz, praktisch sofort und ich wusste auch sofort, dass das, was ich sah, ebenfalls real war – so real, wie für andere das morgendliche Besteigen der U-Bahn auf dem Weg zur Arbeit... Ich fühlte, dass das reale Sehen dank der Augen und das telepathische Sehen dank der Sinne lediglich zwei verschiedene Möglichkeiten der Wahrnehmung des Menschen sind, wobei ersteres, das Sehen dank der Physis, sogar wesentlich begrenzter ist als das telepathische Wahrnehmen dank unserer Sinne. (Viele Blinde werden dies bestätigen.)

In dieser Mittelwelt baute ich eine Brücke: Als ich die Hypnotherapie begann, gab es einen Abgrund, den ich in zahlreichen Gedichten in meinem Buch „Auf der Suche nach Leben"[14] beschreibe: diesen unüberwindbaren Abgrund, dessen Sprung hinein den sicheren (inneren) Tod zu bedeuten schien. In der Hypnotherapie baute ich zunächst eine ganz wacklige Brücke, wie im Dschungel bei Tarzan, an Seilen und aus Brettern. Schon nach wenigen Sitzungen befestigte sich die Brücke, aus Sisal, wurde stabiler, klarer. Und nach zehn Sitzungen kam ich eines Tages in meiner Mittelwelt an und stellte fest: Es gibt keine Brücke, weil keinen Abgrund mehr.[15] Mein

---

[14]    Welten, Clara: *Auf der Suche nach Leben. Eine politische Autobiografie*; agenda Verlag, Münster 2009

[15]    Siehe dazu das Nachwort in meinem Buch „Auf der Suche nach Leben".

Land war eine verbundene Landschaft geworden, mit Wiesen, Bergen und ein Bächlein vor meinem starken Baum (der Existenz): Das Bächlein, das da floss und fließt, das wusste ich, war/ist mein Schreiben. (Mittlerweile ein schöner bewegter lebendiger klarer Bergfluss, der in ein Meer mündet, in dem Delphine spielen.) Es gab kein Anzeichen eines Abgrunds mehr, als hätte es nie einen gegeben. Das Typische für die schamanische und spirituelle nonverbale Heilarbeit ist, dass das „symbolisch" Gebaute oder anders gesagt, das telepathisch Integrierte, sofortigen Einfluss auf unsere *aktuelle Realität* besitzen: Ich wurde sicherer, klarer, stabiler, weil es eben zwischen mir und der Welt keinen Abgrund mehr gab!

Warum formuliere ich *aktuelle Realität*? Weil unsere Realität lediglich diejenige ist, die wir sehen, die sich materiell vor unserem physischen Auge verdichtet. Unser aller Realität ist wesentlich weiter, wesentlich mehr, lassen wir es denn zu, zu sehen: Die Mittel-, Ober- und Unterwelt sind reale Welten, die Krafttiere, die darinnen wohnen und auf unseren Besuch warten, sind real, die energetischen feinstofflichen Wesen, die uns so treu begleiten, sind real, Engelwesen, Hüter, Begleiter, Wesen aus der Welt, die im Schatten liegt, alles energetische Existenzen, alle real. Die sichtbare Realität ist nur die „obere Schicht" – wie die des Bewusstseins im Unterbewusstsein. Wagen wir uns, die Tür zu öffnen und einen Spalt hinaus und hinein zu schauen, erkennen wir: Wir sind umgeben von ganz vielen parallel liegenden Realitäten, die alle real sind und sichtbar – telepathisch sichtbar. Der Mensch braucht weder Augen, um zu sehen noch Ohren, um zu hören.[16]

Woran erkennen wir, dass die Wesen real existieren? Weil sie wissend sind, und zwar all-wissend. Sie können uns etwa Kräuter zur Heilung nennen, die wir in der aktuellen Realität noch nie gehört haben. Sie kennen unsere Seelenleben, die wir in der Realität noch nie gesehen haben. Und alles, was wir in den benannten Welten parallel verändern, strömt in unsere aktuelle Realität ein:

Arbeit in den Welten IST Heilarbeit.

Das aber wusste ich damals noch nicht. Die Hypnotherapie begonnen, spürte ich lediglich diese wahnsinnige Kraft der Veränderung. Ich veränderte mich. Tatsächlich. Ich legte meine Sucht ab; und zwar meinen ganzen Suchtcharakter. Ich legte meine Depression ab; und zwar meine gesamte depressive Konstellation. Ich wurde leichter, heller, klarer, bewusster und freier. Als ich im Jahre 2004 mit meinem karibischen Partner nach Deutschland (zurück) ging, wusste ich: Die Tiefenpsychologie ist als theoretisches Instrument der Seelenkunde unheimlich spannend, als Therapiemethode eignet sich die Psychoanalyse nicht, weshalb ich therapeutisch interdisziplinär arbeite und eine interdisziplinäre Ausbildung zur *SeelenbegleiterIn* anbiete. Die Tiefenpsychologie ist als reine verbale Arbeit zu unvollständig. Sie eröffnet Erkenntnisse,

---

[16] Wenn Sie sich mit der Telepathie beschäftigen möchten, lesen Sie im 9. Kapitel weiter.

wenn der Therapeut gut, also *empfangend* ist, solche Wahrheiten, die über das kognitive Instrument der Erkenntnis hinaus gehen können. Die Psychoanalyse als Therapieform bringt jedoch in den seltensten Fällen Heilung. (Ich kenne keine einzige Heilungsgeschichte, obwohl ich mich 20 Jahre lang dank meiner Studien der Psychoanalyse in den Kreisen der Psychoanalytiker aufhielt.) Erkenntnisse, kognitiv gewonnen, sind in ihrem Horizont des Wirkens begrenzt. Sie helfen verstehen; sie können die Richtung des Wachstums der Blume verändern; die Wurzeln der Blume aber bearbeiten, tief unten in der Mutter Erde, das können sie nicht. Sie werden in den folgenden Kapiteln erfahren, was die große Chance der Tiefenpsychologie und was die Grenzen der Psychoanalyse als Verfahren sind.

Um sich wurzeltief zu verändern, bedarf es einer Gärtnerarbeit, die „unter" der Erde graben kann; einer Arbeit, die unter das zunächst Sichtbare, das Wort schauen kann, und dort, in den Tiefen der Seele, am Beginn der Seelen-Gezeiten, neue Ordnung entstehen lassen kann – immer im Einverständnis mit den Ahnen, den Welten, mit allen Wesen und Kräften, mit den Hütern der vier Elemente, mit den Erzengeln und natürlich mit *Gott*, mit der Universellen kosmischen Kraft. Leite ich das Ritual der nonverbalen telepathischen Arbeit mit Ansprache und Trommeln ein, „höre" ich sofort, ob dasjenige, was der reisende Mensch will, mit dem übereinstimmt, was er in der Lage zu tun ist. Ich formuliere etwa:

„Der Mensch ist bereit zu sehen!" und empfange in Lichtgeschwindigkeit ein „Nein". Daraufhin kommt der Mensch nicht in seinen Welten an und landet stattdessen meistens in einem kosmischen Farbenspiel der Chakren, das ebenfalls Heilung inspiriert, weil die sieben Chakren der Person energetisch belichtet werden.

Prinzipiell  können wir in der schamanischen Heilarbeit verstorbene Familienmitglieder treffen und Frieden schließen[17], wir können einst geschlossene Bunde lösen, längst vergangene Verträge annullieren und Anteile unserer Seele zurückholen.

Und wir können sogar etwa ganz Unbegreifliches, Wunderbares, etwas außerhalb der Kontrolle des Menschen Liegendes beobachten: In nonverbalen telepathischen Reisen begleiten wir und sehen zu, wie Heilung geschieht.

---

[17]  Lesen Sie dazu ab dem 26. Kapitel.

## 5. Die Gärtnerin bin Ich!

## Wie wir unseren Garten umgraben,

## auf dass er blühen kann

In den ersten Kapitels des Buches haben Sie viel über mich erfahren; von meiner Arbeit und meiner persönlichen Entwicklung. Jetzt darf es aktiver um Sie gehen, wenn Sie es möchten, um Ihren Garten des Lebens, um Ihr Ich, wie Sie sich besser kennenlernen, um sich selbst, um Ihrem Selbst, die Hand zu reichen. Ihre inkarnierte physische Präsenz, das Ich, reicht die Hand Ihrer seelischen Präsenz, in der wir alle wohnen, die uns alle grundsätzlich strukturiert. In den nächsten Kapiteln werden Sie mehr darüber erfahren, wer hier auf der Erde eigentlich wer ist – das Ich in der Seele – und wie Sie sich das imaginär vorstellen können.

Lassen Sie sich zu Beginn von Ihrer Phantasie leiten, was es heißt, der Gärtner/ die Gärtnerin in Ihrem Garten des Lebens zu sein. Zunächst einmal: Was ist der Garten des Lebens überhaupt? Wie kann er aussehen? Und was tun Sie darinnen in der Gartengestaltung?

Sie sitzen in einem Schaukelstuhl inmitten auf einer grünen blühenden Wiese. Sie bewegen sich in Ihrem Stuhl ein wenig vor und zurück, sanft schaukelnd. Eine leichte Brise weht um Ihr Haar, streichelt die Haut auf Ihren nackten Beinen, angenehm warm. Es ist die Zeit des Frühlingserwachens und so erwachen auch Sie. Sie schauen in die nahe Ferne: Viele Beete gibt es auf Ihrem Grundstück Wiese. Welche, die Sie schon vor langer Zeit angelegt haben und solche, um die Sie sich erst seit dem letzten Jahr kümmern. Die Blumenbeete zeigen erste Farben und das Gemüse und Obst, die Knospen und Früchte sind bereits sichtbar. Noch etwas weiter schweift Ihr Blick über Ihr Grundstück. Im Hintergrund schließt es mit einer dunkelgrünen Hecke ab, so dicht bewachsen, dass Sie nicht nach draußen schauen können.

Lange Zeit wollten Sie auch gar nicht nach draußen schauen. Sie hatten die Hecke einst gepflanzt, damit keiner auf Ihr Grundstück Einsicht haben und Sie sehen würde und auf dass Sie ungestört in Ihrem Schaukelstuhl ganz in Ruhe sitzen. Nun würden Sie liebend gerne etwas mehr von der Umgebung wahrnehmen, mehr Menschen und Tiere; es ist aber nicht möglich, weil die Hecke zu hoch und zu dicht bewachsen ist. Dornen an den Zweigen schrecken andere Menschen ab, in Ihren Garten zu kommen. Und während Sie auf die Dichte der Hecke schauen, denken Sie: „Komisch! Die Feuerdornenhecke, die so schön grünt, habe ich mir extra ausgesucht, weil sie dicht und schnell wächst. Nun schottet sie mich von der Außenwelt ab!" So bleiben Sie allein. Es gab eine Zeit, da war das gut so. Nun aber wünschen Sie sich Gesellschaft, Menschen zum Plaudern, tiefsinnige Gespräche, Grillabende mit Freunden und Bekannten.

Sie haben sich verändert, Sie sind dabei, sich zu verändern.

Im Erwachen der Jahreszeit, in der alles aus der Mutter Erde sprießen will, nach den kalten schneebedeckten Monaten des Winters, möchten auch Sie erwachen: aus Ihrer Einsamkeit. Aus Ihrem Schutzraum. Aus Ihrer Komfortzone. Sie möchten das bunte, manchmal auch geräuschvollere Leben spüren und hören. Und Sie denken: „Jetzt wird mein Garten schon von alten Bäumen und neuen Beeten verschönert, um die ich mich so gut gekümmert, die ich umsorgt habe. Nun aber braucht es einen anderen Blickwinkel – weniger Sicherheit und mehr Zufall, weniger Kontrolle und mehr Lebendigkeit." Sie erheben sich aus Ihrem Schaukelstuhl und fassen einen Beschluss: „Diese Frühlingszeit pflanze ich nicht neu. Ich lasse auch das Unkraut wachsen. Ich schaue einfach mal, was die Natur mit meinem Garten so macht! Es soll sprießen. Es soll blühen. Es soll wachsen! Und die Feuerdornenhecke, die mir jahrelang so gut gedient hat, werde ich beschneiden, ganz tief kürzen, auf dass jeder zu mir herein und ich zu allen hinaus schauen kann."

Dieser Gedanke verschafft Ihnen Freude, ein regelrechtes Frohlocken des Herzens. Sie spüren den Funken der Befreiung in Ihnen, eine Art Klärung, die schon lange an der Zeit war, die Sie aber erst jetzt, in diesem Frühling, in der Ruhe auf dem Schaukelstuhl erkennen können: dass Sie etwas erleben wollen, ein buntes Leben. Dass Sie über den Rand Ihrer Hecke hinaus schauen wollen. Und dass Sie niemanden mit Dornen abschrecken möchten.

Sie fühlen sich, als sei Ihr Leben bereichert, dank dieses

Gedanken. Sie fühlen sich verjüngt als hätten Sie etwas beendet, eine Phase Ihres Lebens, die nun zu Ende gehen darf, um Platz für Neues zu schaffen: für eine neue Phase des Lebens.

Wochen später, der Sommer hat mit seinen heißen Temperaturen Einzug ins Land und in Ihren Garten gehalten, sitzen Sie mal wieder in Ihrem Schaukelstuhl und überblicken Ihr kleines Reich. Es ist nun gar nicht mehr hermetisch abgeschlossen, sondern scheint in die Gärten anderer Leute überzugehen. Zwar begrenzt die Feuerdornenhecke noch Ihr Grundstück, aber knöcheltief stört sie weder Sie noch andere. Sie können den Sonntagsspaziergängern ein *Hallo* zurufen und ihnen zuwinken. Viele Nachbarn bewundern Ihren wild gewachsenen und dennoch reich bepflanzten Garten und freuen sich darüber, die Gärten in der Sichtfülle miteinander zu teilen. Jeder hat seinen eigenen und doch sind alle miteinander verbunden. Das Grün des einen unterstützt die Farben des anderen. Das Ordentliche des einen setzt sich vom Wilden des anderen ab. Und somit treffen sich auch die Menschen der Gartenanlage, tauschen sich aus und sind sich im Laufe der Zeit vertraute Gesprächspartner. Nun sind auch Sie Teil Ihrer Umgebung, ein lebendigerer Bestandteil Ihrer Umgebung, indem Geben und Nehmen ein natürlicher Prozess zu sein scheint. Sie lehnen sich in Ihrem Schaukelstuhl zurück, wiegen sich sanft vor ein, und während Sie Ihrer Nachbarin leicht zuwinken, kommt ein Gedanke in Ihnen vorbei und spricht: „Die Gärtnerin in meinem Garten bin Ich!"

***

Ebenso oder anders kann der Garten Ihres Lebens aussehen. So oder anders kann sich Ihre Gärtnertätigkeit gestalten, Ihr Reinigungsprozess im Leben. Denn jede neue Phase löst unwiderruflich eine zu Ende gehende ab. Dieser Prozess beinhaltet weder Bewertung noch Beurteilung. Er ist ein natürlicher Prozess der Vervollkommnung, der mit der Geburt des Menschen beginnt: Wandel. Jede neue Phase ist eine Veränderung, die Sie Ihrem Selbst näher bringt. Entscheidend für den Wandel in Ihrem Garten des Lebens und für Ihre Gärtnerarbeit ist, dass Sie erstens die Zeit der Metamorphose wahrnehmen, dass Sie zweitens Ihren Gefühlen vertrauen und sich drittens daraufhin fragen, was Sie verändern können, um es dann viertens auch zu tun. Dieser Prozess einer tiefgreifenden Veränderung, der zunächst innerlich und dann äußerlich geschieht, verläuft bei jedem Menschen seelisch vergleichbar. Wenn Wandel geschehen will und Sie aufruft, näher hinzuschauen, gebe ich Ihnen hier eine Abfolge der seelischen Bewegung als Unterstützung:

**1.** **Sie überblicken Ihr Leben und nehmen wahr, dass Sie unzufrieden sind.** Sei es wegen der Arbeit, der Partnerschaft, der Kinder oder Ihres Lebens an sich, der fehlenden Lebendigkeit und Reichhaltigkeit, sind Sie unbefriedigt. Zunächst ist es immer nur ein Gewahrwerden, wie eine leichte Brise des Windes, ein Erspüren. Sie wissen nicht. Sie fühlen vielmehr, dass etwas nicht stimmt. Sie überblicken Ihren Garten des Lebens und es fällt Ihnen auf, dass etwas stört.

**2.      Sie schauen genauer hin.** Aus dem Wahrnehmen wird ein Begreifen. Dieser Prozess erfordert bereits Mut, denn Sie ahnen, dass sich eine Veränderung in Ihrem Leben anbahnt. Viele Menschen schrecken bereits in dieser zweiten Phase des Begreifens zurück. Vielleicht tun auch Sie es? Das bewusstere Wahrnehmen dessen, was stört, bringt nämlich zwangsläufig den Wunsch und die Tat der Veränderung. Das kann Angst machen. Manche Menschen verbleiben Jahrzehnte und gar ein Leben lang lediglich in der Wahrnehmung eines unbefriedigten Seins. Es fällt ihnen schwer, genauer hinzuschauen, weil sie dann etwas Grundlegendes verändern müssten. Veränderung bedeutet immer das Einlassen auf etwas Neues, beinhaltet also eine Risikobereitschaft und ist die Folge von vielen kleinen Schritten im Leben, von vielen bereits geschehenen Wahrnehmungen, die immer wieder im Unterbewusstsein verschwinden. Sie tauchen ab und zu in das Bewusstsein auf, um dann, wenn nicht weiter verfolgt, wieder im Reich des Unterbewusstseins zu verschwinden, auf dass der Mensch funktionieren kann; auf dass Sie im Alltag funktionieren können.

Der eine Schritt, der folgen wird, ist immer der große Schritt, der die Veränderung bringt. Das ist wunderbar. Es kann sich aber auch anfühlen wie ein Schrecken, der Panik auslöst. Insbesondere der Generation, die vor, während oder kurz nach dem 2. Weltkrieg geboren wurde, fällt es oft schwer, aus der Wahrnehmung der Unbefriedigung in das konkrete Begreifen und in die zwangsläufige Modifikation, in die entsprechende Handlung zu kommen. Nicht nur, weil seelisches Begreifen ein Einlassen auf die störenden Gefühle erfordert, sondern insbesondere die Annahme, als Individuum glücklich sein zu dürfen, ist eine Überzeugung, die in vielen Kulturen und Generationen bis heute nicht akzeptiert wird (und insbesondere für Frauen immer noch ein Paradigmenwechsel darstellt). Stattdessen wird das Ausharren, das Verbleiben (z.B. wegen des Versprechens der Ehe), das Aushalten ungeliebter Zustände aufgrund der finanziellen Sicherheit favorisiert. Die Idee, dass Sie das Recht haben, zufrieden und glücklich zu sein und entsprechende Handlungen einzuleiten, die andere auch verletzen könnten, ist eine moderne Haltung der Aufklärung und der Individualität: „Ich bin!" Und ich habe vor allem das Recht, zu sein.

In unserem Beispiel des „Gartens des Lebens" möchten Sie genauer hinschauen und erkennen, was zum Wandel bereit ist. Indem Sie Ihren Blick schärfen, erkennen Sie die Ursache dessen, was Sie stört. Sie sehen, wie hoch Ihre Feuerdornenhecke tatsächlich ist und was sie mit Ihnen und anderen macht, was sie verursacht: Das einst geliebte Alleinsein lässt sich nun als Abschottung, als Trennung und Einsamkeit empfinden.

**3. Die Erkenntnis ist geboren, was Sie verändern wollen:** Die Feuerdornenhecke kürzen! Lassen Sie sich bei diesem Prozess etwas Zeit. Handeln Sie nicht zu schnell. Handeln sie nicht überstürzt. Überblicken Sie Ihren Garten des Lebens und verweilen Sie in dem, was Sie sehen, verweilen Sie in den Bildern Ihrer Biografie: Was sind Ihre Wege? Was war und ist Ihnen wichtig? Wie haben Sie sich entwickelt? Was haben Sie bisher erlebt? Und wie geht Ihre Entwicklung voran? Und vor allem: Bewerten Sie nicht. Beurteilen Sie sich nicht, indem Sie Ihr bisheriges Handeln als einen Fehler klassifizieren. Diese Verurteilung macht im Leben des Menschen, in der Inkarnation der Seele im Körper, keinen Sinn, denn Sie tun stets dasjenige, was Sie in der entsprechenden Phase Ihres Daseins zu tun in der Lage sind. Eine neue Sichtweise kommt, schiebt sich in Ihr System des Körpers, der Seele und des Ichs hinein, wenn Sie dazu bereit sind, wenn Sie reif sind. Dann nämlich, wenn Sie auf Ihrem Weg gelernt haben, wenn Ihr Leidensdruck wächst, wenn er stärker geworden ist, sodass der Gedanke dessen, was tatsächlich stört und demnach zu verändern ist, von Ihrem System getragen, ausgehalten werden kann. Die Möglichkeit einer grundlegenden Veränderung eröffnet sich immer dann, wenn Sie für diese Erkenntnis stark genug sind! Das Bewusstsein, dass die Feuerdornenhecke einst nützlich war, genau so, wie Sie sie angelegt haben und dass sie jetzt *genau so* nicht mehr nützlich ist, weil Sie nun in der Lage sind, etwas Neues zu er-leben, ist immer ein großer Schritt in die richtige Richtung: in Ihre weitere Entwicklung.

**4.** **Nachdem Sie gefühlt, gesehen, erkannt und/ oder**

**analysiert haben, was Sie in Ihrem Leben konkret stört und an dem Übergang zur weiteren Lebensphase hindert, fassen Sie den Entschluss, genau dies zu verändern.** Sie wissen jetzt, dass Sie die Feuerdornenhecke beschneiden wollen und weshalb. Sie spüren diese tiefe Freude, die Sie immer dann erfüllt, wenn Sie einen für Sie richtigen Entschluss fassen: mehr Freiheit, mehr Bewegungsfreiheit, Veränderung, Öffnung, Loslassen ... Es ist das weite Herz, das Ihnen anzeigt, dass etwas richtig für Sie ist. Die Herzregion fühlt sich wärmer und offener an, das Herzchakra, das in grünem Licht leuchtet. Von dort aus strömt auch ein Gefühl der Erleichterung, der Lösung, vielleicht der Er-lösung aus. Folgen Sie diesem Impuls. Das Wie, die Umsetzung dessen, was Sie als richtig wahrnehmen, erweist sich dann lediglich als eine Frage der Organisation. Vielleicht haben Sie es schon erlebt: Interessanterweise ist das „Universum", ist Gott, das kosmische Licht immer mit Ihnen, sobald Sie wagen, den Schritt einzuleiten, der von Ihrem Herzen und Ihrer Seele motiviert wird.

Und plötzlich regnet es Zu-fälle ...

**5.    In Ihrem realen Leben gehen Sie nun die Veränderung konkret an.** Ist der 4. Schritt bereits wohlfühlend, wenn auch ideell, so gehen Sie nun zur Tat über und werden aktiv. Wir können sagen, dass Sie Ihre Idee materialisieren: Sie schneiden die Hecke runter. Sie schauen sich um.

Sie prüfen, testen, telefonieren, lesen, studieren oder kündigen. Was auch immer Sie als Ursache Ihres Leidens erkannt haben, sie öffnen Ihre Hände und fassen zu. Sie gehen in die Initiative.

**6. Willkommen in einem neu gestalteten Garten des Lebens!** Jetzt dürfen Sie sich reinen Herzens freuen, sich mitteilen, die Energie Ihres Lebens senden und somit Synergie (Zufälle) erschaffen. Sie werden erleben, dass sich plötzlich viele Dinge, die Sie sich gewünscht haben, ereignen, dass Sie Zufälle erleben, mit denen Sie bisher nicht gerechnet, die Sie nur gewünscht haben. In diesem Zustand des Lebens angekommen, dürfen Sie mit Zufällen rechnen. Wir sagen: „Das Universum ist uns wohlgesonnen, folgen wir dem Weg des reinen Herzens." Oder auch: „Die Energie, die Sie ausstrahlen, geht in Resonanz mit einer anderen, ähnlich schwingenden Energie, sodass Erfüllung stattfindet".

Sie werden in diesem Buch noch viel darüber erfahren, was Seele ist, wie Energie wirkt, wie der Mensch, also Sie gesunden können. An dieser Stelle angekommen, ist es nicht wichtig, das „große Ganze" zu verstehen, sondern sich und Ihren Gefühlen, den guten und den Sie störenden, zu vertrauen und sie als Wegweiser in Ihrem Garten des Lebens zu begreifen. Das Tor steht offen! Gehen Sie hinein oder hinaus und schauen Sie sich um:

Die Gärtnerin in Ihrem Leben sind Sie!

Und hier eine Kurzfassung dessen, wie der Prozess der Veränderung eingeleitete wird:

− Sie nehmen sich die Zeit des Schauens auf Ihr Leben, des

Verweilens.

- Sie überprüfen, ob Sie froh sind mit dem, was Ihr Leben jetzt ausmacht und was Sie verändern möchten.

- Sie lassen die Gefühle zu, die Sie bei diesem Prozess des Schauens und Prüfens spüren und gehen ihnen nach. Sie lassen kommen, was Sie verändern möchten und wo Sie Dinge verändern können.

- Sie spüren nach, wie sich dieser Wandel anfühlt. Wenn Sie tiefe Freude empfinden, ist es genau richtig.

- Sie tun und setzen um, wonach Ihnen die Sinne des Lebens und Ihr Herz steht.

- Sie freuen sich an dem, was Sie verändert haben und spüren intensiv den Wandel, den es mit sich bringt.

Jetzt fragen Sie sich vielleicht noch, wie Sie überhaupt in den Garten Ihres Lebens kommen? Wo ist das Gartentor? Welcher Weg führt mich dahin?

Um diesen Weg zu finden, möchte ich mit Ihnen eine Möglichkeit teilen, die nicht das Lesen, sondern das Hören favorisiert: eine Meditation. Ist das Lesen eine aktive Angelegenheit, so ist das Hören eine hingebende, eine sinnende, die Sie in das Gefühl des Loslassens versetzt. Sie geben sich hin, lauschen, vertrauen den Bildern und Eindrücken, denen Sie Gewahrwerden und lassen sich begleiten: Ich begleite Sie in Ihren Garten des Lebens.

Auf meiner *website* finden Sie **eine Meditation**, die Sie in Ihr Land bringen, in eines Ihrer Länder der Seele bringen kann. In eine Landschaft, die die Seele Ihnen präsentiert, die ein energetischer Abdruck, eine Verbildlichung Ihres seelischen Zuhauses ist und die somit Ihre aktuelle Lebenssituation abbildet. Diese Meditation können Sie in Form einer **Audioversion** als Unterstützung nutzen, um ein paar Minuten still zu werden, um sich inspirieren zu lassen, um sich also leiten lassen zu können in das Reich Ihres Unterbewusstseins. Sie werden erkennen, weil vor Ihrem inneren Auge sehen, ob die Wolken über Ihrer Landschaft trübe oder strahlend blau sind, ob der Wald tief grün oder herbstlich braun ist und wie Sie sich zur Zeit wohl darinnen fühlen. Wie Sie die grauen Regenwolken zum Blau eines Sommerhimmels verändern können, in Ihrem Land, dazu lade ich Sie ein. Nach wenigen Minuten haben Sie den energetischen Abdruck eines Gefühls, das Sie dann in Ihre Realität mit hinein nehmen.

Probieren Sie es aus: Für manche Menschen ist das Auge und für manche das Ohr dasjenige Organ, das Sie in das Reich Ihrer inneren Existenz bringt. Die Zugänge zum Reich der Seele sind vielseitig und über den Körper des Menschen verschieden zu nutzen. Entscheidend ist, dass der Garten Ihres Lebens blüht, so wie Sie es sich wünschen, so wie Sie ein gutes Leben führen –

nämlich genau dasjenige, das zu Ihnen passt.

## 6. Über die Bedeutung der Tiefenpsychologie als Werkzeug der Seelenerkenntnis

Die Tiefenpsychologie und das Verfahren der Psychoanalyse, wurden von Sigmund Freud Ende des 19. Jahrhunderts entwickelt. Er ist der Urvater aller psychoanalytischen Konzepte.

Schon 1885 arbeitete Sigmund Freud mit dem renommierten Professor Jean-Marie Charcot über die Anzeichen der *Hysterie*, als er die psychiatrische Klinik *Hôpital Salpêtrièr* in Paris besuchte. Bis zu dieser Zeit wurde zwar von Hysterie oder von seelischen Verstimmungen gesprochen, aber niemand hatte je – weltweit – daraus eine Wissenschaft entwickelt: Die Psychoanalyse ist die „Wissenschaft der Seele".

Seit 1897 nannte Freud sein Verfahren „Psychoanalyse". Als Mediziner entwickelte er somit ein Konzept der seelischen Ursachen für physische Krankheiten. Stellen wir fest: Ohne Sigmund Freud wären die Begriffe wie Psychosomatik oder unsere in den Alltag eingegangene Rede von „psychischen Motiven" nicht in aller Munde.

Dies ist durchaus nicht selbstverständlich: dass körperliche und geistige Krankheiten, die sichtbar sind, auf die Seele zurückgeführt werden. Die Seele an sich ist eine metaphysische Annahme, vielleicht sogar eine Glaubensfrage: *Hinter* dem Sichtbaren oder *jenseits* des Sichtbaren wirken Energien,

Eigenschaften, Ursachen ... Es gibt Wissenschaftler und Schulmediziner, die lediglich biologische, chemische, körperliche Diagnosen zulassen und *das Konzept Seele* nicht anerkennen, weil die Existenz der Seele schulmedizinisch nicht nachgewiesen werden kann. Ebenso ist es mit Menschen aus anderen Kulturen: Wenn ich mit Flüchtlingen aus Somalia, Kamerun, dem Kongo oder Syrien arbeite, stelle ich fest, dass die Annahme einer im Kinde und Menschen wirkenden Seele eine europäische zu sein scheint. Auch die seelische Krankheit der Hysterie, die in unseren Breitengraden praktisch nicht mehr diagnostiziert wird, treffe ich wieder bei Frauen aus benannten Kulturen an: Die Hysterie ist ein auf den Körper, also psychosomatisch ausgedrücktes Leiden, das primär Frauen aus exemplarisch patriarchalen Gesellschaften betrifft, in denen sie heillos und seit der Geburt als Mädchen unterdrückt werden. Um Ihnen die Tragweite der reinen Geschlechts bezogenen Unterdrückung zu verdeutlichen, zitiere ich einen Satz von Alma, einer Somalierin: „Bei uns heißt es: Die Mädchen pissen und die Jungen pinkeln Parfüm."

Was charakterisiert das Konzept der Psychoanalyse und der Tiefenpsychologie?

Der Begriff *Tiefenpsychologie* fasst alle psychologischen und psychotherapeutischen Ansätze zusammen, die *das Unbewusste* als einen Ort verstehen, in dem die Ursachen unseres menschlichen Verhaltens liegen, aber eben auch alle seelischen Nöte und Leiden.

51

Das Bewusstsein und das Unterbewusstsein sind die zwei exemplarischen Kategorien, in denen tiefenpsychologisch gedacht wird. Etwas, das für den Menschen zu schwierig auszuhalten ist, in seiner Biografie, wird in den Bereich des Unterbewusstseins verdrängt. Es liegt dort gleichermaßen verborgen. Von dort wirkt es jedoch auf das Verhalten des Menschen, auf seine Gefühlswelt, auf die Entscheidungen, die er trifft und auf sein Energiefeld. Verletzungen, Wunden und Traumata strahlen aus der tiefsten finsteren Ecke des Unterbewusstseins und der Kindheit in das gesamte Dasein aus und ein. Diese These hat sich in all meiner Arbeit bewahrheitet.

Wie viel Kraft steht einem Menschen zur Verfügung, um zu denken, zu handeln, Visionen zu erfassen und kreativ umzusetzen? In der Folge von Sigmund Freud gibt es viele tiefenpsychologische Richtungen, die jeweils andere Prioritäten in der Arbeit mit Klienten und Patienten setzten. Meine Denkwelten zur Seele wurden beeinflusst von der Objektpsychologie (M. Klein, D.Winnicott), von der Selbstpsychologie (H.Kohut), von der Analytischen Psychologie (C.G.Jung) und der Feministischen Psychoanalyse (J. Chasseguet-Smirgel, J. Benjamin).

Was Freud als Urvater der Psychoanalyse jedoch grundsätzlich fantastisch herausgearbeitet hat, welche Strukturen, die sich im Menschsein tatsächlich auffinden lassen, möchte ich benennen:

1.    Dank der Fallbeispiele von Freud, die wunderbar zu lesen sind, konnte Freud das psychoanalytische Konzept entwickeln. Sie stellen heutige psychoanalytische Arbeit dann in den Schatten, wenn sich der Psychoanalytiker nicht ganzheitlich und empathisch auf sein Gegenüber einlässt.

2.    Der Eros- und Destruktionstrieb wurde als zwei gegensätzlich wirkende Triebe von „Bindung und Entbindung" definiert. Beide sind im Menschen fühlbar, wenn Brüche und Trennungen erfolgen. Demnach erschafft Eros Liebe, Bindungen, Kreativität, Beziehungen und Kommunikation, während der Destruktionstrieb im System wirkt, um zu ent-binden, zu devitalisieren, sich aufzulösen, letztendlich um zu exkarnieren. Letztere Struktur wird deutlich, wenn wir uns von einem (einst) geliebten Partner trennen: Nicht selten fallen wir dann für eine bestimmte Phase im Leben in einen Zustand der Ent-Bindung, der Sehnsucht nach Nicht-Sein, der Destruktion. Später hat C.G. Jung den *Eros* als „freie Energie" gedacht und das Konzept des Eros weiterentwickelt.

Im 19. und 20. Jahrhundert gab es einen starken Glauben an „Alles oder Nichts", an die Macht der Theorie, an die Kraft des Verstandes, an Universalität und Objektivität, weshalb Freud auch von *Trieben* sprach als ein ubiquitär stets da-Seiendes und grundsätzlich den Menschen Strukturierendes. Dieser Allmacht im Denken und dem Wunsch nach Gültigkeit „mit Ewigkeitswert" muss ich heutzutage nicht mehr folgen, denn zu viele multidimensionale Faktoren wie Kultur, Tradition, Erziehung, Gesellschaft und Sozialisation bestimmen m.A.n. die Lebensausrichtung der Menschen im Zeitalter der Globalität.

3. Die Analyse und Diagnose des Narzissmus mit all seinen seelischen Verwirrungen, *Perversionen* genannt, ist ein Meisterstück der Psychoanalyse. Perversion heißt verurteilungsfrei „von der Realität ver-rückt", was Psychoanalytiker wie Belà Grunberger und Chasseguet-Smirgel großartig herausgearbeitet haben, nämlich woran diese Menschen tatsächlich leiden. Glücklicherweise haben Vertreter der Selbstpsychologie, wie Heinz Kohut aber auch an der positiven Kraft des Narzissmus angesetzt und diese ebenfalls in den Fokus des Interesses gestellt. Beiden großen Themen des Narzissmus widme ich in diesem Buch ein eigenes Kapitel.

4. Freuds Arbeiten zu den mannigfaltigen Abwehrmechanismen, von Verdrängung bis zur Verschiebung und Idealisierung, die im Menschen wirksam sind, wenn er etwas nicht wahrhaben, etwas nicht sehen möchte, sind ebenfalls sehr bedeutsam. Auch diese Studie ist immer wieder emotional schlagend, wenn wir selbst „an einem Thema knabbern" und feststellen, dass wir – mal wieder – einen anderen Menschen schuldig gesprochen haben, anstatt unsere eigenen Schwächen genauer ins Visier zu nehmen. Es entspricht dem Vorgang der *Projektion*.

5. Darüber hinaus sind Techniken in dem analytischen Setting

wie die *Übertragung* und *Gegenübertragung* als Werkzeuge der psychoanalytischen Arbeit enorm wichtig gewesen und haben in der Aktualität immer noch ein starkes Gewicht: Jeder *Seelenbegleiter* sollte sich diesen Mechanismen in der Therapie als Prozessarbeit bewusst sein. Wenn Sarah, 42 Jahre alt, von ihrer Mutter bis zur Nichtexistenz übersehen, eines Tages in der Therapie auf mich wütend ist und mitten in der Prozessarbeit ihre Psychotherapie mit einer SMS beendet, „weil ich alles falsch gemacht habe", dann handelt es sich hier um einen klassischen Vorgang der *Übertragung*. Sie *überträgt* die Wut, die als Gefühl im Grunde zu ihrer Mutter gehört, auf mich, weil es viel „leichter" ist, auf mich wütend zu sein als auf eine Mutter! Leider ist es heutzutage, im Zeitalter der elektronischen Kommunikation, unmöglich, die Patienten dann im unpersönlichen Kontakt zu motivieren. Kämen sie vorbei, in die Praxis, könnten wir diesen ganz wichtigen Schritt in der seelischen Arbeit gemeinsam gehen. Freud und M. Klein hatten Recht, als sie betonten, dass die Übertragung ein wichtiger Bestandteil der Psychoanalyse als Therapieform ist. Der Vorgang der Übertragung zeigt nämlich an, dass wir thematisch inmitten des „Pudels Kern" gelandet sind, in der Wunde, in der Verletzung selbst, wenn es besonders schmerzt und wenn der betroffene Mensch das Gefühl kaum mehr aushalten kann – weshalb er es ja auch gerne verdrängt oder verschiebt oder eben überträgt ... Absagen per Mail und SMS machen es meinem Gegenüber nur scheinbar einfach: Eine inmitten im Prozess abgebrochene Seelenbegleitung tut dem Menschen nicht gut. Er hat eine Tür geöffnet, die geschlossen war und die er alleine nun nicht mehr zu schließen vermag. Und wieder muss ein Abwehrmechanismus wie Verdrängung dienen, auf dass ausgeblendet wird, was einst so quälte. Veränderung als ein Prozess des Wandels kann ich hier nicht mehr begleiten.

Wenn ich allerdings Maria, 30 Jahre alt, die mir trotzig gegenübersitzt, mitten in der Therapie auf ihre Art wütend werde, weil sie mich mit ihrer Opferrolle zutiefst nervt, dann handelt es sich ganz klar um eine *Gegenübertragung*. Ich bin betroffen und verletzt, als Therapeutin und Seelenbegleiterin. Ich selbst befand mich nahezu 30 Jahre lang in einer Opferrolle und wollte so sehr, dass die ganze Welt meine Verletzungen sehen möge. Ich konnte weder den Tätern noch mir selbst verzeihen. In diesem Moment der Therapie ist es an MIR, mich auf die „Couch zu legen" oder in die *Supervision* zu gehen, als Überprüfung meines eigenen Verhaltens. Mittlerweile bevorzuge ich in solchen, nur noch sehr selten auftretenden Fällen (einmal in fünf Jahren) eine *Seelenreise* mit der Führerin meiner Wahl. Eine einzige Seelenreise erlebt und ich bin von meiner Wut befreit – und zwar von der emotionalen Struktur per se. Das Thema hat sich für mich in dieser und somit in folgenden Inkarnationen erledigt. Im Zuge meiner eigenen Aufräumarbeit bereinigt sich das Thema auch für Maria, auf die ich nun neutral eingehen und für IHRE Prozesse liebevoll zur Verfügung stehen kann.

Holen wir thematisch zur Tiefenpsychologie und Psychoanalyse noch ein Stück weiter aus: Wenn sich ein Mensch depressiv fühlt, dann gibt es im Unterbewusstsein Ursachen für dieses Gefühl – sagt der Tiefenpsychologe. Die zentrale Vorstellung der Tiefenpsychologie ist, dass „unter der Oberfläche" des Bewusstseins, in den *Tiefenschichten* der Psyche, unbewusste Prozesse ablaufen, die den Menschen beeinflussen und sogar determinieren – die sein Verhalten und seinen Charakter bestimmen. Um es konkret zu sagen: Unser aller Handeln, unsere Gefühle, unsere Entscheidungen und Sichtweisen haben Gründe, die in unserer Biografie liegen – manches Mal verborgen und manches Mal auch klar zu benennen. Je besser wir unsere eigene Geschichte kennen, desto selbstbestimmter können wir leben, desto freier sind wir.

Für die Depression als seelische Not können wir tiefenpsychologisch zusammenfassen: Es gibt Motive, Auslöser, Beweggründe, die im Unbewussten liegen, die der betroffene Mensch bewusst nicht mehr weiß. Er erinnert sich nicht daran, warum er heutzutage depressiv ist. Als hätte eine dicke Eisentür zugeschlagen – und dahinter liegen Ereignisse und Gefühle versteckt, die bisher zu schmerzhaft waren, um sie anzuschauen.[18]

---

[18]  Die Eisentür kann so dick geschmiedet sein, dass ein Mensch formuliert: „Komisch, aber vor meinem fünften Lebensjahr kann ich mich an nichts erinnern." Für uns Seelenbegleiter ist dies ein Hinweis auf mit der Realität nicht zu vereinbarende Ereignisse wie Traumata.

Die Aufgabe des Therapeuten und der SeelenbegleiterIn ist es, diese Tür mit dem Menschen zu öffnen, ganz vorsichtig, behutsam, langsam, auf dass er sehen und verstehen kann, die Ursachen anschauen kann. Mit dem Verstehen verändert sich auch der depressive Zustand – zur Aufklärung hin, in die Kraft und Dynamik. Die Depression wird in Deutschland mittlerweile als *Volkskrankheit* bezeichnet, da schätzungsweise mehr als vier Millionen Menschen darunter leiden. Abgesehen davon, dass auch das aktuelle Leben eines Jeden zu depressiven Verstimmungen führen kann, weil es per se zu fremdbestimmt abläuft, weil die Konditionen der Arbeit quälen, weil es zu wenig soziale Kontakte oder auch zu wenig Zeit für Kreativität gibt, so ist die Depression durchaus eine im *Ich* tief verankerte, den Menschen devitalisierende, lang anhaltende Störung des seelischen Gleichgewichts.

Zu betonen ist der tiefenpsychologische Aspekt einer Grund-Determinierung, einer grundsätzlichen Befindlichkeit, die alles bestimmt, was daraufhin in der Zukunft geschieht: Wie werden Beziehungen erlebt; wie stabil kann sich das *Ich* des Menschen gestalten; wie widerstandsfähig ist er; wie gut kann der Mensch mit Frustration umgehen und welche Bereitschaft hat er, sein Leben in die Hand zu nehmen und selbstbestimmt zu sein? Wie ist der Boden des Brunnens des Lebens? Ist er modrig, verschlammt, dicht und mit alten Blättern verstopft, kann auch die Sonne des Tages kaum Freude ins Herz bringen. Ist der Boden aber sauber, klar und aufgeräumt, wird der Mensch das Licht der Sonne auch noch durch dunkle Wolken strahlen sehen. Und um beim Beispiel zu bleiben, kann ich feststellen, dass quälende Arbeitskonditionen bei dem einen Menschen, dessen Stimmung ehe schon im Grauen versinkt, zu noch stärkeren Leiden führen werden, während der andere Mensch aufsteht, den Arbeitsplatz verlässt, auf die Suche geht und die Lebenssituation aktiv verändert.

Nach Freud ist entsprechend seiner Neurosenlehre die Depression an die orale Phase und somit an das Thema der Mutter gebunden. Zeitgenössisch formuliert, mit dem Selbstpsychologen Heinz Kohut und dem renommierten französischen Psychoanalytiker André Green, den ich in Paris kennenlernte, kann ich dank meiner Praxis bestätigen: Eine über- oder unterstimulierte Mutter ist gleichsam schwierig für alle Objektbeziehungen, die ein Mensch je eingehen wird. André Green hat bezüglich dieses Themenbereichs meisterhaft zwischen der „schwarzen und der weißen Depression" unterschieden, die noch ein Gegenstand meiner Analyse sein wird.

Die Tiefenpsychologie als Instrumentarium der Interpretation seelischer Strukturen verhilft mir, die Ursache des Leidens bis zu ihren Wurzeln zu verfolgen. Deshalb habe ich über viele Jahre hinweg die Psychoanalyse studiert und mich darin professionalisiert. Sie ist auch heutzutage noch die einzige „Wissenschaft der Seele", die sich mit der Person, die sie lebt, die Mühe macht, in den Tiefen des Seelenlabyrinths nach der EINEN entscheidenden Ursache für die seelische Not zu suchen, den Kern des Problems zu erspüren. Je qualifizierter ich als Seelenbegleiterin in der Tiefenpsychologie bin, desto besser, weil freier kann ich das Wissen in meiner empathischen Arbeit integrieren und ganzheitlich den Anderen gewahrnehmen.

Die Weisheit der Tiefenpsychologie liegt in der Erforschung der seelischen Probleme mit Beginn des Menschseins, in der intensiven Beschäftigung der Gesetzmäßigkeiten eines *Ichs*. Weshalb formuliere ich hier nicht „einer Seele"? Heutzutage kann ich präzisieren, dass Sigmund Freud die in der Tiefe liegenden Strukturen des *Ichs* analysiert hat, die der Seele konnte die Freudsche Psychoanalyse jedoch nicht erfassen. Die klassische Psychoanalyse ist m.A.n. eher eine „Tiefenpsychologie des Ichs". Das *Ich* ist Teil der Seele. Die Seele aber selbst ist – wie ich ausführen werde – eine energetische intelligente Bewusstseinseinheit, die es immer gab, die es immer geben wird und die im Fleische für eine gewisse Zeit der Erdenexistenz als Mensch inkarniert. Mit dem Geistheiler Horst Krohne und seinem Geistführer gesprochen: „Mit der Psychoanalyse oder Reikarnationstherapie kommt ihr [die Menschen] der Sache [der Seele] schon näher, aber mit rationalem Denken ist dem seelisch-geistigen Potential eines Menschen nicht beizukommen."[19]

Wenn Freud im topografischen Strukturmodell der Psyche, das *Über-Ich*, das *Es* und *Ich* bestimmt, hat er NICHT die Struktur der Seele entdeckt, sondern vortrefflich herausgearbeitet, WIE sich

---

[19] Krohne, Horst: *Der Geist, der mich rief*, Ansata Verlag, München 2013, S. 131

das *Ich* des Menschen formt. Lassen Sie mich hier ein wenig verbleiben und ausführen, worin die Weisheit dieser *Ich-Analyse* liegt.

In der Arbeit als Seelenbegleiterin erkenne ich insbesondere, wenn das *Ich* sich nicht genügend autonom herausgebildet hat, wenn im *Über-Ich* Glaubenssätze und Affirmationen, übernommen von Vater, Mutter, Gesellschaft oder Tradition wirken, die den „kritischen Verstand" entweder verblassen oder ihn erst gar nicht ausbilden lassen. Die Arbeit an den im Unterbewusstsein, im *Über-Ich* verborgenen Glaubenssätzen ist quasi unvermeidlich, wollen wir als Menschen unser eigenes Selbst entwickeln, unsere eigenen Vorstellung über „Freud und Leid", unsere eigenen Affirmationen, Ziele und Visionen finden. Anders formuliert: Ein Selbst-bestimmter Mensch, der nicht die Kopie seines Vaters, seiner Mutter oder das ausführende Produkt von Gesellschaft und Tradition sein möchte, tut gut daran, sich damit auseinanderzusetzen, was in seinem *Über-Ich* als Gehalt verborgen liegt, was von dort aus auf seine Taten und Ziele wirkt, was im *Ich* sein Leben bestimmt.

Diese Arbeit ist schwieriger, als wir zumeist annehmen. Den meisten Menschen sind diese Glaubenssätze nicht bewusst; sie wissen nicht einmal, dass der Satz: „Es ist doch sowieso alles zu spät!", gefühlt, weil im 24. Lebensjahr gedacht, ein Glaubenssatz ist. Die Affirmationen wirken tief im Charakter, bestimmen aus ihrer Tiefe heraus, wie mutig, aktiv oder passiv wir unser Dasein gestalten

– wie unser Leben insgesamt verläuft.

Lassen Sie mich Ihnen ein Beispiel erzählen:

Regina, 45 Jahre alt, kommt in einem Burnout zu mir, um nach Jahren, die sich für sie wie eine Ewigkeit anfühlten, endlich grundlegend an sich zu arbeiten und um herauszufinden, was sie wirklich möchte: „Ich habe das Gefühl, jahrzehntelang, ja mein ganzes Leben lang, nur funktioniert zu haben. Aber dabei bin ich so unglücklich, so unglücklich, dass es schmerzt. Ich habe praktisch keine Tage mehr ohne körperliche Schmerzen. Ich will aber leben! Helfen Sie mir dabei, heraus zu finden, wie mein Leben einen tiefen Sinn ergibt." Regina leidet unter Kopfschmerzen, unter Schlaflosigkeit, unter Beinschmerzen (am linken Bein, was für mich als Seelenbegleiterin auf *Vergangenheit* verweist – *links* steht nach Freud für Vergangenheit, *rechts* für die Themen der Zukunft) und Herzschmerzen. Doch als sie das erste Mal lacht, bei mir auf dem weichen gemütlichen Sofa, beim Kennlerngespräch, sehe ich ihr Strahlen: eine schöne, strahlende, helle, humorvolle Frau, die leuchtet, sobald ich ihr Inneres treffe. Ich sage ihr das, wie schön sie ist, wenn sie Freude im Herzen empfindet. Da leuchtet sie noch mehr und spricht, ganz leise: „Das stimmt. Ich lache so gerne! Und tief in meinem Inneren leuchtet das Wissen, dass das Leben wundervoll ist." Wir verabreden uns, an diesem tiefen Wissen des Heilseins anzuknüpfen und es freizulegen.

Seitdem, seit vier Monaten, kommt Regina zweimal

wöchentlich zu mir, extra aus einem anderen Land geflogen, sich extra für diese „Schocktherapie", wie sie unsere Arbeit nennt, in Berlin installiert. Dieser Ausdruck unserer Arbeit spiegelt wider, wie ich mit ihren Wunden umgehe: nämlich konfrontativ. Wir leben eine ungewöhnlich intensive Arbeitszeit für meine Praxis, und langsam, ganz behutsam, räumen wir den Weg frei, zurück auf der Autobahn ihres Lebens, über die Steine hinweg, auf spitzem Schotter, die Füße blutiglaufend, zurück in das Wissen ihres Herzens. Ich weiß: Es ist das Wissen, der Heile Kern, das Göttliche, das jeder von uns in sich trägt und welches leider des öfteren dermaßen verschüttet liegt, von Felsenbrocken ganz verdeckt, dass keine Erinnerung mehr locken kann, den Menschen, ihn nicht mehr aufrufen kann, sich daran zu erinnern, woher seine Seele kommt, was sie ihm mitgebracht hat: das Geschenk des Lebens als Mensch.

Auf Reginas Autobahn liegen schwere Steine, die es ihr fast unmöglich machten, einen Weg hindurch zu finden. Dicht lagen die Felsbrocken aufgetürmt. So lebte sie mit diesen Brocken, als hätten sie ewig zu ihr gehört. Ihr eigener Weg des Herzens so schmal, dass es fast kein Durchkommen mehr gab. Reginas Heilung beginnt, als sie die Steine als Trümmer erkennt und genauer hinschauen kann. Die Glaubenssätze sagen ihr:

– Ich bin nicht schön.

– Meine Mutter war die Schönste.

– Ich bin nicht klug.

- Meine Mutter war klüger.
- Ich bin nicht intelligent.
- Meine Mutter war intelligenter.
- Ich bin immer zu laut.
- Ich darf mir nichts wünschen, das ist egoistisch.
- Ich darf nichts begehren, das ist egoistisch.
- Ich darf nichts einfordern, das ist egoistisch.
- Ich bin immer schon schuldig, weil ich kann nicht NICHT sein.

So spricht das *Über-Ich* und wirkt auf ihr *Ich* ein als wäre es der gemütlichste Schattenplatz im ganzen Hause (des Selbsts). Trümmersteine sind es, als Regina anerkennen darf und kann: Meine Mutter war seelisch krank. Sie war eine Alkoholikerin, täglich schwer betrunken. Sie konnte ihre Liebe zu mir nicht zeigen. Alles an mir, meine gesamte Existenz, störte sie, weil sie nicht mehr in der Lage war, zu lieben, sich zu freuen, einen anderen Menschen, ihre Tochter nämlich, neben sich zu akzeptieren. Das Leiden der Mutter machte mit Regina, dass sie „immer falsch war": „Ich habe sie nur gestört", fasst sie ihr Lebensgefühl zusammen. Das *Über-Ich* außerordentlich mächtig, während die Sehnsucht, das Begehren, das *Es* also, bis zur Schuldigkeit seiner Existenz gepeinigt war. Das Ergebnis: „Die einzigen Männer, die ich begehren konnte, waren die, die mir wehtaten. Ich habe teuer bezahlt, für jede vermeintliche

Liebe, für meinen Wunsch nach Zärtlichkeit: Ich kenne keine Sexualität ohne Schmerzen." Das *Über-Ich* hatte konsequent dafür gesorgt, dass Reginas *Ich* kein Recht zur Liebe hatte, schließlich war ihre Mutter Alkoholikerin: „Wenn ich es richtig gemacht hätte, dann hätte ich meine Mutter gerettet und glücklich gemacht. Also war ich kein gutes Mädchen!"

Das *Über-Ich* formt sich aufgrund seiner Möglichkeiten: Für Kinder sind die Eltern diejenigen, die WAHR sind. Kein fünf jähriges Mädchen stellt seine Mutter in Frage. Was wir zuerst in Frage stellen, und was (vermeintlich) leichter ist, das sind wir selbst. „Wenn Mama so unglücklich ist, dann liegt es wohl an mir!" Dieser Satz bleibt bei allen Kindern fest verankert sitzen, auch bei schwer Traumatisierten. Marlies, ein Inzestkind, sagt: „Wenn ich nicht so attraktiv gewesen wäre, hätte mich mein Papa nicht gewollt." Schuldig ist das Kind, nicht der Elternteil.

In dem Moment, als Regina so weit ist zu sehen, was *Es* und was *Über-Ich* aus ihrem *Ich* gemacht haben, können wir zur weiteren Prozessarbeit übergehen und fühlen: „Was will denn Dein Ich heute? Was möchtest Du?" Da sind wir bereits einen großen Schritt weiter, nach vier Monaten, in der zweiten Phase der Seelenbegleitung angekommen, die für Regina heißt: „Ich bin!" Eigenhändig die Trümmer von der Autobahn zur Seite räumend, wenn auch mit blutigen Füßen und enormen physischen Schmerzen (im linken

Bein)[20]. „Aber das ist es mir wert!", sagt sie.

Nun schauen wir die Straße entlang, sehen einen großen Tunnel, der zwischen Bergen hindurch führt und auf der anderen Seite satte Wiesen im Grün erahnen lässt. Freuds „kritischer Verstand" des *Ichs* meint hier: Regina hat gesehen, was ihr *Über-Ich* von ihr wollte, was ihr *Es* nicht leben durfte, wie ihre Mutter tatsächlich war, um sich nun darauf zu freuen: „Mein Ich darf sich etwas wünschen – meine Fähigkeiten und mein Sein in diesem Leben auszudrücken. Ich spüre jetzt, dass ich mich verändere. Ich werde leichter und ich habe Lust! Auf einen Malkurs, einen Töpferkurs und einen Nähkurs … aber vielleicht ist das bisschen viel auf einmal?"

---

[20]  Da LINKS für Vergangenheit steht und BEIN für die Selbstständigkeit, das (autonome) Laufen, wird hier exemplarisch die Bedeutung der Psychosomatik deutlich.

## 7. Die Struktur des Ichs oder wie wir uns als Mensch emanzipieren

Im Anschluss an die Bedeutung der tiefenpsychologischen Erkenntnisarbeit, die ich Ihnen anhand der Patientin Regina versucht habe zu verdeutlichen, möchte ich Sie einladen, das topografische Strukturmodell der Psyche, auch das Drei-Instanzen-Modell genannt, konkret anzuwenden: Was können **Sie** tun, wenn Sie spüren, dass Ihr *Über-Ich* grandios und rigide oder Ihr *Es* verkümmert ist? Was können Sie tun, um Ihr *Ich* zu formen und zu stärken? Wie können Sie werden, der/ die Sie sein möchten und Ihr *Ich* von den Vorstellungen der Eltern, der Gesellschaft, der Kultur und Tradition lösen, wenn diese Ihr Leben beengen? Der Antwort auf die Frage: *„Lebst Du schon oder wiederholst Du noch?"* kommen Sie in diesem Kapitel dank einer Übungsanleitung näher.

Freud hat zum Verständnis gesunder und pathologischer Entwicklungen 1923 das *psychodynamische Modell des Über-Ichs, des Es und des Ichs* entwickelt, das vom Zusammenwirken dieser drei Instanzen ausgeht, die in der Persönlichkeit eines jeden vorhanden sind. Eine Vertiefung des Ausgeführten finden Sie bei Freud in seiner Abhandlung „Das Ich und das Es."[21] Es ist m.A.n. ein geglückter Versuch der Strukturierung menschlicher Vorgänge des

---

[21]     *Das Ich und das Es* (1923), in: Studienausgabe, Bd III *Psychologie des Unbewußten*, Fischer Verlag, Frankfurt/Main 1995

*Ichs*, eine symbolische Darstellung, die Sie zur Beantwortung der Frage führt: Wer bin Ich und wer möchte ich sein?

Demnach befinden sich im *Es* die Triebe, das Lustprinzip, die Libido. Wir können resümierend formulieren, dass es der Bereich ist, in dem die Gefühle ungefiltert – ohne moralische, religiöse Verbote und ohne Zensur – vorliegen, von der Lust bis zu Aggressionen. Die *Libido* ist ein psychoanalytischer Fachbegriff und bezeichnet den Sexualtrieb, den Freud später allgemein unter dem Begriff des *Eros* zusammenfasste. Freud hat der Instanz des Es auch „Destrudo" zugeordnet, nämlich den Destruktionstrieb. Freud ging in seinen Studien davon aus, dass der Mensch einen *Eros* und *Destruktionstrieb,* einen Lebens- und Todestrieb inne hat. Auch wenn es sich nur um eine theoretische Annahme handelt, so ist dies durchaus möglich, dass wir zwei entgegenwirkende Kräfte in uns tragen: Eros „bindet", kreiert Bindungen – Bindung zum Leben, zu Freunden, zur eigenen Kreativität, zur Lust. Eros ist die Energie, die anwächst. Es ist die verbindende Kraft. Der Destruktionstrieb „zerstört" Bindungen; er ist die ent-bindende Kraft – Trennung, Rückzug, ein *sich auf sein Ich Beziehen* ohne Gemeinschaft, eher Implosion als Ausbreitung in die Welt, hin zum Stillstand, wobei wir Tod als (energetische) Erstarrung begreifen können. Stellen wir uns zwei gegensätzlich wirkende Prinzipien des Lebens vor, wie Tag und Nacht, wie Licht und Dunkelheit, Beziehung und Entbindung, Vitalität und Regression, so auch Tod im Leben – als Phasen des

Stillstands, der Erstarrung unser Dasein begleitend. Der Mensch scheint polar strukturiert, wie das Leben auf der Erde. Jeden von uns zieht es mehr in die eine oder andere Dynamik hinein – manchmal im Altern des Lebens sich abwechselnd, manchmal fundamental: Es gibt „Sonnenkinder", immer Hoffnung schöpfend, auch in schweren Zeiten, und solche, die sich stets nahe am Tode bewegen, für die Aussichtslosigkeit eine logische Entscheidung zu sein scheint.

Fühlen Sie, wenn Sie möchten, einmal nach, welchem Typ Mensch Sie sich zuordnen würden? Streben Sie dem Leben hin, in die Offenheit, zum Licht, in Bindungen und Lust, die Hände zum Füllen geöffnet? Oder gehören Sie eher grundsätzlich zu jenem Typ Mensch, der sich in der Enge, im Mangel verwurzelt sieht, eher im Widerstand zu Leben und immer einen Anschwung braucht, um das Leben überhaupt anzugehen? Vielleicht kennen Sie das, wenn Sie jeden Morgen nach dem Aufwachen eine Art energetische Blockade überwinden müssen, um dem Tag begegnen zu können? Oder Sie gehören zu den Glückskindern, die Leben einfach und an sich lieben? Freud hat diese zwei Triebe zwar als grundsätzlich im Menschen strebende Triebe bezeichnet, ich möchte sie vielmehr als zwei Bewegungen beschreiben, als zwei grundlegende energetische Ströme eines „Hin und Fort". Dem entspricht das Prinzip der Inkarnation und der Exkarnation, des *Hin* – auf die Welt in den Körper Kommens und des *Fort* – des aus dem Körper Hinausgleitens in die energetische feinstoffliche Struktur zurück. Zu welcher

Grundbewegung Sie sich auch hingezogen fühlen, es ist hier keine Bewertung, sondern wie Sie erahnen können, eine essentielle Regung des Menschen im Dasein auf der Erde, begonnen mit der Geburt, und wie ich aufgrund von spirituellen Reisen weiß, bereits determiniert mit der Seele, die inkarniert werden wird. (Mit mehreren Menschen habe ich in meiner Praxis eine „seelische Nachgeburt", ein energetisches *auf die Welt Kommen* erlebt, die als seelisches Ankommen im Körper auf der Erde gewirkt hat.) An dieser Stelle sei lediglich unterstrichen, dass die Instanz des Es das Reservoir aller Begehren und Gelüste, aller Gefühle sowie des Eros und Destruktionstriebes ist: diejenige Instanz, die Trieb gesteuert zur Erfüllung strebt und von sich aus keinem moralischen ethischen Zensor unterliegt.

Bevor ich mit Ihnen Details der Struktur des *Über-Ichs* anschaue, lassen Sie mich noch einen kurzen Exkurs *zur Realität des Es in der Welt* hinzu fügen, um Sie auf die ungeheure Macht des „zur Erfüllung strebenden freien Begehrens" aufmerksam zu machen: So wie im *Es* Begierde, Begehren, erotische Zuordnung und pure Lust liegen, so auch die Lust an Gewalt. Lust auf Gewalt ist (leider) kein Widerspruch zum Begehren, sondern diejenige Aggression, die eskaliert, wenn sie als lustvoll empfunden wird, diejenige Gewalt, die wir zur Zeit auf (gefühlten) Zweidritteln unseres Planeten beobachten können. Blutige Handlungen können in dem Moment, indem sie frei jeglicher moralischer Zensur ausgelebt werden, an ein lustvolles befriedigendes Gefühl gebunden sein. Den Feind im Krieg zu erschießen, ist eines; ihn darüber hinaus zu zermetzeln, zu köpfen, zu zerstückeln, zu foltern zeugt von Lust; das Nichtverstandene, das Ungeliebte zu zerschlagen und zu beseitigen, entspricht der Eskalationsstufe 7: „Man(n) redet/ kommuniziert nicht mehr, man(n) zerstört, was man(n) nicht versteht."[22] Und dies mit viriler ungebremster spannungsreicher, betörender Emotion. Diese Kraft der Zerstörung, über die ich in meinen Therapien durch die Flüchtlinge erfahre, beherbergt tiefe Befriedigung, sonst würde es eben keinen Spaß machen, „Kehlen mit halb stumpfen Messern durchzusäbeln", sonst müsste Morden gegen einen Widerstand hin ausgeführt werden: Sonst wäre Morden und Foltern ein „gegen sich selbst" zu überwindendes Hindernis. Was wir momentan auf der Welt beobachten, ist jedoch das Gegenteil: eine im *Es* liegende, gefüllte, nicht zensierte, daher freie Lust zur Gewaltausübung. Lust auf Sex und Lust auf Aggression kommen aus demselben Reservoir triebischer spannungsreicher Be-Gier-de.

Fatal und katastrophisch wird es, wenn diese aus dem *Es* gesteuerte triebische (pädophile) Lust auf Sex mit Mädchen – Neunjährige stehen zur Hochzeit bereit – und die Lust auf das Schmerz-Zufügen am Anderen im *Über-Ich* zusätzlich idealisiert werden: Diese Lust an Brutalität ist dann nicht nur moralisch erlaubt,

---

[22]  Siehe: *Die 9 Stufen der Eskalation* nach Friedrich Glasl; Stufe 7-9: statt „Win-Win jetzt Lose-Lose". Entscheidend ist nun, dass der Andere untergeht, auch wenn man(n) selbst dabei untergeht! Eskalation schafft Blutrausch.

sondern in der Instanz des *Über-Ichs* als Ziel erhöht, weshalb die Auslebung „um so befriedigender" ist: Wer dient nicht gerne dem Herrn, um von ihm geliebt und anerkannt zu werden? Und leider ist zu beobachten, dass es viele Männer im *Es* unheimlich anzieht, wenn sie eine Religion, eine Tradition finden, in der sie „nach Lust und Laune" *(Es)* und mit Anerkennung (*Über-Ich*) ihren Trieben freien Lauf lassen, und also vergewaltigen und morden können. Das *Es* und die Idealisierung des *Es* im *Über-Ich* machen es möglich.

Genau an dieser Stelle komme ich, auch wenn es schwierig sein mag, sich von dem Ausgeführten zu lösen, über eine Brücke wieder zu Ihnen zurück, auf dass wir uns der individuellen Persönlichkeitsentwicklung widmen und sie thematisch anschließen.

Die Struktur des *Über-Ichs* repräsentiert die Gewissensinstanz oder auch das Eltern-Ich oder auch die Religion. Hier sammeln sich alle Gebote und Verbote, die moralischen Werte der Eltern, der Gesellschaft, der Tradition, aus der Ihre Eltern und Sie hervorgehen. Je nachdem aus welcher Region Sie kommen, aus welchem Kulturkreis und aus welcher Religion, hören Sie Sätze in Ihrem Kopf, Herz und Verstand, die Ihnen vorgeben, wie Sie zu sein haben, was Sie in Ihrem Leben zu erfüllen haben. Was ist für Sie richtig und falsch? Oft stimmen die Antworten auf diese Frage (fast automatisch) mit dem überein, was für Ihre Eltern richtig und falsch war. „Automatisiert" fühlt sich die Antwort dann an, wenn Sie sich als erkennendes Subjekt noch nicht der Frage gewidmet haben, wem

Sie eigentlich folgen und ob Sie wem zu folgen wünschen? All dasjenige, was Gesellschaft, Tradition und Religion will, übernehmen wir Menschen durch die Erziehung zunächst in unreflektierter Form. Denn meistens liegen die Lebensausrichtungen in Ihrem Unterbewusstsein, in der Struktur des *Über-Ichs*, sodass Sie Ihr Leben ausführen, ohne die Sätze, nach denen Sie sich richten, zu kennen, zu erkennen: In diesem Sinne *wiederholen Sie ein Leben,* das das Ihrige noch nicht gänzlich geworden ist. Sie erfüllen dann, ohne zu fragen. Wir alle füllen eine Form aus, die wir selbst, die unser *Ich* weder abgesteckt noch ausgesucht hat, solange wir unbefragt mithalten – mit dem Rhythmus und dem Leben Anderer. Ich finde das schade. Deshalb lade ich Sie in diesem Kapitel dazu ein, der Emanzipation Ihres Ichs nachzuspüren und was Sie tatsächlich in Ihrem Dasein möchten, zu analysieren.

*Selbst-Reflektion* und *Selbst-Kritik* beginnen an dieser Stelle: „Ich sehe, was meine Eltern wollen, aber stimmt das, was Ich möchte, denn automatisch mit dem überein, was meine Eltern für gut befinden?" Dieses Fragestellung bezeichne ich als ersten Schritt – als den ersten Schritt der Zuwendung zu Ihrem *Ich:* Wie lebe ich? Welches Leben lebe ich eigentlich nach?

Widmen Sie sich Ihrem *Über-Ich* etwas mehr, werden Sie feststellen, dass es dazu neigt, streng und rigide zu sein. Wenn Sie sich fragen: „Wie soll ich mich der Struktur, die in meinem Inneren liegt, denn zuwenden?", dann erkennen Sie das *Über-Ich* genau an diesem gewissen Rigorismus. Es ist die Instanz der Gesetze. Was sich in Ihrem *Über-Ich* in der Art eines Zensors ansammelt, ist weder richtig noch falsch, sondern moralisches Gebot, das durch die Eltern und die Gesellschaft als Werte vermittelt wurden. In traditionell patriarchalen und monotheistischen Gesellschaften sind es meist die Werte des Vaters, die unbewusst aufgenommen, verinnerlicht und bewusst weiter gegeben werden. In unseren europäischen Gefilden beobachte ich gleichermaßen mütterliche und väterliche Positionen. Die Sätze, die aus Ihrem *Über-Ich* in Ihr *Ich* einwirken, gehen von „Ich bin nichts wert!" bis „Ich kann das nicht!" über "Es ist sowieso zu spät! Ich bin zu alt!" bis zu: „Christen oder Juden oder Muslime sind nichts wert!"

Womit ich Ihnen den zweiten Schritt näherbringen möchte: Die konkrete Zuwendung zu Ihren *Glaubenssätzen*. Wir benennen diese im Unterbewusstsein, dort im Über-Ich wohnenden Phrasen als Glaubenssätze. Weshalb? Weil wir diese Sätze zunächst unbefragt glauben. Sie bewegen sich in unserem System von Körper, Geist und Seele derart integriert, dass wir oftmals nicht wissen, dass und wie sie wirken. Sie fallen unserem Bewusstsein als *Satz des Glaubens* nicht einmal auf. In dem Moment, indem Sie Luft holen und spüren: „Moment mal! Wieso ist es eigentlich zu spät, Künstlerin zu werden?" Oder: „Wieso lebe ich eigentlich derart auf Sicherheit bedacht?" Oder auch: „Weshalb soll ich eigentlich als Mann keinen heißen Sex mit einem anderen Mann haben dürfen?", sind Sie nahe dran. Dank der Frage Ihres Ichs: „Wieso und weshalb?" werden Sie zum erkennenden Subjekt, das Ihre Ich-Position hinterfragt. Und genau in diesem Moment entlarven Sie die Gesetze der Tradition, Kultur, Gesellschaft und Eltern als Ihre bisher unbefragten *Sätze des Glaubens*. Nun erwachen Sie und wundern sich bestimmten Herzens: „Wieso eigentlich?" Sie beginnen, die Sätze des *Über-Ichs* bewusst wahrzunehmen und erlangen somit die Fähigkeit, statt der bisher gelebten Glaubenssätze neue Sätze des Glaubens, nämlich Ihre ureigenen, zu erkennen, zu konstruieren, zu formulieren. Ihr *Ich* übernimmt die Funktion, Leben zu gestalten: Ihr Leben.

Meiner Erfahrung in der Praxis nach kann ich bestätigen, dass die Glaubenssätze aus dem unbewussten Bereich stammen. Wir leiden an etwas, das wir nicht kennen, denn wenn wir es erkennen, können wir es verändern. Diese Einsicht betrifft sowohl Sie als auch mich und alle Menschen, denn das Niveau der im Unterbewusstsein liegenden Glaubenssätze wird immer differenzierter, sobald wir uns mit ihnen beginnen auseinander zu setzen. Anfänglich erkennen Sie als Sohnemann vielleicht: „Ja, das stimmt! Ich wollte schon immer Fotograf werden, doch mein Vater hat stets gesagt, dass das unnötig sei, weil es kein Geld bringe!" In der Folge der Selbst-Beschäftigung können Sie als Tochter vielleicht fühlen: „Und dass ich mich nicht wage, Malerin zu werden, hängt damit zusammen, dass meine Mutter auch gerne Malerin geworden wäre, diesen Traum aber beerdigt hat, als sie zwei Kinder bekam. Deshalb hat sie die Kunst unbewusst immer verdammt und als sinnlos dargestellt." In diesem zweiten Schritt fragen Sie sich: „Was sind eigentlich diese Sätze, diese Phrasen, die mir zu verstehen geben, wie ich zu sein habe?" In diesem Moment werden Sie von einem ausführenden zu einem aktiven Subjekt, von einem abhängigen zu einem souveränen. Sie treten aus der Masse heraus und entscheiden, ob Sie links mitlaufen möchten, ob rechts oder ob Sie am liebsten in der Mitte stehen, auf dem Marktplatz, sich umschauen und sich nirgendwo tatsächlich zugehörig empfinden, weil Sie eigen-artig sind.

Wie es auch sei – das Reservoir des *Es* und *Über-Ichs* ist prall gefüllt und es befreit, einen Blick hinein zu werfen. Angekommen an diesem zweiten Schritt, sind Sie bereits inmitten der Veränderung, im dritten Schritt, denn Sie erkennen nun, welche Glaubenssätze Ihr bisheriges Dasein bestimmt haben und welche Sie eigentlich für wahr halten. Bei der nächsten Frage: „Will ich so leben und was möchte ich eigentlich?" wenden wir uns der Struktur des *Ichs* zu: „Ich will! Ich denke! Ich fühle! Ich entscheide! Ich bin." Vielleicht ist dies genau unsere (europäische) Nachkommenschaft der Aufklärung, diese Individualität, die sich erkennt und eigene Persönlichkeit sein möchte, ein Sich-suchen und finden.

Im *Ich*, das Freud später als *Realitätsprinzip* bezeichnet hat, werden die Bedürfnisse des *Es* und des *Über-Ich* in Einklang gebracht. Das *Ich* gilt als diejenige Struktur, die Ihr aktuelles Leben in der Realität gestaltet. Wir können es erweitern, indem wir sagen: Das *Ich* hat die Aufgabe, die „ungefilterten Gefühle, Begierden, Gelüste" des *Es* und die Glaubenssätze aus dem *Über-Ich* zusammenzubringen. Das *Ich* spricht: „Aus dem *Es* nehme ich dasjenige an, aus dem *Über-Ich* gefällt mir jenes. Und genau dies bin Ich und kreiere so meine Eigen-art!"

Das *Ich* ist eine wundervolle Struktur, weil sie wählt. Ihr *Ich* ist eine wundervolle Struktur, weil sie entscheidet. Um so mehr Sie sich Ihrem Ich widmen, desto mehr erfüllen Sie Ihre ureigenen Wünsche, Träume, Visionen und Ideen über das Leben, das Sie auf dieser Erde führen möchten. Die folgende Frage im Bewusstsein zu stellen und zu beantworten, lohnt sich: „Welche Gefühle und Gelüste möchte ich eigentlich *wie* leben und *was* tut mir in der Realität als soziales Wesen gut?" Um so bewusster wir werden, desto mehr leben wir unsere Struktur des *Ichs,* desto mehr leben wir auch unsere Bestimmung der Seele, des Selbsts. Etwas vorwegnehmend möchte ich formulieren: Unser *Ich* reflektiert unsere Seele. Oder unsere Seele findet sich in unserem *Ich* wieder. Oder der helle Schein der Seele ist im *Ich,* und zwar genau in Ihrem Herzchakra. Um so mehr Sie es fühlen und sehen, dieses „Ich bin!" mit einem gewissen Jubilieren im Herzen, desto mehr wagen Sie Ihrem *Ich* zuzuhören und Ihr Leben danach hin auszurichten. Es ist eine freudvolle leichte helle Stimme, die an Klang gewinnen wird. Desto gesünder werden Sie als Mensch seelisch und physisch sein. Aus meiner Praxis weiß ich, dass seelische Gesundheit parallel zum gewonnenen Mut verläuft, der da heißt: „Ich bin, weil ich wage zu sein. Ich folge jetzt dem Weg meiner Seele, der da Bestimmung genannt wird."

Ein Konflikt kann für Sie, für Ihr *Ich* immer dann entstehen, wenn sich in Ihnen zwei Strebungen, die für Sie bedeutsam sind, widersprechen und für Ihr *Ich* unvereinbar erscheinen. Vielleicht möchten Sie lustvoll leben *(Es)*, sind aber religiös erzogen (*Über-Ich*)? Dann wirken diese beiden Strukturen im Konflikt und Ihr *Ich* hat es schwer: Ihr Begehren und die Lust es auszuleben stehen im Widerspruch zu dem Gebot, das Sie unbewusst oder bewusst zu erfüllen bestrebt sind. Vielleicht würden Sie diesem Gesetz und Ihren Eltern gerne widersprechen? Aber wer von uns möchte nicht seinen Eltern gefallen, von ihnen geliebt und respektiert werden? So empfindet Ihr Herz zunächst einen Schmerz, denn die Entscheidung für sich, für Ihr *Ich* einzustehen, bedeutet in den meisten Fällen die Verletzung der anderen, der Eltern, der Vertreter der Tradition, der Elterninstanz ganz allgemein, indem Sie deren Werte brechen, aufbrechen

Zur Unterstützung Ihrer *Ichbildung* lade ich Sie nun zu einer konkreten Übung ein, der Sie sich genau dann widmen können, wenn Ihnen danach zumute ist. Diese Praxis ist sehr kraftvoll. Sie müssen Sie weder an einem einzigen Tag noch einmalig unternehmen. Es kann sogar sein, dass es für Sie besser ist, sie schrittweise und mehrmals in Wiederholung zu tun, um sich langsam Ihrer bisherigen und Ihrer gewünschten Ich-Struktur zu nähern:

Nehmen Sie sich Zeit, es sich gemütlich zu machen, auf der Coach, am Küchentisch, auf einem Sessel. Haben Sie einen Lieblingsplatz in der Wohnung? Vielleicht zünden Sie eine Kerze an? Vielleicht schauen Sie dabei aus dem Fenster, auf alte Bäume, die auf der Straße stehen? Seien Sie präzise in der Wahl der Gemütlichkeit. Schließlich möchten Sie in Ihr Inneres schauen und es befragen. Fühlen Sie sich wohl, um sich zu studieren? Tun Sie es also in einem Moment, in dem Sie gut zu sich sind und sein möchten.

Das ist leider keine Selbstverständlichkeit, denn oft misstrauen wir uns selbst. Wenn sich jetzt viele Zweifel und kritische Stimmen melden, die Ihnen von dieser Übung abraten wollen, wissen Sie, dass Ihre moralische Instanz zu agieren beginnt und nicht möchte, dass Sie sich zuhören. Wir nennen es hier: den Blockierer. Der Blockierer tritt immer dann auf, wenn Sie sich bewusst verändern möchten. Weshalb? Erstens ist die Struktur des *Über-Ichs* als eine über Generationen hin wirkende, überkommene Struktur sehr wirkungsvoll und stark. Sie ist gewohnt zu herrschen, in Ihnen, in Ihren Eltern, in der Gesellschaft, in der Tradition und Religion. Sie ist gewissermaßen evolutionär und dominant. Zweitens bedeutet die Zuwendung zu diesen Fragen und zu Ihrem *Ich* bereits die Andeutung von Veränderung: Veränderung aber geht mit Mut einher, weil mit Risikobereitschaft. Wir Menschen versuchen gerne so lange „gleich" bleiben zu können, wie es irgend geht, weil wir meistens

Angst vor dem Neuen, dem Unbekannten haben. Deshalb kann es sein, dass Sie, wenn Sie sich auf diese Praxis einlassen, inneren Widerstand erleben. Tun Sie es dennoch! Nehmen Sie einen Stift und ein Blatt Papier zur Hand und widmen Sie sich das erste Mal für die nächsten 20 Minuten folgenden Fragen:

1.      Welchen Glaubenssätzen folge ich? An wem orientiere ich mich dabei? (Es geht um die Menschen, die Ihre Elterninstanz repräsentieren.)

2.      Geben Sie fünf Glaubenssätze dieser Wertrepräsentanz an.Wie lebe ich heutzutage? Teile ich diese Werte? Folgen Sie im Nachspüren diesem Gefühl.

3.      Weichen meine Lebensvorstellungen und Wünsche von denen der Wertrepräsentanz/ Elterninstanz ab? Notieren Sie fünf Vorstellungen, die anders sind. Dabei ist es egal, ob Sie diese bereits leben.

4.      Seien Sie nun noch einmal mutiger: Wie möchte ich leben? Können diese fünf Vorstellungen, die ich in der dritten Frage notiert habe, neue *Sätze meines Glaubens* werden? Folgen Sie den aufkommenden Gefühlen und Visionen. (Dieser und folgender Fragen können Sie sich gerne an einem anderen Tag widmen, wenn Sie eine Pause brauchen.)

5.      Notieren Sie nun links nacheinander fünf *neue Sätze des Glaubens*. Wie fühlen sie sich an? (Es können auch Sätze dabei sein,

die manchen alten ähneln, die für Ihr Leben aber genau wichtig und passend sind.)

6.    Entscheiden Sie sich dazu, die fünf neuen Glaubenssätze in Ihr Leben zu integrieren – exakt diejenigen, die sich in Ihrem Herz wie eine Befreiung anfühlen, wie Weite, Selbstbestimmung, Frohsinn.

7.    Welche von den Glaubenssätzen lassen sich wie umsetzen? Seien Sie konkret. Notieren Sie zunächst zu den links stehenden, fünf *Sätzen Ihres Glaubens* rechts die entsprechende Aktivität zur Umsetzung in Ihre Realität.

8.    Sie spüren der Frage nach, wann der neue Glaubenssatz realistisch umgesetzt werden kann.

Wenn etwas drei oder sechs Monate dauert, dann ist dies genau die Zeit, die Sie dafür brauchen. Erinnern Sie sich: Wir bewerten uns nicht. Wir beurteilen uns nicht. Wir beobachten, konstatieren, analysieren, verändern: Wir nähern uns der Erfüllung eines Lebens, das genau zu uns passt.

Sie haben sich anhand dieser Praxis Ihrer Struktur des Unbewussten gestellt und herausgefunden, welche Glaubenssätze für Sie gut sind und nach welchen Sie leben möchten. Diese Übung hat sie in jedem Fall bewusster gemacht, denn Sie haben Ihr Innenleben geprüft. Ihr Ich und Sie, Sie dürften sich nun aktiver fühlen. Manchmal hören wir nach solchen „Reinigungen" den Lockruf unserer Selbst-Bestimmung wie den Ruf einer Amsel in der Morgendämmerung, der uns weckt und zum Aufstehen ermutigt. Und um es mit C.G.Jung zu sagen: Sie haben gewagt, einen Lichtkegel auf die im Dunkeln liegende Wiese des Unbewussten auszurichten; sie haben entschieden, wohin Sie den Spot lenken und exakt diese Stelle im Gras belichtet. Jetzt können Sie sehen, dass dieses Stück Rasen ganz lebendig und voller bunter Frühlingsblumen ist, mit Farbklecksen leuchtend, die das Grün bedecken. Sie haben Lust, spazieren zu gehen, sich umschauend, weil spürend: „Schön, dass ich hier angekommen bin!"

*„Das ist es nicht. ", sagte die Elfe, „Ihr werdet bloß dumm, weil es*

*dunkel wird,*

*und dann sollt ihr das Licht suchen, um wieder klug zu werden.*

*Denn wenn ihr das Licht aus dem Dunkel gefunden habt,*

*dann seid ihr ein ganzes Stück klüger geworden.*

*Das Licht zu suchen,*

*ist eben die Aufgabe der Menschen,*

*die Gott ihnen gegeben,*

*und sie müssen es suchen für sich,*

*für die Tiere, Pflanzen und Steine, für die Elfen und Männchen,*

*und für alles, was mit ihnen lebt.*[23]

---

[23] Kyber, Manfred: *Die drei Lichter der kleinen Veronika.* Wilhelm Heyne Verlag, München 1987, 6. Auflage, S. 20

## 8. Bewusstsein und Heilung

## aus spirituell integrativer Sicht

*„Einer alten talmudischen Geschichte zufolge erscheint,*
*wenn ein Kind geboren wird,*
*ein Engel und berührt dessen Stirn,*
*auf dass es alles Wissen der Menschheit,*
*mit dem es zur Welt kam,*
*vergesse.*
*Das offene Wissen wäre nicht auszuhalten. "*

Wenn wir Heilarbeit unterstützen,
schließen wir uns wieder an dass Wissen an,
das die Seele in den menschlichen Körper mitbringt.
Die Kenntnis vom Heiligen Geist ist in uns.

Zum Verständnis meiner Seelenarbeit einleitend, möchte ich etwas Grundsätzliches zu der Arbeitsweise sagen, wie die Erkenntnisse über „Bewusstsein und Heilung" in diesem Buch gewonnen wurden. Sie sind das Ergebnis der Vertiefung meiner psychoanalytischen und philosophischen Studien, die ich privat und an den Universitäten in Frankfurt/M. und Paris in den Jahren 1980-2000 im Alter von 13 bis 33 Jahren gelebt habe. Sie sind gewachsen aus Erfahrung, d.h. des Abarbeitens meiner Ideen an der Realität; sie sind erfahren durch Eingebung. Sie sind durch das Beobachten unserer gesellschaftlichen Realität entstanden. Sie sind inspiriert aus religiösen Inhalten. Und doch: *Wer weiß, braucht nicht (mehr) zu glauben.* Andere nennen dies Glaubensgewissheit, was uns etwas darüber erzählt, wie stark

Glauben verankert sein kann, so dass sein Wissen als gewiss erscheint. Eingebungen, Inspirationen, die Anwesenheit feinstofflicher Wesen, der Zugang zum Selbst und das Reisen in geistigen und seelischen Welten – all dies ist für mich Teil meiner Praxis, ein Anschluss an ein in jedem Menschen vorhandenes Wissen.

Mein Prinzip der Erkenntnissuche ist das dialektische; d.h., dass ich Ideen und Eingebungen sich an der Praxis reiben lasse – an der Praxis meiner therapeutischen Arbeit, der Seelenbegleitung, an den eigenen Beobachtungen der uns umgebenden Realität und an der Kommunikation mit Menschen, Wesen und Elementen. Erst dann kann ich sagen: „Ja, es ist wahr. Diese Vision hält stand. Sie ist im Einklang mit Wesen, Schöpfung, Mensch und uns umgebender Realität." Das Angebot, das ich Ihnen mit meinen Texten mache, ist auf diese Weise gewachsen.

Wie definiere ich Bewusstsein? Gibt es mehrere Bewusst-Seine? Was ist Seele? Wo ist sie beheimatet? Was ist der Mensch? Und wie kann Heilung heutzutage aussehen? Fragen, die mich, seit ich 13 Jahre alt bin, brennend interessieren. Ich finde es wichtig, mich einer Definition dieser Bereiche zu nähern, auf dass das neue (oder alte) Wissen nicht als esoterisch abgetan, sondern der Philosophie, nämlich der der Existenz oder auch der Spiritualität und Seelenkunde zugeführt wird. Die Zuordnung in eine Kategorie ist nicht wichtig; der Versuch, das Wissen der komplementären

Heilmethoden jedem zugänglich zu machen, durchaus. Der *mainstream* des Denkens folgt Machtstrukturen, nämlich ökonomischen, strategischen und ego-zentrierten. Warum sollte das Wissen um die In- und Exkarnation, um physische und feinstoffliche Existenzweisen, die nachweislich zur Heilung eines belasteten Menschen beitragen können, nicht zum *mainstream* gehören und in den Zeitungen zu lesen und Volksweisheit sein?

Um Ihnen eine Idee zu *Bewusstsein und dem Bereich des Unbewussten* symbolisch näher zu bringen, möchte ich bei dem Bild bleiben, das C.G. Jung zu *Bewusstsein und Unbewussten* entwarf und das ich Ihnen bereits vorstellte: das Unbewusste als eine große Grünfläche, eine Wiese, die im Dunkeln liegt. Hier finden sich alle Inhalte, die verborgen, nicht aufgedeckt und nicht in das menschliche Bewusstsein vorgedrungen sind. Stellen Sie sich vor, dass auf diese Wiese ein Lichtkegel trifft und einen kleinen Ausschnitt davon erhellt. Nur dieser belichtete Bereich wird aus dem Unbewussten in das menschliche Bewusstsein hervorgehoben, in Ihr Bewusstsein. In diesem belichteten Bereich sieht der Mensch klar(er), sieht die zunächst dunklen Anteile jetzt erhellt. Meine Arbeit als *Seelenbegleiterin* ist es, diesen erhellten Bereich zu erweitern und die Wiese so weit, als dem Menschen möglich ist, zu belichten – rundherum mit dem Menschen zu spazieren, so weit er es (v)ertragen kann. Heilarbeit IST Bewusstseinsarbeit.

Seit Beginn des 20. Jahrhunderts hat die Freudsche

Psychoanalyse das Unbewusste als den Bereich definiert, der insbesondere die Leiden, die Schmerzen und Traumata des Lebens aufnimmt und darin – gewissermaßen – verschlossen hält; all diese Erinnerungen, die mit dem menschlichen Bewusstsein unvereinbar scheinen, weil sie zu schmerzhaft sind, um sie integrieren zu können. Dies ist der eigentliche Sinn von Verdrängung: Solange der Mensch nicht in der Lage ist, sich den seelischen Schmerzen zu stellen, bleiben diese Inhalte im Teil des Unbewussten gespeichert, auf dass der Betroffene (überhaupt) weiter existieren kann. Sein System würde sonst „durchbrennen", einen Kurzschluss erfahren, zusammenbrechen. Denn die verdrängten Inhalte sind stets solche Erinnerungen, deren Bilder grausam, blutig, schambesetzt oder ekelerregend sind. Doch machen wir uns eines klar: Diese Inhalte sind weder vergessen noch geheilt oder unsichtbar. Sie ziehen mit ungeheurer Macht dem aktuellen Leben Energie ab, dort vom dunklen Teil der Wiese aus. Ihre bloße Anwesenheit stört das gesamte System von Körper, Geist und Seele, nur dass der Mensch oft weder weiß noch ahnt, woher oder weshalb er so müde ist. Er wird lediglich diese Abgeschlafftheit und das Ausgebranntsein (als Sekundäreffekt) spüren.

Bis der Mensch eines Tages in der Lage ist, ...

bis der Mensch in der Lage ist, aktiv den *Lichtkegel* auf die verdrängten Inhalte zu richten, um sie zu beleuchten und im nächsten Schritt zu verarbeiten – dann auf der Ebene seines menschlichen

Bewusstseins. Das Ausrichten des Lichtkegels ist also ein bewusster, vom Menschen gewählter Akt. Verarbeitung bedeutet, sich mit den nicht angeschauten Erinnerungen bewusst und gewollt zu konfrontieren, sie zu belichten, sich mit ihnen auseinanderzusetzen und sie somit dem Bereich des menschlichen Bewusstseins zuzuführen, mit dem Ergebnis, dass ein größerer Teil der Wiese erhellt ist. Diese Arbeit ist *Bewusstseinsarbeit* und geschieht in Rahmen der *Seelenbegleitung* (und bei jeder sinn-vollen „empfangenden" Prozessbegleitung).

Ich möchte zusammenfassend formulieren: Je belichteter die Wiese, um so gesünder der Mensch. Und umgangssprachlich: Je weniger Leichen im Keller, desto sicherer sich seiner Selbst bewusster ist der Mensch, desto mehr Selbst-Vertrauen kann er leben. Je mehr der Mensch bereit ist, sich seiner Biografie-Arbeit mit allen Schatten und Tiefen zu widmen, desto gesünder und Selbst bestimmter kann er sein Leben gestalten, aus der bloßen Erbschaft der Ahnen heraustreten und sein Dasein aktiv bestimmen.

Gehe ich mit Ihnen einen Schritt weiter, vom tiefenpsychologischen in das spirituelle Feld über, ergänze ich den Bereich des Unbewussten um die Summe von Existenzen, die die Seele des Menschen in verschiedenen Epochen erlebt hat. Die Seele ist eine reisende und bringt hunderte, wenn nicht abertausende Existenzen in den menschlichen Körper mit. Um beim Bild zu bleiben: Die Wiese, diese schöne grüne, wird dank der bewussten

Insichtnahme vieler Leben ein riesiges Areal mit Wäldern, Seen, Bergen und Grünflächen. Wir richten aktiv den Lichtkegel auf diese Landschaften und erweitern somit unser menschliches Bewusstsein – nun um das Wissen vieler Existenzen und gar Daseinsformen. (Wir waren Mensch, Tier, Junge, Mädchen, Baum oder Vogel – das Leben schließt alle Formen vitaler Existenz ein.) Der Mensch, der sich aktiv dieser Bewusstseinsarbeit widmet, nimmt somit Kenntnis seines Selbsts, der Heimat der Seele, ihrer Essenz. Die Kenntnisnahme von Dimensionen, Existenzformen und Zeiten lassen aus der dunklen Wiese, die nur sehr begrenzt belichtet war, eine unermesslich weite Landschaft entstehen, die im Sonnenlicht geklärt liegt. Der Mensch, der über die Grenzen der Physis und des derzeitigen Lebens hinaus wissen möchte, schließt sich an das universelle Bewusstsein an.[24]

Methoden, um IN die Seele hineinzuschauen, sind Rückführungen, Seelenreisen und schamanische Weltenarbeiten, in denen wir gezielt bestimmte Leben oder bestimmte Gefühle, spezifische Konflikte und Wunden anschauen können und sie somit ins menschliche Bewusstsein heraufholen. Die Rückführungen sind Arbeiten zur Einschau in frühere Leben; die Seelenreisen ermöglichen Einsicht in das unendliche Reservoir der Seele – in Gefühle, Gedanken, andere Seinsweisen (vom Säugetier bis zur

---

[24] Ob ich universelles Bewusstsein/ Heiler Kern/ Odem/ Heiliger Geist/ Gott/ Universum/ Kosmisches Licht formuliere – die Rede ist immer vom selben: Ursprung des Seins, des Selbsts und der Seele. Ich spekuliere: Es handelt sich letztendlich um Energie, ein mit Bewusstsein ausgestattetes, unermesslich weites Energiefeld.

Amöbe) und andere Lebensformen auf anderen Planeten. Die schamanischen drei Welten lassen uns in die Mittel-, Ober- und Unterwelt eintreten, in denen unsere Krafttiere und Begleiter auf uns warten, um als weise feinstoffliche Existenzformen dem Menschen mit Fragen und Antworten beizustehen, zu denen wir keinen Zugang (mehr) hatten.[25]

In dem wunderbaren Roman „einer Kinderseele in dieser und jener Welt", betitelt „Die drei Lichter der kleinen Veronika" von Manfred Kyber, steht über den Tod:

*Es war eine Ferne, die war, von der wir kommen.*

*Es ist eine Ferne, die sein wird, zu der wir wandern.*

*Und doch ist alle Ferne nahe, wenn man es recht begreift.*

Das Ziel unserer Seelenreisen bestimmen wir selbst und formulieren es so genau, wie es uns möglich ist. Wenn das Ziel getroffen ist, d.h. der Mensch mit der *Seelenbegleiterin* das Wohin seiner Reise prägnant aus den Tiefen seines Unbewussten heraufgeholt hat, öffnet sich in der Therapiearbeit der *Heilige Raum*: Er ist spürbar an Intensität, Dichte und nonverbaler Kommunikation zwischen beiden Menschen. Die Seele spiegelt dem Reisenden dann genau die Informationen, die sie für das Reiseziel als wichtig annimmt. Die gezeigten Informationen können Rückblicke auf Abschnitte im jetzigen Leben sein oder in den Mutterleib führen oder zu einem

---

[25] Ich empfehle das folgende Buch: Ruland, Jeanne: *Krafttiere – begleiten Dein Leben.* Schirner Verlag, Darmstadt 2004, 11. Auflage

Leben vor unserer Zeitrechnung, oder zum Anbeginn der Erdentstehung oder auch Geschichten wie Filme vors innere Auge des Patienten führen. Das tut die Seele selbstständig, ich begleite „nur", um dem Menschen, in dem sie wohnt, energetisch zu stützen und ihm als Vermittlerin zu dienen, wenn er es braucht.

All das geschieht telepathisch. Wir benutzen alle Sinne ohne die physischen Organe: ohne Ohren, Nase, ohne Mund. Auf der Reise bin ich als Begleiterin, die die Rolle der Meisterin und Führerin einschließt, im Gegenüber, nehme wahr, sehe, höre, rieche, was der andere ebenfalls sieht oder auch (noch) nicht sehen kann. Ich höre ohne Ohren, sehe ohne Auge und kommuniziere mit meinem Gegenüber in Gedanken. Ich befinde mich im *Arbeitstrance* und begleite, um – wenn nötig – auch einzugreifen: Wenn der Patient Angst hat, kann ich ihm in sein Universum folgen und ihn dort „vor Ort" begleiten. Die Patienten „sehen" mich dann in ihrer eigenen Welt als Energie, als Lichtwesen.

Die Arbeit der Rückführung, der Seelenreise und der Besuch schamanischer Welten sind fester Bestandteil der Bewusstseinsarbeit: Wir erweitern unser menschliches Bewusstsein hin zum universellen. Auf diese Weise heilen wir. Je reiner wir uns an das Wissen der Seele, an ihr Selbst und das universelle Bewusstsein anzuschließen vermögen, um so gesünder sind wir. Ursachen und Wirkungen werden klar, das jetzige Dasein wird als Perle auf einer Kette von Leben verstanden, eingebettet im Gestern und Morgen. Konflikte des

Heute werden als Folge des Vorgestern wahr- genommen und wir bereinigen das Heute, also das Morgen. Die Wahl zu Taten und Nichttaten wird neu gesetzt, Positionen werden bewusster eingegangen, die Zukunft aktiv durch den Mut des Hinschauens verändert.

Heilung hat viel mit der Rückgewinnung an Selbstbestimmung zu tun. Das Konzept meiner therapeutischen Arbeit ist das der Selbstbestimmung und beginnt in meinem *Raum der Therapie* – dann, wenn wir gemeinsam wählen: was steht an, wie arbeiten wir an diesem Tag, wie lange bleiben wir zusammen (die Séance ist zeitlich immer offen und kann zwischen 60 bis 100 Minuten, zum selben Preis, liegen), welche Formen wählen wir aus: verbale oder nonverbale - telepathische Kommunikation oder Körperarbeit als *Chakrenausgleich*. Selbstbestimmung ist Rückgewinnung an Macht, Annahme der Aktivität, ein „in die Hand nehmen" des eigenen Lebens, der Verantwortung für das Heute und Morgen. Diese Selbst-Bestimmung beginnt im therapeutischen Setting als Mitbestimmung. (Kapitel WIE) Voraussetzung für die Heilung als aktive Lebensgestaltung ist Mut. Mut beginnt mit dem Aufstehen eines jeden Morgens an einem jeden Tag.

Die Seele, die eine reisende ist:

Die Seele ist nach meinem heutigen Verständnis eine intelligente energetische Bewusstseinseinheit, die ein Gedächtnis besitzt, ein Gedächtnis als *memoire*, als Erinnerung. Die Seele ist als energetische Kraft körperlos, aber intelligent, d.h., sie ist selbst mit Bewusst-Seinen ihrer vielfältigen und zahlreichen Existenzen ausgestattet. Die Seele als reisende ist angereichert mit universellem Bewusstsein – als Wissen von Gott; als Bewusstsein eines heilen Kerns als kosmische Kraft, als göttlich zu verstehen, jedenfalls ursprunghaft: Kenntnis des Ursprungs. Wie wir es nennen, ob universelles Bewusstsein oder Quelle der Kraft oder Gott oder Heiliger Geist – es handelt sich um ein in jedem Menschen vorhandenes Wissen seines Selbsts, aller gelebten Existenzen der Seele und gar des Ursprungs von Sein. (Daher formulieren alle Religionen übereinstimmend den Satz: „Gott ist in uns!")

Wenn der Mensch reist, dann reist er nicht etwa „hinaus" aus seinem Körper, sondern er reist in das Gedächtnis der Seele „hinein"; er verbindet sich mit der Seele, die in seinem Körper wohnt. Da die Seele als energetische Einheit eine viel gereiste ist, hat sie selbst Erinnerungen der menschlichen Existenzformen, aber auch aller Daseinsformen und gar anderer Planeten. Vor allem hat sie jene Bilder an ihre Heimat gespeichert. Zu all diesem Wissen können wir dank des „in uns gehens", des telepathischen Reisens, Zugang nehmen.

Ob wir uns diesem universellen Bewusstsein widmen oder nicht, es anschauen oder nicht, verändert nichts an der Tatsache des Vorhandenseins „Gottes in uns". Seele kommt und geht – nämlich in und aus dem Körper. Inkarnation und Exkarnation kann definiert werden als: Die Seele, diese energetische intelligente Bewusstseinseinheit kommt in die Materie und geht wieder hinaus. Nicht mehr oder weniger ist menschliches Dasein. Spirituell sprechen wir dank der Praxis der Seelenbegleitung lediglich von der Unterscheidung einer körperhaften und körperlosen Existenz.[26]Der Tempel der Bewusstseinsarbeit ist der Mensch, denn vor und nach dieser Existenz sind wir all-wissend, feinstofflich unterwegs und „angeschlossen". Viele Nahtod-Erfahrene haben darüber berichtet, dass sie für die wenigen Minuten ihrer Körperlosigkeit, die ihnen wie ewige Gezeiten vorkamen, „alles" wussten – alle Sprachen sprechen konnten, den Ursprung des Kosmos verstanden und „all-wissend" waren.

Die Seele benutzt den physischen Körper des Menschen, braucht ihn, um menschliche Erfahrungen zu machen, Erfahrungen von Gefühlen wie Schmerz, wie Verzeihen, wie Konflikte und ihre Aufarbeitung.[27] Meiner Eingebung nach handelt es sich insbesondere um diese menschlichen Gefühle als erd-gebundene, die die Seele erleben möchte. Denn, soweit ich das bisher sehen konnte, ist Freude, Glück und Ewigkeit im universellen Bewusstsein als sehr helles grenzenloses Licht, angefüllt mit reinem Wissen von allem,

---

[26]     Sonnenschmidt, Rosina: *Exkarnation – Der große Wandel.* Verlag Homöopathie + Symbol, Berlin 2012, 3. Auflage

[27]     Diese Annahme wird unterstützt durch die mittlerweile vielen und weltweit vorliegenden Berichte von Nahtod-Erfahrungen. Ein Netzwerk von Physikern, Therapeuten und Religiösen tragen hierbei Erkenntnisse zusammen.

vorhanden, aber in einer anderen, sehr viel leichteren Qualität. Kommt der Mensch auf die Welt, tritt dieses gesamte Wissen, diese Enzyklopädie des Kosmos, in den Bereich des Unbewussten. Der „bereite" Mensch kann diese Enzyklopädie jederzeit „anzapfen" und die Tür zum Reich seiner Seele öffnen.

Ich habe dank einer Frau, ich nenne sie Lucia, eine Seelenreise machen dürfen, die ich mit Ihnen teilen möchte. Sie wird Ihnen einen Einblick in die Leichtigkeit der Lichtgestalten, feinstofflicher, körperloser Wesen und der Existenz anderer Universen vermitteln.

Nachdem ich das Ritual mit Ansprache und Trommeln abgeschlossen hatte[28] und wir beide bereits im Trance „unterwegs" und in einem dichten Energiefeld verbunden waren – Lucia hatte zu diesem Zeitpunkt schon „Flötentöne der Wesen gehört", kamen wir im Himmel an. Die Wahl, die ihr vermittelt wurde, stand so: „Willst Du in die Wolken, rechts liegend oder ins schwarze Loch, links liegend, reisen." Lucia entschied sich, ins „schwarze Loch" hinein zu reisen und ich folgte ihr als Reiseführerin.

Angst hatten wir keine. Es war mitnichten schwarz oder dunkel. Die Farbe war violett, mit Helligkeiten durchflutet. Rechts und links von uns zogen sich Energiegitter hellgelben Lichts durch die Struktur. Die Räume, in denen wir uns wiederfanden, waren

---

[28] Wie die Seelenreisen, Rückführungen und Reisen in schamanische Welten eingeführt werden, lesen Sie bitte im 22. Kapitel über den konkreten Zugang zu den Welten.

bewohnt. Das wussten wir sofort. „Wohnungen" aus Licht, unterteilt mit energetischen Netzen, aus denen, als wir uns vorstellten, immer mehr Wesen heraus- und zu uns kamen, erkannten wir klar. Diese Lichtwesen „stellten" sich in einem Kreis um uns herum. Wir wurden sehr freundlich begrüßt. Diese Wesen, auf die wir trafen, helle, große und kleine, männliche und weibliche Lichtgestalten, wie ich wahrnahm, erkannten uns nicht als mit Körper ausgestattete Menschen. Sie sahen unseren Körper überhaupt nicht. Sie begrüßten uns als feinstoffliche Besucherinnen und Reisende. Da wir körperlos geistig unterwegs waren, in dem Reservoir der Seele, waren wir darüber nicht verwundert. Die Wesen umgaben uns. Wir „sprachen" miteinander und die Reisende bekam, worum sie gebeten hatte: Zugang zu Energie und Wissen. Ein männliches großes Wesen stellte sich hinter sie und durchflutete sie mit reiner Energie. Nachdem dieser Prozess abgeschlossen war, wurden wir verabschiedet und eingeladen, wiederzukommen, wann immer wir wollten. Freude, große Freude wurde uns allen zuteil. Lucia, die monatelang Depression erfahren hatte, konnte sich dank dieser Reise von ihrer Depression und Antriebsarmut, von Angst und Unlust befreien. Seitdem, seit zwei Jahren, ist sie aktiver denn je unterwegs, fast 70 jährig.

Von dieser Reise hat mein menschliches Dasein noch Wochen lang gezehrt: Ich habe so eine reine Freude gespürt, so ein helles Licht, so eine Weite und Ungebundenheit, so eine unglaubliche Leichtigkeit, die ich als Mensch nie gekannt. Ich spürte mein Gesicht, mein Herz voller reiner Freude als ginge ich lächelnd durchs irdische Leben, trotz allen Leidens auf dieser Erde.

Die zahlreichen Reisen haben mir gezeigt, dass wir Menschen sehr leicht unseren Körper verlassen und uns als Geistwesen hinbewegen können, wohin unser Fokus ausgerichtet ist. Dieses Hinein in das Reservoir der Seele hat uns in diesem Moment in Lichtgeschwindigkeit an ein kosmisches Energiefeld angeschlossen, das „lebendig existent" ist und wo es keine Vergangenheit, Gegenwart und Zukunft gibt. Ich nehme an, dass diese Einteilung der Zeit in teleologischen, linearen Sinn lediglich eine des Menschen ist, wie generell die Einteilung in *Zeit*, um sich in der Erdenexistenz zu orientieren. Die Zeit ist frei wie auch Energie frei ist und vom Menschen je seines seelischen Zustandes nach gebunden wird – in Schwere oder in Leichtigkeit. Zeit bedarf an sich keiner Struktur von Sekunden, Minuten, Stunden und Tagen. Tag und Nacht würden als Orientierung ausreichen, wäre der Mensch wieder an sein Selbst gebunden und nicht auf äußeres Vertakten angewiesen. Interessant finde ich in diesem Zusammenhang, dass die meisten Menschen, mit denen ich in meiner Praxis arbeite, formulieren: „Komisch, aber wenn ich bei Ihnen bin, gibt es keine Zeit."

Als ich erfuhr, einige Jahre ist es her, dass ich die göttliche/universelle Kraft als pulsierendes Licht und Energie wahrnehmen kann, fragte ich mich, weshalb es uns, diesen unfertigen

Menschen überhaupt geben müsse, wenn der Ursprung, woher die Seele kommt, doch so harmonisch perfekt, rein und energievoll, so hell ist? Wenn die geistigen, energetischen Wesen, die ich auf meinen Weltenreisen treffe, doch so reich sind? Die Antwort, die ich erhielt, war:

*Wir werden Mensch, um Eure Körper haften/ Körper gebundenen/ Erd gebundenen Erfahrungen zu machen ... Auch die Freude ist bei Euch auf der Erde eine andere, weil gewichtig im Gegensatz zu unserer körperlosen Freude, die wir als ein Licht spüren, das ihr im „gewöhnlichen" Menschsein nicht kennt.*

Freude, Licht, grenzenlose Liebe erfahren wir bei Seelenreisen im Anschluss an die kosmische Kraft als sehr „leicht". Der Mensch und die reisenden, feinstofflichen Wesen unterscheiden sich in der Qualität der Erfahrung, Qualitäten, wie schwer – leicht, dicht – durchlässig. Dies genau scheint der Anreiz zu sein, weshalb Seele die Materie, nämlich Physis, den Körper sucht und somit für eine sehr begrenzte Zeitspanne Mensch wird.

*Schau ins Leben und ins Licht, [...]*

*ehe die himmlischen Augen eingeschlafen sind.*

*Dann hast du etwas, woran du dich erinnern kannst,*

*wenn die Dämmerung gekommen ist und es dunkel um dich wird.*

*Denn es wird dunkel um jeden,*

*damit er schmerzvoll bewusst wird*

*und sich selber findet*

*in der Dunkelheit –*

*sich selbst und Gott.*[29]

---

[29] Kyber, Manfred: *Die drei Lichter der kleinen Veronika.* S.8

## 9. Wenn wir in den Spiegel unserer Seele schauen
## oder der Kosmos in uns

Wie schauen Sie in den Spiegel Ihrer Seele? Wie schaut Ihr Ich in den Spiegel Ihrer Seele? In diesem Buch wird es, auch und insbesondere anhand der spirituellen Reiseberichte, noch viel über die Beschaffenheit der (metaphysischen Annahme) Seele gehen; jetzt möchte ich Sie ganz praktisch auf die Wege mitnehmen, wo Seele Ihr Ich treffen kann. Wo schaut Mensch in den Seelenraum? Was ist Ich und wo ist Seele? In diesem Kapitel gebe ich Ihnen einige Techniken des Kennenlernens Ihres Selbsts an die Hand.

Fragen, die die Philosophie und Religion seit tausenden von Jahren interessieren und die sie interpretieren. Dies tun wir an dieser Stelle auch, mit dem wesentlichen Unterschied, dass Praxis, nämlich die meiner und Ihrer praktischen Selbst-Arbeit, das Theoretische inspiriert und bestätigt. Wenn ich mein Gegenüber in seiner Seelenforschung unterstütze und begleite und wenn Sie Ihren Blick nach Innen verrichten und sich auf die Suche nach Veränderung machen, setzen wir um, vom Ideellen in das Physische: Wir sind im Prozess des Werdens. Mensch.

Es ist also keine aus dem Intellekt entstandene Kompetenz noch reine Glaubensgewissheit, sondern dialektisch geprüfte Einsicht: empfangenes, analysiertes und kognitiv strukturiertes Wissen sowie praktische Erfahrung der Seelenarbeit hören einander zu, brauchen sich, um (auch nur) annähernd einen Einblick in kosmische Zusammenhänge bekommen zu können als immerhin sehr begrenztes menschliches Wesen – begrenzt durch die an Gravität gebundene Physis, durch enorme Unwissenheit, die uns nicht viel weiter als über den Tellerrand der physischen, emotionalen und mentalen Aura in die Astralebene hinaus blicken lässt. Diese Astralebene zu erlangen ist möglich, für jede(n), allerdings nicht durch das Verlassen des Körpers – der Geist verlässt nicht Körper und fliegt irgendwo hin. Unseren praktizierten Zugang zum energetischen Seelenraum und die Wahrnehmung der feinstofflichen Welten erlangen wir durch das Reisen, durch die Stimulation Ihrer telepathischen Fähigkeiten: das Sehen und Hören ohne Augen und ohne Ohren. Das Reisen ermöglicht den direkten Zugang zum energetischen Raum, zu Ihrem Energiefeld, das das Gedächtnis an Ursprung inne hält. Insofern reist Ihr Ich (in Seelenreisen und Meditationen) nicht hinaus, der Geist aus dem Körper, sondern hinein – in das Gedächtnis Ihrer Seele. Bei jeder Seelenreise oder Meditation, bei jeder schamanischen Weltenarbeit, bei jedem Gebet, bei jedem Stillewerden als Besinnung auf das in uns Liegende löst sich quasi unsere menschliche, Fleisch gewordene Ichstruktur auf: Der energetische Raum der Seele weitet sich aus und wir tauchen hinein in die essentielle Allwissenheit – physische Grenzen werden unwichtig und der Mensch erfährt die Möglichkeit, sich zu verbinden: mit Kosmos, Gott, Ursprung, Essenz, wie immer Sie es auch bezeichnen möchten.

Wie unsere Aura strukturiert ist, wie weit wir als Menschen in die kosmischen Ebenen Zugang haben können, interessiert uns in diesem Kapitel:

- die Schichten der Aura, mit denen Sie sich energetisch verbinden können und die

- sieben Chakren, die Ihnen ebenso dazu verhelfen, feinstoffliche Einsichten (und Wesen) zu empfangen.

Diese beiden Zugänge betreffen die Schulung Ihrer Wahrnehmung. Anhand von Übungen, wie dem Chakrenausgleich, können Sie die energetischen Ebenen der Feinsinnlichkeit erfahren, indem Sie Ihre Chakren reinigen.

Bevor ich Sie in das Energiefeld, den Seelenraum und die Energieschichten des Menschen mitnehme, möchte ich an der Übung anknüpfen, die ich Sie im achten Kapitel im Bezug zu den Glaubenssätzen, Ihrem *Über-Ich, Es und Ich* eingeladen habe durchzuführen.

Angenommen, Sie habe sich auf die Übungen im Buch eingelassen, dann wissen Sie, dass Ihr Ich eine menschliche Struktur ist – eine menschliche im Gegensatz zur kosmischen. Ihr Ich können Sie formen, analysieren, bearbeiten – ganz konkret durch Selbstarbeit, durch Reflexionen, Erkenntnisse und die Technik des Schreibens. Sie können diese Selbst-Erkenntnis alleine praktizieren oder sich dafür eine Unterstützung suchen. Sie können dank des Schreibens Zugang zu Ihrem Selbst bekommen oder sich mit der Person Ihres Vertrauens, einem Coach oder Therapeuten, regelmäßig Zeit nehmen. Indem Sie sich Ihrem Selbst widmen, kommen Sie der Strahlkraft Ihrer Seele immer näher. Weshalb ist dies so? Weil wir beim Schreiben aufräumen; weil wir bei der Innenschau aufräumen. Weil der Schein der Seele in Ihr Ich sendet, weil Ihr Ich in den energetischen Seelenraum eingebettet ist.

Die Biografiearbeit ist die Voraussetzung, um unser Ich von dem zu klären, was uns in dieser physischen Existenz, in diesem Leben belastet, was in uns schmerzt. Seelische Beschwerden, Blockierungen und Schmerzen verhindern das Sehen des hellen Scheins, des Wesentlichen, des Über-persönlichen. Schmerz, Angst, Furcht, Verwundung verunreinigen sozusagen die reine Quelle (des Lichts). Vielleicht kennen Sie es auch, dass Ihre Wunden, Ihre Verzweiflung, Ihr sehr persönlicher Zustand, Sie gefangen halten, in sich, in Ihren eng geformten Ich-Grenzen? Es fühlt sich beschränkt an. Es fällt uns in diesem seelischen Zustand sehr schwer, in eine höher gelegenen Ebene zu kommen, zu schauen. Wir sind betroffen, weil getroffen. Wie ein verwundetes Tier, das angeschossen in der Weite der Prärie liegt und nicht mehr laufen kann, schleppen wir uns über die Erdentage unserer Existenz. Will der Mensch jedoch über sein menschliches Wesen, mit Ich und Ego ausgestattet, hinauswachsen und sich an die Seelenkraft anbinden, ist es notwendig, den Raum des Schmerzes zu erlösen. Insofern ist es für uns, für Sie, so über alle Grenzen hinweg bedeutsam, sich dem Aufräumen des Ichs, der Biografiearbeit zu widmen, um den Schein der Seele mehr und mehr in Ihrem Herzen zu spüren.

Wie im vorigen Kapitel angesprochen, ist die Seele eine energetische intelligente Bewusstseinseinheit, wobei an dieser Stelle der Akzent auf energetisch liegt: Energie sendet, empfängt, über örtliche Distanzen hinweg, durch Materie hindurch. Wir können es uns wie Radiowellen vorstellen. Eine Wand aus Beton stört diese Radiowelle nicht, in Ihr Zimmer zu senden. So überträgt Ihre Seele Wissen und Informationen auf einer bestimmten Frequenz; sie strahlt ihre Wellen in Ihr System des Körper und Geistes aus und Sie empfangen. Ihr Ich empfängt. Die kosmische Struktur hat somit ganz konkret die Möglichkeit, die menschliche zu treffen; die Seele als Zeuge kosmischer Energie lässt die menschliche Struktur des Ichs wissen, was sie möchte, was in diesem Leben ansteht. Der Begriff der Bestimmung bekommt hier seine ganz eigene spirituelle Bedeutung: Wenn Mensch zu hören lernt, begibt sich sein Ich in die Verbindung Gottes, in kosmische Kraft, Strahlkraft. Ebenso können wir formulieren, dass unser Ich, wenn es seine Wahrnehmung schult, durch die Auflösung der Ichgrenzen den Zugang zum Reich der Seele erfährt – mit Hilfe der Durchdringung und Nutzung des Menschen eigenen Aurafeldes, mit Hilfe der Chakren als im Körper wohnende Energieräder.

Alle Religionen sagen uns: „Wenn Du nur genau hinhörst und bereit dafür bist, kannst Du Gott hören/ spüren." Alle Spirituellen sagen: „Wenn der Mensch genügend aufgeräumt ist von seiner Biografie-Erfahrung, kann er sich über das Scheitelchakra an das kosmische Wissen, an den Kanal anschließen und somit Zugang zum kosmischen Allwissen empfangen." Religionen und Spirituelle, Monotheisten und Polytheisten haben gleichermaßen recht, wenn sie in der Glaubensgewissheit leben, dass der Mensch, sein Ich, Zugang zur Essenz haben kann. Der Satz: „Gott ist in uns!" stimmt, denn die Seele als Teil kosmischer Energie ist in uns, strahlt ein und aus, über die physische Existenz weit hinaus. Sie ist unser aller Atem, unser Chi, unser Odem. Geht die Seele aus dem Körper hinaus, exkarniert sie, verfällt das Fleisch.

– Wir erkennen diese Strahlkraft des hellen Lichts an seinem Schein: Wir strahlen in die Welt hinaus voller Freude – gleich, wie holprig die Welt sich gerade dreht.

– Wir erkennen diese Strahlkraft in unseren emotionalen Gefilden: Unser Herz scheint zu hüpfen, so leicht ist es.

– Wir erkennen diese Strahlkraft am Tönen: Es klingt wie ein Frohlocken in hohen Noten, in der dritten Oktave.

– Wir erkennen diese Strahlkraft an der Intensität energetischer Hülle: dunkel, schwer, leicht, hell.

– Wir nehmen den anderen im sechsten Sinn wahr.

Diese Strahlkraft sieht aus wie sehr helles Licht, weniger gelb, eher weiß. Es fühlt sich leicht wie ein Windhauch an, der durch einen gewebten Vorhang am Fenster streift und ihn sanft bewegt. Erinnern Sie sich? Jeden Schmerz, den Sie erlösen, lässt Sie glücklicher werden, Zugang zu einem tieferen Glück empfinden. Ich meine, dass der Begriff der Er-lösung zu diesem Vorgang der Selbst-Arbeit und Reinigung wunderbar passt, da wir den Resonanzraum des Schmerzes erlösen. Jeder Gedanke, jedes Gefühl liegt in einem energetischen Raum und erzeugt außerhalb Ihrer Körpergrenzen ein energetisches Feld. So erklärt sich dieser mittlerweile ins Alltagswissen Einzug gehaltene Satz, dass Sie in der Außenwelt erzeugen, wie Sie sich fühlen; dass jeder im Außen abbildet, wie er IST: Sind Sie von Angst durchdrungen, kann keine Vertrauen tragende Situation in Ihr Herz Einzug halten. Ist Ihr Licht von Frustration überschattet, kann kaum Leichtigkeit, kaum Freundschaft, kaum Lösung in Form von Zufällen Sie finden. Der Schatten verdunkelt das Licht. Ihr Schatten verdunkelt dann Ihr Seelenlicht. Die Frequenz des Seelensenders wird gestört – Störfrequenz. Jedes Gefühl sendet Energie. Jeder Gedanke sendet Energie. Um so glücklicher Sie werden, desto mehr senden Sie Strahlkraft – Ihre Seele sendet durch Ihr Ich hindurch in die innere und äußere Welt und Sie werden Empfangende.

***

Ich möchte Sie nun einladen, sich der bildlichen Vorstellung unseres Aurafeldes zuzuwenden. Wenn Sie im Internet recherchieren, können Sie unser Thema unter dem Stichwort *Energieschichten* und *Energiekörper* des Menschen zusammengefasst finden. Das Energiesystem des Menschen ist durch die Energieschichten der Aura, durch die Chakren und Meridiane, die im Körper beherbergt sind, gekennzeichnet. Über die Anzahl der Energieschichten, die die Aura des Menschen ausmachen, gibt es unterschiedliche Interpretationen – von sieben ist die Rede oder von neunen (Barbara Brennan). Ehrlich gesagt, ist es mir nicht wichtig, mit Ihnen eine Diskussion über die Anzahl der Schichten unserer Aura zu führen. Was mich für Sie an dieser Stelle interessiert, ist Ihnen zu verdeutlichen, dass Ihr Körper nicht an der Physis endet, an Ihrer Haut, sondern weit darüber hinaus geht. Und dass wir dank verschiedener Techniken Zugang zum kosmischen Wissen, zum Allwissen, zu Gott, zur Essenz, zur kosmischen Kraft dank der uns umliegenden Energieschichten erhalten können. Natürlich wird dieses Wissen als esoterisches „verschubladet" und somit als unbewiesen und „Schwach-Sinn" abgetan. Dies wiederum empfinde ich als Anmaßung, denn die Aura des Menschen ist längst, seit über 40 Jahren, durch die Kilianfotografie und durch sensorische Fotografie darstellbar.

Bloß weil ein Wissen kein *mainstream* geworden ist, bloß weil Wissen gefiltert und bestimmtes erst gar nicht in der Tagesschau vermittelt wird, bedeutet dies nicht, dass es nicht existiert, dass es nicht wahr ist. Wahrheit ist Interpretation. Und Interpretation ist offensichtlich – seit eh und je und immer noch – menschliche Herrschaftssache. Das meiste Wissen über den Energieraum, über Chakren und Meridiane, ist über 3000 Jahre alt und dank unserer Arbeit von Körper- bis Seelenarbeitern längst bewiesen. Weshalb ist es so peripher? Weshalb ist dieses Wissen im Land des Abends immer noch so begrenzt?

Die Energieschichten des menschlichen Wesens beginnen nach dem physischen Körper mit dem emotionalen Körper, dem mentalen und dem Astralkörper. Danach befinden wir uns bereits in himmlischen Gefilden. Es gibt sogar Messungen, die zentimetergenau diese Schichten zu beschreiben vermögen. Sie wurden von Heilern auch farblich geschaut. Diese Schichten sind fühlbar. Wenn Sie feinstofflicher spüren können, wird es Ihnen möglich sein, das Aurafeld des Menschen in seiner Ausdehnung wahrzunehmen.

In meiner Ausbildung zum Seelenbegleiter/ zur Seelenbegleiterin und natürlich in vielen schamanischen und anderen Ausbildungen zum Heiler lernen Sie, diese Schichten wahrzunehmen, zu ertasten. Wie so vieles im menschlichen Leben, ist es ganz einfach, wenden wir uns dieser Sinneserfahrung zu. Wie gesagt: Bloß, weil es von unseren Eltern nicht vermittelt, im *Über-Ich* nicht bereitgestellt wurde und durch unsere Kultur keinen Wert erhielt, heißt dies nicht, dass es nicht existiert. Der Zugang zu telepathischen Erfahrungen ist höchst einfach ist, praktisch für jeden von uns, gleich welchen Bildungsgrades: Spiritueller Erfahrungshorizont bedarf keines Alphabetes der menschlichen Sprache, also der Kenntnis oder Akzeptanz grammatikalischer Regeln. Der Selbst-bestimmte Mensch ist für mich derjenige, der den Zugang zu den spirituellen Welten, zu seinen Sternen, Begleitern, Krafttieren, Existenzen und Wesen kennt, der es lebt, sich danach ausrichtet; derjenige, der wagt zu hören und den Mut einbringt, das Dasein auf dieser Erde engagiert zu gestalten. Das ist Bestimmung – die Akzeptanz unserer aller Fähigkeiten, das Göttliche, das Licht auf unserem Planeten Erde auszubreiten, auf dass Friede einkehre. (Ich denke, dass auch tief religiöse Menschen diesem Ziel zustimmen können, falls Gott kein Gott der Religion und somit Ideologie geworden ist.)

Ich möchte Sie zu einer Übung einladen, die Sie jeder Zeit durchführen können. Um so häufiger Sie diese praktizieren, um so geschulter wird Ihr Bewusstsein: Wenden Sie sich einen Moment lang Ihrem Körper zu, wenn Sie die energetischen Schichten Ihres Körpers wahrnehmen möchten. Richten Sie sich auf. Machen Sie sich klar, dass Ihr physischer Körper zwar an der Haut endet, danach aber ihr Energiekörper beginnt, der emotionale, dann der mentale, dann der kosmische Astralkörper. Versuchen Sie, mit Ihrer Wahrnehmung die energetische Schicht Ihres Körpers zu spüren.

Wenn Sie Ihre beiden Hände ausstrecken, gelangen Sie irgendwann zu einem Widerstand, wenn Sie die Hände wieder zum Körper zurücknehmen wollen. So er-fassen Sie die Umrisse Ihres Körpers, wie ein Ei feinstofflicher Materie, in welches Ihr Körper gebettet ist. Einfacher noch ist es, diese Übung mit einem Freund, einer Freundin zu absolvieren: Der für diese Übung ausgesuchte Mensch stellt sich hin, ganz aufrecht und geht in die Stille, schließt seine Augen, versucht, sich auf seine Mitte, in seiner Mitte zu zentrieren. Stellen Sie sich an diese Person nah heran. Nehmen Sie Ihre Hände hoch. Reiben Sie Ihre Hände aneinander, um sie von den alltäglichen Verrichtungen zu lösen. Gleichzeitig elektrisieren Sie somit das Feld Ihrer Handfläche.

Stellen Sie sich auf Ihr Spürbewusstsein ein! Vielleicht möchten Sie dafür zunächst Ihre Augen schließen? Sie brauchen Ihre physischen Augen nicht, um zu sehen. Sie brauchen vielmehr Ihre Sinne, um wahrzunehmen. Seien Sie versichert: Ihre inneren Augen sehen mehr als Ihre physischen zu erkennen vermögen!

Nun, mit geschlossenen Augen, strecken Sie Ihre rechte Hand so weit vom Körper Ihres Übungspartners entfernt, bis Ihnen Ihr Empfinden sendet, dass es genügend ist, dass Sie an eine Grenze stoßen. Verlassen Sie sich „einfach" auf Ihre Empfindung. (Ich weiß, dass „einfach" leicht gesagt ist, dann es ist exakt dasjenige, was wir hierzulande nicht gelernt haben.) Wenn Sie Ihre rechte Hand ausgestreckt halten, spüren Sie, wenn Sie diese wieder zum Körper

Ihres Partners ziehen, einen Widerstand, einen unsichtbaren, aber deutlich wahr zu nehmenden energetischen Widerstand. An dieser Stelle endet die Auraschicht Ihres Übungspartners. Möchten Sie diese Übung erweitern, schließen Sie noch einmal Ihre Augen und trauen Sie sich zu spüren, wie es Ihrem Übungspartner emotional und mental wohl geht, momentan: Nehmen Sie Dichte wahr? Eine Intensität? Welche Farben fallen Ihnen spontan ein? Welche Wörter kommen Ihnen in den Sinn, um dessen (heutigen) Gemütszustand zu beschreiben? Sie werden mit Gefühl und Wort exakt treffen, was Ihren Partner betrifft. Das Entscheidende dabei ist: Denken Sie nicht. Wollen Sie nicht. Dürfen sie nicht müssen. Seien Sie EINS in der Wahrnehmung und im Empfangen der Sinneseindrücke und Worte. Voilà. Sie sind Empfangende(r), angekommen in Ihrer telepathischen Fähigkeit.

In diesen vier Schichten, vom physischen bis zum Astralkörper, ist Wissen gespeichert, Wissen über die Konstitution Ihrer Erdenexistenz, und zwar körperlich, emotional, mental. Ich kenne Heiler, denen es möglich ist, physische Wunden zu heilen, indem sie das – emotionale, mentale und karmische – Wissen der einzelnen Schichten wahrnehmen, es mit dem Menschen bearbeiten und ins Bewusstsein heben, wodurch die Wunde „nicht mehr sein muss", die jeweilige „Krankheit" an Bedeutung für den Menschen verliert. Der Körper, der Geist und die Seele, sie sprechen. Wenn wir weder hinhören wollen noch können, beginnen die Symptome in allen energetischen Schichten, von der karmischen der Astralebene über die mentale, emotionale hin bis zur physischen Ebene, uns zu vermitteln, wie wir gesunden können: Seele im Körper will Erfahrung machen. Seele im Körper will transformieren und sich entwickeln. Verstehen wir ihre Sprache, wird Krankheit irrelevant. (Ich gehe jedoch davon aus, dass es ebenfalls Krankheiten gibt, die durch die Störung der Umwelt, wie durch Elektrosmog und das ökologische Ungleichgewicht, verursacht werden.)

Die Energiekörper wahrzunehmen, können Sie lernen. Allein das in diesem Kapitel gewonnene Wissen über die energetische Existenz Ihres Körpers, kann der Anfang sein, sich mit Ihrem Energiesystem zu befassen. Ihr Ich lernt. Ihr Ich wird bewusst. Ihr Ich wird sich der Seele und des Energiedaseins Ihrer menschlichen Verkörperung (Inkarnation – Fleischwerdung) bewusst. Ihr Ich trifft Seele. Es ist im Grunde kein neues Lernen, sondern ein Erinnern. Wir erinnern uns daran, was wir seit Gezeiten wissen. Wir schließen uns wieder an das Wissen an, mit dem wir auf diese Welt kamen und das wir vergaßen, um die Erfahrungen als Mensch überhaupt machen zu können. Durch die Energieschichten hindurch kann der Mensch Wissen vom kosmischen All-sein erfassen. Und das Fantastische ist, dass anhand der Kenntnis der Seele auch die Kenntnis des kosmischen Wissens eröffnet wird. Dessen bin ich mir bewusst und sicher, denn Heilung und die Freisetzung von Urgewalten, also Kraft, also Energie geschieht immer dann, wenn wir verstehen: Was wollen wir hier? Was möchte Ihre Ich-gewordene Seele hier in der Erdenexistenz genau verwirklichen? Ihr Ich ist also menschlich, Ihre Seele kosmisch. Das (göttliche) Konzept Mensch heißt: Kosmos verwirklicht sich durch Mensch, dank seiner Existenz auf der Erde.

Die sieben Chakren als die im Fleisch beherbergten Energieräder sind ein weiteres energetisches, im Menschen vorzufindendes Mittel, um direkten Kontakt zum kosmischen Wissen zu erlangen. Wenn Ihr Ich sich dank des siebten Chakras öffnet, dank des Scheitelchakras, durchdringt es die vier Energieschichten, weil Seele als Energie und die Schichten als Energieraum den Körper unwichtig werden lassen. Sie verbinden sich dann ganz konkret und höchst praktisch. Die Formel lautet: Ich trifft Seele, eröffnet den energetischen Raum und schließt sich an kosmisches Wissen an. Beginnen Sie zu ahnen, dass wir Menschen tatsächlich göttlich geführte Geschöpfe sind?[30] Beginnen Sie zu ahnen, dass dank Energieschichten und Chakren der Mensch direkten Zugang zum kosmischen Wissen haben kann? Ich finde das wunderbar. Um so mehr ich mich damit beschäftige, es lebe, es in meiner Praxis mit den Menschen zur Heilung praktiziere, desto reiner wird mir das Wunder Mensch bewusst. Ich staune und bin tief ergriffen von diesem Konzept Mensch.

---

[30] Wenn ich den Begriff Gott benutze, bitte ich Sie zu akzeptieren, dass es mir vollkommen gleich ist, was ich, was Sie als menschliche Gotteskonzeption glauben – monotheistisch, polytheistisch, religiös, schamanisch, spirituell: Es ist nur der Mensch, der sich seine Vorstellung vom Göttlichen macht. Wovon ich spreche, ist eine *essenzielle energetische Kraft*.

Als ersten Zugang zu den Chakren empfehle ich die Bücher von Dr. Brenda Davies[31], die ich persönlich kenne und als Mensch sehr schätze, die spirituell lebt und Gott auf diese Erde bringt, indem Sie sich konkret und praktisch, heißt engagiert und finanziell für hilfsbedürftige Menschen einsetzt. Sie lebt das, was sie denkt und spricht. Ist dies nicht die Bedeutung von Authentizität?

Es gibt sieben Chakren, die in Farben und emotionalen Seinsqualitäten zugeordnet sind. Als Energieräder verbinden sie uns hindurch unserer physischen Hülle mit den uns umgebenden Energieschichten, von emotionaler bis kosmischer. Gleichzeitig übertragen sie Energie in unseren Körper, sind sozusagen Zeugen der uns umgebenden kosmischen Energie. Nun kommt der Mensch, ins Spiel, unsere Erfahrung als Mensch. Es ist diejenige Erfahrung, die den Körper und die Energieräder belastet oder bereinigt, in jedem Fall beschäftigt. Unsere menschliche Erfahrung, unsere Biografie wird die Energieräder unser ganzes Erdenleben beschäftigen. Stellen wir uns der Reinigung des körperlichen Systems? Lassen wir zu, dass Dunkelheit, dass die Zweifel in unserer menschlichen Existenz die Grundenergie überschatten? Schwächen oder bereinigen wir die Wunden des menschlichen Daseins? Auch hier trifft Ihr Ich auf Ihre Seele: Wie entscheiden Sie sich? Was machen Sie mit Ihrem Leben?

---

[31] Davies, Dr. Brenda: *Chakras – Tore zur Seele*. Wilhelm Heyne Verlag, München 2007, 4. Auflage

Wie richten Sie sich aus? Wonach richten Sie sich aus? Licht oder Schatten – nicht geringer ist die Frage.

Da Sie im Internet und in so vielen Publikationen die Beschaffenheiten der Chakren nachlesen und Informationen dazu erhalten können, von Fachleuten wie Dr. Brenda Davies, kann ich dies nicht besser tun. Es gibt auch zahlreiche Datenträger mit Meditationsübungen. In meiner eigenen Praxis in Berlin oder auch anhand einer empathischen Arbeit am Telefon können wir eine Meditation durchführen, welche die sieben Farben Ihrer Chakren berücksichtigt sowie die dazugehörigen Themen in Ihrem Energiefeld. Wenn Sie einer von mir geführten Meditation folgen möchten, melden Sie sich bei mir: Sie werden in manchen Chakren vielleicht Blockaden, in anderen Leichtigkeit und Entspannung verspüren. Die hier gelisteten Themen verweisen Sie somit auf Ihre blockierten und bereits gelösten Themen im Leben:

1. Chakra – das Wurzelchakra – rot: Wie wirkt mein Urvertrauen und meine Selbst-Sicherheit in der Welt?

2. Chakra – das Sakralchakra – orange: Wie kreativ lebe ich und gestalte mein Leben? Was mache ich mit der Kraft des Begehrens, der Sexualität, des Eros?

3. Chakra – das Solarplexuschakra – gelb: Wie folge ich meiner Entwicklung des Ichs und der Durchsetzungskraft meines Selbsts auf der Erde?

4. Chakra – das Herzchakra – grün: Wie lebe ich die Liebe, das Mitgefühl und den reinen Ausdruck des Herzens?

5. Chakra – das Kehlkopfchakra – hellblau: Kann ich ausdrücken, was ich fühle und begreife? Bin ich mutig, mein Selbstausdruck in die Welt zu bringen, zu formulieren?

6. Chakra – das Stirnchakra – dunkelblau: Folge ich meiner Intuition, bin ich angebunden an Weisheit und spirituelle Erkenntnis?

7. Chakra – das Scheitelchakra – violett: Bin ich zur Seele, zum Göttlichen, im Lichtkanal verbunden und ein empfangender Mensch?

Die hier benannten Fragen sind die Themen, die Ihre sieben Chakren in Ihrem Menschsein beschäftigen. Um so gründlicher Sie sich dank Ihrer Biografiearbeit Ihrem menschlichen Dasein widmen, um so freier drehen sich diese sieben Energieräder. Es steht fest, dass die Reinigung Ihrer Themen und der Chakren zur seelischen, körperlichen und mentalen Gesundheit konkret beitragen und gleichermaßen ihr Zeugnis sind. Meiner Erfahrung und der meiner Praxis nach, reicht die reine energetische Heilarbeit meistens nicht aus, sondern bedarf es tiefenpsychologischer und spiritueller energetischer Arbeit, um unser Menschsein weitestgehend zu klären, von Traumata zu befreien, von Schmerzen zu erlösen. Deshalb habe ich dieses Ihnen vorliegende Buch tiefenpsychologisch und spirituell konzipiert, gestaltet. Deshalb wurden mir die Ein-Sichten ebenso gegeben. Die folgende Seelenreise gibt Ihnen einen Eindruck der Vermittlung „von oben".

## 10. Eine Nachricht von oben: Der Liebesbote

Die junge Frau von 19 Jahren, die in meine Praxis kam, gehörte zu jenen Menschen, die in ihrem Leben weder empathische Nähe noch Mitgefühl erfahren haben. So war sie in einer bürgerlichen gebildeten Familie des französischen gehobenen Mittelstandes aufgewachsen, in der sich die Familienangehörigen siezen, der Ehemann seine Ehefrau und auch die Kinder ihre Eltern. Der Raum für Wärme und Zärtlichkeiten ist von vornherein durch die Distanz schaffende Anrede begrenzt.

Mira, so möchte ich sie nennen, hatte sich stets gegen die Kühle im Elternhaus, auch gegen die schönen Worte bei gleichzeitiger Konfliktverliebtheit, gewehrt. Noch als sie klein war, begann sie das Essen zu verweigern. Wie auch hätte sie sich Nahrung einverleiben können, wenn Vater und Mutter sich am großen, weiß gedeckten Tisch des abends regelmäßig bis aufs Messer stritten? Der verbale Terror war atmosphärisch weit verbreitet und die gemeinsamen Essen der primäre Austragungsort für Streitgespräche. Wenn Mira aufstehen und den Tisch verlassen wollte, weil sie es nicht mehr aushalten konnte, musste sie sitzen bleiben; wenn sie nichts mehr essen wollte, weil sie keinen Bissen runter zu bringen vermochte, musste sie dennoch wenigstens einen Anstandshappen zu sich nehmen. Die seelischen Folgen ließen nicht lange auf sich warten: Mira entwickelte noch zur Kinderzeit eine Essstörung, eine

Reihe von Allergien, die sich gegen Lebensmittel richteten und vor allem unentwegt auftretende Bauchschmerzen. Lange Zeit war für Mira das Essen mit Leibschmerzen verbunden: Sobald sie essen wollte, bekam sie Krämpfe. Als sie zu mir kam, hatte sie außerdem einen derart stark schmerzenden Rücken, dass sie kaum mehr arbeiten konnte, mit nicht einmal 20 Jahren. Das ist heutzutage wesentlich anders. Doch als Mira den Weg zu mir fand, litt sie noch konstant unter Schmerzen im Bereich des Solarplexus. Das Chakra, das unterhalb der Brust und oberhalb des Bauchnabels liegt, war kontinuierlich schmerzhaft verspannt: Es strahlte „rot", weil entzündet, weil voller Wut nach vorne in den Bereich des Bauches und nach hinten in den unteren Rücken aus.

Die Frage der Positionierung des „eigenen Ichs in der Welt", wofür das Solarplexus steht, war vorbelastet. Eine mütterliche moralische Überstimulation, die Mira keinen Raum zum Atmen ließ, schnürte ihren Herzraum ein und die väterlichen Schreiattacken lasteten energetisch schwer auf ihren Schultern. Mira hatte das Gefühl, innerlich sei ein Vulkan im Gange, der unentwegt Feuer spie und sich geräuschvoll in ihren Eingeweiden entlud. Die Wut hatte sie nie äußern dürfen und der Zwang zur „freundlichen Anpassung des Anstandes" raubten ihr jegliche Ideen zur Lösunsgssuche: Immer war sie falsch, zu leise oder zu laut, zu anstrengend oder zu angepasst. Der innerliche Schmerz war der Ausdruck einer Ortlosigkeit in der Welt des Elternhauses, in dem es einerseits um

Ordnung, Moral und Anpassung und andererseits um Gehorsam und Disziplin ging. Bestrafungen beim kleinsten Ausrutscher eines „eigenen Ichs in der Welt" waren Miras Alltag. Unterwerfung war gewünscht.

Mira hatte Liebe als freies Mit-gefühl nie erfahren. Zu Beginn der Therapie spürte sie große Angst vor Liebe; sie wollte nicht lieben, sie wollte höchstens kontrollieren. Ihre sadomasochistische Komponente in der Sexualität war das Resultat der Verbindung von Sehnsucht und Schmerz, von Macht und Ohnmacht, von Kontrolle und Unterordnung. Wenn sie jemanden in ihre Nähe ließ, sollte es wenigstens schmerzen. Es vergingen zwei Jahre einer tiefenpsychologischen und gleichzeitig spirituell inspirierten *Seelenbegleitung*, bis Mira zu spüren wagte: „Eigentlich sehne ich mich nach Liebe. Ich will mich hingeben können und ich möchte geliebt werden, frei und weit."

Es war zu dieser Zeit, als etwas Aufregendes geschah. Eines Tages erzählte mir Mira, dass sie jetzt wüsste, wie sich Liebe anfühle. Auf meine Frage hin, woher sie es nun zu spüren vermochte, antwortete sie: „Mir ist jetzt ein Mann im Traum erschienen. Und immer, wenn er kommt, fühle ich mich so frei! Die Liebe ist vollkommen; ich habe keine Angst mehr, ich bin in Sicherheit! Ich bin angekommen! Ich fühle mich geborgen, warm. Das ist so toll!" „Kennst Du diesen Mann aus Deinem Leben?", fragte ich sie. „Nein. Ich habe ihn noch nie gesehen. Sein Gesicht ist mir vollkommen fremd. Aber ich weiß, dass es ihn gibt. Und ich weiß, wenn ich ihm in diesem Leben begegne, werde ich es wissen. Sofort. Intuitiv." Die Fragestellung, die Mira von jetzt an begleitete, war: „Soll ich auf ihn warten, gleich wie lange es dauert oder aktiv auf die Suche nach ihm gehen?" Als mir Mira davon sprach, spürte ich zweierlei: Irgend etwas/ irgend jemand war in Miras Realität gekommen, hatte sich ihr gezeigt und es konnte wichtig sein, sich diese Begegnung genauer anzuschauen und andererseits war ich sehr froh darüber, dass Mira nun, ganz konkret, eine heilende Vision von Liebe erfahren hatte und ihr Gefühl danach ausrichten konnte. Als ich sie fragte, ob wir dank einer *Seelenreise* den Begleiter aus dem Reich ihrer Träume rufen und sprechen wollen, war sie sofort einverstanden. Weil Mira in der Praxis der *Seelenreisen,* in denen wir gewöhnlich ausgestreckt liegen, eher in eine Regression verfällt, wie jeder Mensch in einer liegenden Körperhaltung, kamen wir überein, diesen Anruf des Begleiters im *Satsang,* im „Sitzen in der Wahrheit" zu unternehmen. (Wie sich diese Ritualarbeit genau vollzieht, lesen Sie bitte im entsprechenden Kapitel nach.) Ich möchte mit Ihnen das kurze Reiseprotokoll teilen, weil ich von meiner Arbeit der energetischen Seelenreisebegleitung immer wieder so fasziniert bin: vom konkreten Kontakt mit der feinstofflichen Welt.

Als wir beide im medialen Zustand angekommen sind, beginnt unsere Reise:

Ich stelle mich vor, grüße und frage:

*Magst Du Dich zeigen, Du, der Du Mira im Traum besuchen kommst?*[32]

Es erscheint eine energetische Kraft, links neben ihr. Eine helle Energie, die im Moment der Erscheinung Freude und Frohsinn in unser beide Herzen bringt.

Mira sieht ihn und beginnt sofort zu strahlen.

Mit ihm erreichen uns genau jene Eingenschaften, die Mira von ihm kennt: ein großes weites Herz, Fülle, Geborgenheit und Liebe.

Mira strahlt.

Nachdem ich Mira gefragt habe, ob ich mich mit Fragen an den Begleiter wenden darf, tue ich es: *Woher kommst Du?*

„Von oben. "

*Woher kennt Ihr Euch?*

„Wir kennen uns schon sehr lange. "

*Kennt Ihr Euch von den Leben auf dieser Erde?*

„Nein. Nicht von der Erde. "

*Kennt ihr euch von oben?*

„Ja, von oben. "

*Seid ihr ein Paar?*

„Ja, schon sehr lange sind wir so gute Freunde. Wir haben hier oben schon ganz viel zusammen gespielt. Wir sind kein Liebespaar. Wir sind gute Freunde."

---

[32] Wie in allen Reiseprotokollen sind meine Fragen und Aussagen kursiv hervorgehoben.

Mira fragt: „Warum bist Du gekommen?"

„Ich bin gekommen, um Dich zu unterstützen: So kann Liebe sein! Wir waren immer so froh, hier oben. Wir haben viel gespielt! Wir sind so frei zusammen, haben so viel Spaß."

„Ja, das stimmt!", lacht auch Mira.

„Werde ich Dich auf der Erde finden?", fragt sie.

„Nein Mira, ich komme nicht auf die Erde. Wir treffen uns hier oben wieder, wenn Du zurückkommst."

„Kommst Du mich weiter besuchen?"

„Ja Mira, ich komme Dich besuchen, damit Du spürst, was Liebe ist. Genau so kann es sich anfühlen. So kannst Du mich in anderen Menschen auf der Erde finden."

„Ich muss nur diesem schönen Gefühl im Herzen folgen?", fragt Mira.

„Genau. Immer dann bin ich da."

Mira freut sich. Sie spürt diese tiefe Liebe in ihrem Herzen. Um uns herum ist es hell und ich empfinde, wie immer, wenn ich begleite, die Gefühle des anderen. In diesem Fall erfüllt mich große tiefe weite Freude.

Mira weiß nun, dass es nicht wichtig sein wird, wie jemand aussieht; sie wird ihren Freund „von oben" an der Offenheit des Herzens erkennen.

Mira drückt aus.

„Nun weiß ich, dass Liebe möglich ist, Liebe, die mich

erfüllt.

Nun bin ich beruhigt. Ich muss nicht suchen; ich kann finden."

## 11. Der Seelenraum

Der kosmische Raum – das Universum, das Weltall, unser Planet, die Erde; die Pflanzen und Tiere, der Mensch – all dies im energetischen Raum. Dimensionen voller Energie, wobei dieser Ausdruck nicht gut verwendet ist: Energie kann sich nicht füllen. Daran sehen wir zugleich, wie schwierig es ist, mit den Worten des Menschen von kosmischen Dimensionen zu sprechen.

Energie IST. Sie ist transparent, als Dichte wahrnehmbar, auch in Farben, wie die sieben Chakren und die Farben der Aura. Die Materie als Ansammlung von Atomen ist im Grunde Energie, Verdichtung von Energie in ihren jeweiligen Zustandsformen.

Seele ist Energie. Wir werden uns in diesem Buch noch öfter damit auseinandersetzen, was die Seele ist, woher sie kommt, wie wir sie wahrnehmen können. Aufgrund meines Wissens, meiner spirituellen Erfahrungen der *Seelenreisen* und meines Kontakts mit der feinstofflichen Welt bezeichne ich die Seele als *energetische intelligente Bewusstseinseinheit*: Sie ist Energie, sie ist wissend, nämlich all-wissend, und sie besitzt enormes Bewusstsein, wie von der Entstehung der Welt(en), des Ursprungs und ihrer inkarnierten Existenzformen.

Gedanken sind Energie. Sie manifestieren sich in der Welt. Ob wir dies glauben oder nicht, wollen oder nicht, so lösen unsere Gedanken in unserem Selbst und bei anderen Menschen etwas aus;

so gibt es regelrechte Gedankenflüsse, die zwischen Menschen und ebenso an Orten wahrnehmbar sind. So wirkt unsere Gedankenwelt auf unseren seelischen Zustand ein und ist sogleich ihr Zeuge: Sind meine Gedanken betrübt, BIN ich betrübt, fühle ich mich betrübt und strahle ich Betrübtheit aus. Je aufgeräumter ich seelisch bin, je gründlicher ich meinen Seelen-Garten umgegraben und neu bepflanzt habe, desto reiner ist die Energie der Gedanken und desto spürbarer ist für mich die feinstoffliche Welt als ein sehr klarer und reiner, lichter Energie-Raum. (Dies ist natürlich anders, wenn ich mich in den unteren Welten bewege, wo die Energie sehr dicht, gefüllt, eben dunkel ist sowie auch ihre Wesen jene sind, die im Schatten existieren.)

In der Praxis mit Menschen, die Schmerzen haben, die leiden, die seelisch blockiert sind, sprechen wir von der Blockade im Bereich der Bioenergie. Horst Krohne und sein Geistführer fassen zusammen: „Die Energien sind [...] immer die gleichen und können als universelle Bioenergien bezeichnet werden. Bei allen aus dem Geist kommenden Energien handelt es sich um freie Energien, die unendlich vorhanden sind."[33] Und weiter: „Diese Energien durchdringen alles. Wenn sie vom geistigen Bewusstsein verändert oder moduliert werden, können sie in eurem gesamten physischen Universum alles beeinflussen, verändern, auflösen und ergänzen."[34]

---

[33] Horst Krohne, *Der Geist, der mich rief. Vom Wirken der göttlichen Heilkraft*, S. 122

[34] ebda. 123

So, wie Energie die Grenzen meiner Praxis in Berlin-Kreuzberg belichten und durchdringen, in gewisser Weise auflösen kann, so kann Energie im Körper heilsam sein. Dank der Chakrenarbeit können wir Blockaden im Energiefluss wahrnehmen und durch Impulssetzung reiner Energie lösen. Im Grunde nehme ich als *Seelenbegleiterin* nichts und füge auch nichts hinzu. Ich stimuliere die Energiebahnen. Diese führen sich dank des Impulses in den bioenergetischen reinen Zustand – wenn der Mensch seelisch und geistig, seelisch und gedanklich genügend „aufgeräumt" ist. Ich habe festgestellt, dass sowohl Psychopharmaka als auch dunkle schwere Energie, diagnostisch bezeichnet als Depression oder auch als Traumata, dazu führen, dass die Stimulation der Bioenergie nicht ausreicht. Manches Mal verfallen Menschen regelrecht in Krämpfe, wenn sie in einer Ritualarbeit der Seelenreise die Energie empfangen. Wenn dies geschieht, bedeutet es, dass der Mensch zur Genesung des Körpers, weil der Seele noch nicht bereit ist. In diesen Fällen biete ich eine empathische tiefenpsychologische Erkenntnisarbeit „übers Herz" an. Sind die Blockaden bewusst verstanden, kann auch die Heilung der seelischen Wunden voranschreiten. Insofern ist meine Arbeit eine verantwortliche, die immer mit der Aufmerksamkeit einhergeht: Wann ist ein Mensch wozu bereit?

Bei Lilian, einer dreißigjährigen Künstlerin, deren Nervenbahnen durch eine Strahlenbehandlung nach einer

Tumoroperation geschädigt waren und die deshalb Gehstörungen aufwies, konnte eine einzige Chakrenarbeit sichtbar, und für sie fühlbar, einen Heilungsprozess einleiten. Außerdem hatten wir für eine Seelenreise bei den feinstofflichen Kräften und Elementen um Heilung gebeten. Was geschah? Lilians gesamter Körper wurde während 60 Minuten „unter Strom" gesetzt. Das machte ihr große Angst. Leider „dockte" diese Angst an Panikerfahrungen an, die sie in ihrer Jugend mit Drogen gemacht hatte. Der Strom des Lichts, d.h. die Heilenergie, die der Erzengel Raphael durch ihr körperliches System sendete, konnte von ihr nicht genossen werden, nicht im Loslassen empfangen werden, sondern verband sich mit den Gedanken der Angst. Als ich ihre Füße hielt, um sie zu *erden,* konnte sie wieder zur Ruhe kommen und das Erlebte als Wunder empfinden: Sieben Tage später hatte sich ihr Gang merklich verbessert.

Es ist möglich, dass Heilenergie, die die feinstofflichen Wesen einer Person senden, diese ins Licht stellt. Die Betroffenen spüren es an ihren Händen, die kribbeln und manches Mal in ihrem gesamten Körper. Lilian aber hatte lange Zeit Psychopharmaka genommen und ihr Körper war durch Chemo- und Strahlentherapie vergiftet. Deshalb krampfte ihr Körper während der gesamten Behandlungszeit, insbesondere die rechte Körperhälfte, die stärker betroffen war. Nach 60 Minuten stand sie auf und hatte zweifelsohne eine enorme energetische Heilarbeit erfahren. In der folgenden Woche kamen verstärkt Traurigkeit und Trübheit wieder, gar depressive Anteile. Dennoch nahm sie wahr: „Es ist merkwürdig, aber ich kann besser laufen, mein Bein lahmt weniger!" Das Getroffenwerden reiner Energie hatte einerseits die Wunden ihrer Seele fühlbarer gemacht, andererseits aber ganz klar Heilimpulse gesetzt. (Mich erinnerte die Tatsache einer *Erstverschlimmerung* an den Prozess in der Homöopathie.)

Das gesamte Körpersystem des Menschen ist von Energiebahnen, den Meridianen, durchzogen, so wie auch die Chakren „Energieräder" sind. Wunderbar sind die Chakren in ihren Farben durch die Kirlianfotografie, die Fotografie der Aura, tatsächlich sichtbar zu machen. Dies alles hat für mich nichts Mystisches. Die *Traditionell Chinesische Medizin* (TCM) arbeitet mit diesen, dem Menschen unsichtbaren Energiebahnen. Für sie sind diese Energiebahnen Teil der Natur. Wenn ich mit Menschen an ihren Chakren arbeite, kann ich Heilung aktivieren. Eine Frau, die unter einer chronifizierten Diarrhoe litt, konnte dank der Arbeit am Wurzel- und Sakralchakra und dank der tiefenpsychologischen Seelenbegleitung von dem Gedanken und Symptom: *Ich lass ständig los, weil ich nicht mehr fest-halten kann!*, geheilt werden. Das Symptom des sehr qualvollen Durchfalls, bei dem sie viel Gewicht verloren hatte, verschwand nach sieben Monaten *Seelenbegleitung*. Auch in dieser Behandlung verband ich Tiefenpsychologie und nonverbale Heiltechniken.

Wie Energie die physischen Grenzen er-leuchtet, und in

diesem speziellen Moment auflöst, möchte ich Ihnen sogleich erzählen. Es handelt sich um meine spezielle Arbeit als *Seelenbegleiterin,* in der es für Menschen möglich ist, in das *Gedächtnis ihrer Seele* zu reisen und somit über viele verschiedene Existenzen und Existenzweisen bis hin zum Ursprung der Existenz ihrer Seele Einblick zu nehmen. Im Ursprung sind wir Gott, da schauen wir Kosmos. Da ist Weite. Da ist Ewigkeit.

Kommen wir auf einer *Seelenreise* in der Materie Erde an, hört es sich ganz anders an. Da ist es dicht, dunkelbraun, gefüllt und aus weiter Ferne hören wir ein Rattern, wie Zahnräder, rhythmisch, relativ laut, je nachdem, wie nah uns dieser Klang ist. Ich habe das Gefühl, als sei es „das Zahnrad der Zeit", (was nicht sein kann, da es weder Zahnräder noch Zeit in der Ewigkeit gibt). Als Mensch bekomme ich zu diesem Geräusch diese Wörter als Eingebung.

Sind wir in der Erde anwesend und werden uns in dem präzisen Moment unseres Zustandes als *Reisende* bewusst, als Energie ohne Körper, steigen wir in ein weites Feld des Geistes auf, sofern Geist als göttlich zu verstehen ist, als Dimension, als energetisches Feld. Auch das Wort Feld weist auf Begrenzung hin, was nicht wahr ist. Es ist die Dimension der Energie. Beim Aufstieg wird es leichter und leichter. Und manche steigen nicht auf, sondern sind sogleich „oben", im lichten, transparenten, sehr leichten Feld. Da Gedanke in diesen Dimensionen IST, wird dasjenige, was ich denke, im Gedanken selbst umgesetzt: denke ich Licht, IST Licht.

Für uns Menschen ist schwer vorstellbar, wie die Dimensionen des Kosmischen zu verstehen oder auch nur zu erahnen sind. Was wir, die an Heilarbeit Interessierte wissen, ist, dass es sich um die Arbeit mit Energie handelt. Darüber hinaus kennen wir energetische Wesen. Sie stellen sich mir vor und auch den Menschen, mit denen ich arbeite, wenn für sie die Zeit reif ist. Diese energetischen Wesen bevölkern den Kosmos, das Universum, die Welt um uns herum und sind wunderbare Ratgeber und Begleiter, da sie weise sind, d.h. aus höheren Dimensionen stammen, als sich der Mensch gar vorzustellen vermag – der Mensch, diese Seele, im Körper begrenzt und an Gravität gebunden.

Interessant für mich ist, dass in den energetischen Bereichen der Seelenreise das Gedachte im Moment selbst geschieht, ohne Verzögerung: „Ich denk an Feuer; es ist Feuer." Vielleicht ist dies *Lichtgeschwindigkeit*? Das Jetzt, das immer schon ist? Auch Vergangenheit ist in gewisser Weise eine Vorstellung des Menschen, um sich zu strukturieren. Denn jeder Moment ist vergangen, sobald er vergangen ist. Sobald ich JETZT ausspreche, ist bereits ein nächstes Jetzt da. Insofern ist es Un-Sinn, von Vergangenheit zu sprechen, denn wir könnten das ausgesprochene Jetzt unendlich oft aneinanderreihen und sind bereits stets im Neuen.

Tiefenpsychologisch jedoch macht es Sinn, von Vergangenheit zu sprechen, denn bei der inkarnierten Seele, beim Menschen, ist Vergangenheit so lange, solange sie seelisch in ihm wirkt. Solange der Mensch an dasjenige energetisch, weil gedanklich, gebunden ist, was in der Vergangenheit passierte, so lange ist die Vergangenheit auch wirksam und determiniert die Gegenwart, insbesondere im Schmerz, in den Resonanzfeldern des Leidens. Leid und Schmerz bestimmen beim Menschen das Gefühl der Vergangenheit. Sobald der Mensch seinen Garten umgegraben hat und alle Wunden bereinigt wurden (und nicht nur gepflastert), verliert sich auch dieses menschliche Gefühl von Vergangenheit. Ich habe diesen Zusammenhang bei mir und anderen feststellen und überprüfen können: Je mehr wir seelisch und geistig glücklich sind, frei und eben nicht gebunden, desto stärker lässt sich Kosmos und die Idee der Ewigkeit tatsächlich fühlen. Vielleicht kommen wir dem Reich der Seele dann immer näher? Vielleicht nähern wir uns immer stärker dem Urspungs-Raum, dem Seelen-Raum wieder an?

Im Seelen-Raum, der ein energetischer ist, IST alles sogleich: Da jeder Gedanke Energie ist, verändert sich SOFORT unser Zustand, sobald ein Gedanke da ist. Wir denken Luft und bewegen uns in der Luft. Wir denken Licht und sind im Licht. Ich finde es fantastisch, dass wir als Menschen dazu befähigt sind, die deutlichen Grenzen des Körpers, der Verdichtung von Energie, von Materie, zu durchdringen, uns zu lösen. Es bedarf einer Praxis bzw. eines spezifischen Wahrnehmens dessen, das in uns wohnt, eine Blick-Verrichtung, ein Zuwenden auf eine andere Sprache der Sinne, ein Einlassen, etwas, worauf wir uns einstimmen können –

einstimmen wie auf die Vibration der Saite einer Violine, auf einen Klang, auf ein Feld, auf ein energetisches Resonanzfeld. Es ist ein Abwenden von *einem* und ein Hinwenden zu einem *anderen*: Das Abwenden von der Sprache des Menschen zum Hinwenden auf das, was der Mensch als telepathisch bezeichnet, was ich als Energiefeld bezeichne, in dem es Sprache, Hören und Sehen gibt, ohne die entsprechenden Organe zu gebrauchen. Wie öffnet sich der Seelen-Raum?

Als Hanna in meiner Praxis in Berlin-Kreuzberg auf *Seelenreise* ging, beschrieb sie es so:

„Als du die Anrufung der Elemente begannst, öffnete sich der Raum. Die Erde, das Element mit dem Erzengel Uriel gerufen, da wurde alles braun und dicht, gleichzeitig transparent. Der Raum, deine Praxis, fühlte sich immer mehr an, als wenn sich Energie konzentrierte. In der Mitte des Raumes zentrierte sie sich und als du Gott, die kosmische Kraft ansprachst, da wurde alles mit einem Mal hell, so gleißend hell, wie ich es als Mensch gar nicht kenne. Die Grenzen des Raumes, unseres Raumes, lösten sich auf. Das helle, fast weiße Licht durchflutete alles, von Innen ein Strahlen in die physischen Grenzen der Praxis hindurch. Dann sah ich eine Wendel, inmitten dieser Helligkeit, die nach oben sich drehte, sich aufwärts drehte. Es waren wie drei Dimensionen, wie die DNA, die ich schon mal in Perspektive auf dem Computer gesehen habe. Eine Wendel im kosmischen Raum nach oben drehend, im Licht. Dann, als ich auf

*Reise* ging und schon im Trance-Zustand unterwegs war, kam ich wieder in deinem Raum an. Von hier aus, von deinem Raum aus, sichtete ich eine Tür neben mir. Ich sollte da hindurchgehen. Das tat ich. Ich kam in einem früheren Leben, unter feuchter Erde liegend an, innerhalb eines sterbenden Menschen. Ich hatte keine Angst. Ich freute mich auf den Übergang, auf den Weg nach oben, aber noch war alles dunkel." Ich führte mit Hanna ihre *Reise,* die ich im Kapitel des „kosmischen Wiederholungszwangs" beschreibe, durch. Als wir beenden wollten, lag sie wieder unter der Erde und es war immer noch dunkel. Für uns *Seelenbegleiter* bedeutet dies, dass ihre Seele nicht erlöst war, nicht aufsteigen konnte. Ich rief den Erzengel Raphael als Hilfe an. Raphael erlöst Seelen, begleitet Seelenanteile, die sich lösen möchten von dem Menschen, in die obere Dimension. (Das ist weder Theorie noch religionsphilosophische Ansicht, sondern Teil meiner Praxis.) Raphael erschien und Hanna sprach: „Jetzt bin ich wieder in das gleißende Licht eingehüllt. Alles ist hell. Meinen Körper sehe ich nicht mehr unter der Erde liegend. Alles ist so hell!" Hanna lag auf dem Boden und trug eine Augenbinde. Ihre Augen waren vollkommen abgedeckt. Nun war Hanna von dieser Vergangenheit erlöst.

Ich bin davon überzeugt, dass sich unser aller Seelen-Raum öffnet, wenn unser Herz rein ist. Ich arbeite mit einem „reinen Herzen" und meine, dass sich die Energie dadurch potenziert, dass ich deshalb so gut begleitet bin, dass sich deshalb auch mein

Praxisraum im energetischen Raum auflöst, kurz: dass die reine Absicht von reiner Energie vom Zugang in die Welten begleitet ist.

Was bedeutet „ein reines Herz" haben? Das ist eine sehr konkrete, weltliche Angelegenheit, die jeder Mensch an sich überprüfen kann und die wir auch immer wieder an uns überprüfen sollten, um unser Menschsein im Sinne des Menschen zu gestalten, im *Dienst am Leben*. Was ist unsere Intention? Was wollen wir genau? Ist unsere Absicht, uns zu rächen, uns zu beweisen, uns über andere zu stellen? Sind unsere Taten vom *Ego* geleitet, bei dem es immer um Macht, Geld und um Einflusserweiterung geht? Wir erkennen das Gefühl und die Tat des Egos am engen Herzen. Ego will immer mehr, und zwar immer mehr Macht. Ego schnürt das Herz ein. Energetisch freie Absichten weiten hingegen das Herz, erfüllen es mit Freude und Frieden, zeitweise mit einem starken Glücksgefühl, das regelrecht leuchtet.

Als Seelenbegleiterin ist es meine Aufgabe, mein Handeln zu überprüfen, meine Absichten zu kennen und sie gegebenenfalls zu korrigieren. Das erwarte ich von jedem therapeutisch arbeitenden Menschen: Seine Absichten zu klären. Seine Schatten zu belichten. Sein Herz zu bereinigen. Alles, was er in dieser Hinsicht NICHT tut, wirkt sich bei der Arbeit im energetischen Raum aus, auf die Behandlung bzw. in diesem Falle dann auf die Unmöglichkeit der Behandlung. Da jedes Organ, jeder Mensch eine bestimmte Schwingungsfrequenz hat, IST es Energie. Je bereinigter das

Energiefeld des Menschen ist, desto stärker wirkt seine Heilkraft.

Das Essentielle des Menschen ist also für das menschliche Auge unsichtbar, dennoch ist es da und entscheidet, wie gut, gesund, reich, freudig unser Leben als Mensch verlaufen wird. Was Gott oder Seele oder Odem oder die kosmische Energie sein können, möchte ich mir mit Ihnen noch einmal zusammenfassend anschauen:

In der pantheistischen Vision von Spinoza oder der weisen Stoiker ist Gott mit der Vorstellung von Natur gleichgesetzt.[35] Gott ist hier nicht derjenige, der die Welt erschaffen hat, steht nicht über dem Menschen und ist nicht das Absolute schlechthin, sondern er wird als eine Kraft gesehen, die in jedem Menschen wohnt und insbesondere in dem Menschen sichtbar ist, der dieses Licht in die Welt trägt. Diese Idee kommt mir sehr nahe, wenn ich mit Menschen arbeite und jeden von ihnen an ihren heilen Kern, wie ich es nenne, an Gott, der in ihnen wohnt, zu erinnern versuche. Allein diese geführte Erinnerung des „Gottes in uns" löst auch bei den Menschen, die sehr leiden, eine große Freude und Zuversicht aus: Sie erinnern sich; sie spüren, dass dieses Harmonische und dass ihre ganz spezifischen Fähigkeiten auf dem Grunde ihrer Seele liegen und darauf warten, gelebt zu werden, in diesem Leben. Jetzt.

Alle Religionen und mystischen Richtungen, alle spirituellen Denkweisen gehen davon aus, dass es eine sichtbare und eine

---

[35] Ich verweise auf das Büchlein Lenoir, Frédéric: *L'Ame du monde,* NIL édition, Paris 2012

unsichtbare Welt gibt; dass das Wesentliche, das Göttliche, die Seele für die Augen unsichtbar sind; unsichtbar auch die Welt, die wir mit unserem Herzen, mit unserem Geist, unserer Intuition, unserer Seele wahrnehmen. Das Unsichtbare ist dasjenige, das uns Menschen bestimmt. Nicht dasjenige, das wir sehen, ist das Wichtige. Dasjenige, das wir nicht sehen, aber sehr wohl wahrnehmen können, ist das Wesentliche. Einigkeit besteht auch darüber, dass das für das bloße Auge nicht Sichtbare eine Frage der Energie ist. Für den Monotheisten, den Pantheisten und die Heiler, für Yogis, Kinesiologen und Osteopathen (um nur einige zu nennen, die mit Energie arbeiten), können wir als Gemeinsamkeit bestimmen, dass die unsichtbare Welt diejenige EINER Energie ist, die im Menschen und in allen Lebewesen wirkt. Auch neueste wissenschaftliche Forschungen, darunter die an Universitäten geführte Gehirnforschung, bestätigen den Fluss von Energie und insbesondere, dass das „Gehirn mit dem Herzen" denkt: Nicht das Denken verändert den Mikro- und Makrokosmos, sondern die Emotionen. Die Herzfrequenz ist messbar und führt mit dem Gehirn einen regen Austausch. Nachgewiesen ist heute, was Religiöse und Philosophen schon immer wussten: Der Mensch lernt mit dem Herzen, nicht allein mit dem Verstand oder der kognitiven Kraft, der Intelligenz. Diese Weisheit, die uns die Wissenschaft heute messbar bestätigt, gilt für jeden Menschen, für jedes Kind und für jeden Erwachsenen: Stimmt das empathische Verhältnis zum Nächsten

(Lehrer, Freundin, Therapeuten, Seelenbegleiter), versteht der Mensch mit dem Herzen, dann lernt er besser, schneller und tiefgreifender. Wenn ich als *Seelenbegleiterin* arbeite, ist der direkteste Weg zur Heilung, zur Genesung seelischer und in Folge körperlicher Leiden, folgender:

- das tiefe Begreifen mithilfe der Erkenntnis
- das bewusst Verstandene im Herzen fühlen
- das kognitive Verstehen dank der Emotionen im System verankern

Das Ergebnis ist eine Veränderung des bis dahin gelebten Musters. Bioenergetisch wäre ein *Vorher* und *Nachher* messbar, beispielsweise anhand der Chakrenfarben und Aurafotografie.

Die *Traditionell Chinesische Medizin* geht davon aus, dass unsichtbare Energieströme die gesamte Welt und den Menschen durchziehen. Eine in jüngster Zeit gemachte Aufnahme des Universums macht Energienetze, Energiegitter sichtbar, die sich durch den gesamten dunklen Kosmos zu ziehen scheinen und ganz deutlich an das Gehirn des Menschen erinnern als auch an die DNA. Hier verweist der Makrokosmos auf den Mikrokosmos. Im Gegensatz zum materialistischen Ansatz glaubt die *Chinesische und Tibetische Medizin* fest daran, dass die Energieströme, die den Körper des Menschen durchziehen, ganz natürlich sind und dass es neben dem Sichtbaren, diesen energetischen Bereich gibt, der real ist, ebenso real wie dasjenige, das für alle Augen sichtbar ist. In jeder

Praxis der *chinesischen* und *tibetischen Medizin* wirkt der Arzt auf diese Energiebahnen ein.

Ebenso arbeiten der Schamane und die *Seelenbegleiterin* mit dem Wissen, dass wir unseren Zustand der Wahrnehmung verändern können. Wenn wir in den Modus des Trance gehen, wenn ich *Seelenreisen* mit Menschen durchführe, trete ich in den *Satsang* ein: Ich öffne mein Scheitel-, Herz- und Kehlkopfchakra, bewege mich in die Stille und nach Innen. Gleichzeitig verbinde ich mich mit der Energie, die uns alle umgibt und die ein „wissendes morphogenetisches Feld" ist. In diesem Zustand erhalte ich Informationen, die ich kognitiv und als Mensch Clara nicht wissen könnte, die ich dank des Anschlusses an das wissende Feld, an die feinstoffliche Welt und deren Kräfte aber erfahre: Ich erhalte Informationen. Diese transferieren sich ganz klar als Energie und dank der Energie.

Daher ist Energie viel mehr als der Mensch bisher verstanden hat. Bisher sehen wir die Ergebnisse, das *Wie,* das *Warum* und das *Woher* ist uns nicht klar. Wir wissen, dass es das wissende, das *morphologische* Feld gibt, mit dem jeder Familienaufsteller arbeitet, aber im Wesentlichen eben auch jeder, der sich der Seele nonverbal nähert und sich an die uns umgebende Energie anschließt. Demnach speichert Energie Informationen, so wie die Seele eine intelligente bewusste Energieeinheit ist. Somit transferiert Energie Informationen. Somit besteht der Körper des Menschen, wie Chakren und Meridiane, aus Energie. Somit enthält Energie Wissen, nämlich Unendliches; sie enthält Erinnerungen, nämlich trans-generative und evolutionäre.

Ich konnte mit Patienten auf ihren Seelenreisen Einblicke in ihre Familiengeschichte nehmen, die sie noch nie gesehen haben und die ihnen als Erfahrung aus diesem Leben nicht zur Verfügung standen. Hier eine ihrer Geschichten:

Ich war mit Eva, einer 32-jährigen Frau, schon eine längere Zeit in der Seelenreise unterwegs. Das Ende der einen Episode im Trance näherte sich, der Ausgang aus dem Feld der Erinnerungen der Seele stand bevor, als Eva vehement sagte: „Warte mal! Da ist noch etwas. Ich schwimme, aber ich kann mich nicht über Wasser halten. Irgend etwas zieht mich nach unten." Mir war klar, dass die Reise noch nicht vorbei war und ich sie weiterhin, eine zweite Stunde lang in der anderen Dimension begleiten würde. Im Folgenden ein Auszug aus dem Reiseprotokoll:[36]

*Schau doch mal nach unten, ins Wasser, was dich nach unten zieht?*
Da hängt eine Kiste an meinem Bein, an meinem linken. *(Links steht in der Seelenarbeit für Vergangenheit.)* Die Kiste zieht mich nach unten.

*Magst Du mit nach unten gehen und die Kiste öffnen?*
Na, wenn ich schon mal hier bin!

*Dann lass dich nach unten ziehen, auf den Boden, auf den Grund.*

---

[36] Meine Fragen und Erklärungen sind in Kursivschrift angegeben.

Ich bin angekommen.

*Kannst du die Kiste öffnen?*

Ja. Es ist eine eiserne Truhe, mit Scharnieren dran, wie es sie früher gab. Ich kann die Kiste öffnen.

*Magst du sie öffnen?*

Ja.

*Dann öffne sie!*

Ich öffne die Kiste.                                              *Zeit vergeht.*

Ich bin jetzt Zuhause, dort, wo meine Großeltern wohnten, auf einem Grundbesitz, in der Nähe von Hamburg. Sie waren Grundbesitzer.

*Was siehst Du?*

Sie packen alles zusammen. Die Russen kommen!

*Was siehst Du? Schau dich um!*

Mein Großvater versteckt das Silber der Familie im Garten. Davon habe ich zwar gehört, aber ich wusste ja nicht, wo er es genau versteckt hat. Nun weiß ich es. Ich sehe ihn. Er versteckt es hinter der Scheune. Er gräbt ein Loch mit dem Spaten. Alle beeilen sich. Alles wird zusammengepackt und auf die Kutsche geladen. Sie müssen sich beeilen, sonst kommen sie hier nicht mehr weg!

*Gut. Schau Dich weiterhin um.*

Im Moment geschieht nichts.                    *Zeit vergeht.*

*Eva beginnt laut zu weinen.*

Ich sehe das Haus. Alles ist verwüstet. Die Russen sind da. Alle Zimmer vom Haus sind besetzt. Oh je, sie haben alle Bilder von den

Wänden gerissen, alles auf den Boden geknallt, drauf getreten, zertrümmert ... Meine Großeltern wissen nicht wohin! Sie weinen. Sie nehmen sich schließlich ein Zimmer, das noch frei ist, oben auf dem Boden ... Oh je: Alles ist kaputt, was ihnen lieb war, was sie sich aufgebaut haben.

*Wie fühlst du dich jetzt?*

Jetzt verstehe ich, warum ich immer so traurig war und bin:

Es war ihre Traurigkeit – die Traurigkeit meiner Familie.

## 12. Wie ich als Seelenbegleiterin spirituell den Heilungsprozess des Menschen unterstütze

Das Ziel meiner Seelenbegleitung ist Gesundheit und dies möglichst hier in dieser Erdenexistenz.[37] Dies scheint nicht immer möglich zu sein, sodass manche Spirituelle den Heilungsprozess der Seele von der physischen in die feinstoffliche Existenz mit einschließen, im Sinne: Die Seele als reisende möchte lernen, und das kann auch die Exkarnation, den Tod als Lernprozess mit einschließen.

Unsere Seele ist als *energetische intelligente Bewusstseinseinheit* feinstofflich, dann als Mensch, nach der Inkarnation, körperlich, und dann wieder feinstofflich, nach der Exkarnation, im Kosmos unterwegs. Das habe ich erfahren und sehen dürfen.

Ein schwer kranker Patient, mit einer schulmedizinisch unheilbaren Krankheit, der mir von einem Berliner Arzt „überwiesen" wurde, kam mit den Worten zu mir: „Intuitiv, in meinem Herzen, weiß ich genau, dass ich wieder gesund werden kann." Ich aber spürte immer, dass die Heilung in dieser Erdenexistenz noch nicht gegeben ist; dass es sehr gut sein konnte, dass er sterben muss, 32 Jahre alt. Bis der Patient eines Tages, nach

---

[37] Ich habe mich diesbezüglich von der Praxis der Psychoanalyse entfernt, die durch die Analytiker vermittelt: „Wir können nicht heilen, sondern nur erkennen." Meine Position zu dieser Haltung ist: Das ist nicht genug.

einer großen Chakrenarbeit, die wir durchgeführt hatten, zu mir kam und formulierte. „Jetzt weiß ich, das mir in dieser Existenz etwas fehlt, um heilen zu können." Dieser Satz war so wahr, dass er der Beginn einer seelischen Arbeit auf einem neuen Energieniveau bedeutete: Ich wusste, dass nun Heilung im Hier & Jetzt  möglich sein würde und er formulierte: „Jetzt arbeiten wir daran, WAS mir in dieser Existenz fehlt, auf dass ich wirklich heilen kann."

Heilung ist jedoch für jeden Menschen relativ. Für manche bedeutet es das Abwenden der Depression, für andere das Verlieren eines Symptoms. Und einige menschliche Wesen sind in der Lage, ihr reines Selbst energetisch zu erkennen und es in diesem Dasein als Ziel ihres Lebens in die Realität umzusetzen. Heutzutage gibt es viel mehr Möglichkeiten, zu lernen, das energetische Selbst wahrzunehmen, dann zu reinigen und zu verstärken: Meditation, Yoga, Chakrenarbeit, Osteopathie, Homöopathie, schamanische Praktiken – körperliche und seelische Praktiken dienen der Unterstützung ihrer energetischen Reinheit und somit Gesundheit.

Mir geht es tatsächlich nicht nur um Verstehen, sondern um die Unterstützung der Heilung vorhandener Wunden & Schmerzen, auf dass sich der Mensch integer, authentisch und klar seinem Selbst bewusst zuwenden kann. Ich unterstütze mein Gegenüber, indem ich nutze, was ich von ihm ganzheitlich wahrnehme: Ich höre ihn, sehe ihn, fühle ihn, nehme ihn wahr, mit seinen Energien, Klangbildern, der von ihm benutzten Sprache, mit seiner Intensität, seiner Dichte, mit seiner Helligkeit oder Dunkelheit und in seinem Körper (Mimik/Haltung). Den Heilungsprozess kann ich – und das sehe ich als meine Aufgabe an – unterstützen, indem ich durch gezielte Fragen, durch Hinschauen-lassen, Blick-Verrichtung, Zielerneuerung und Konfrontation auf das ihm Verborgene verweise, auf dass er an seiner Bereitschaft arbeiten kann, unbewusste Inhalte in sein menschliches Bewusstsein hervorzuheben.

Voraussetzung für diese Arbeit ist ganz wesentlich Qualifikation, nämlich das exakte Wahr-nehmen, was der andere wann und wie braucht: Unterstützung oder Aufdeckung? Analyse oder Fallenlassen oder Loslassen? Sich selber zuhören, sich selber spüren oder Trauer zulassen? Braucht er Wärme oder eher Distanz zu mir? Diese meine Wahrnehmung des Bedarfs und der Position des Anderen ist Teil meiner Schulung – von der *verbalen* Ausbildung, der Tiefenpsychologie und Philosophie, bis zur Heilerin in schamanischer Tradition, der *nonverbalen* – und Teil meiner Praxis, Teil des erarbeiteten tiefenpsychologischen und philosophischen Wissens, Teil meiner verarbeiteten Erfahrungen, aber auch Teil des Raumes, der sich zwischen uns auftut und eröffnet.

So empfinde ich meine Arbeit nicht selten als die einer Geburtshelferin: nämlich der Wieder-Geburt (Inkarnation) des Heilen, Klaren, Reinen & Kraftvollen, des Lichtes im Menschen, der Aktivierung seiner Fähigkeit, des *Erinnerns* an den Ort, woher wir kommen, als wir als feinstoffliche Wesen unterwegs waren. Ein

*Erinnern* an das *Jubilieren des Herzens...* (Die Sprache der Engel gleicht einem sehr hohen hellen Gesang.) Das ist es, was zuerst geschieht, wenn wir „inmitten" der Seele ankommen. Auch schwer verletzte Menschen formulieren dann: „Ich fühle mich plötzlich so leicht, als wenn mein Herz klänge." Oder sie hören Flötentöne, Engelsgesänge, leichte hohe Musik.

Auf dass der Mensch aber in der Lage ist, kraftvoll und seinem Selbst bestimmt zu leben, muss er seine tiefsten Schmerzen und Wunden, die ihn (noch) quälen und beunruhigen, entweder aktiv belichten oder die Bereitschaft aufweisen, sie in Seelenreisen belichten zu lassen.Heilung ist demnach abhängig von der Bereitschaft eines Jeden zur Einsicht in die dem menschlichen Bewusstsein verborgen liegenden Landschaften. Je besser sich der Mensch auf den Wegen seiner Wiese und den Pfaden seiner Landschaft auskennt, umso bereinigter lebt er, um so weniger Ängste hat er, um so klarer ist das Sichtfeld seiner jetzigen Ausrichtung. Ziel ist: schuldfrei, angstfrei, traumatafrei, also mutig und klar im Jetzt und somit bereit für die Zukunft, die in jedem nächsten Moment beginnt.

Die Indianerin und Schamanin Alicia Hamm[38] formuliert zutreffend:

---

[38]   Siehe auch *www.aliciahamm.net*

*Ich möchte mit Euch den Weg der Inspiration gehen.*

*Wir pflanzen die Samen des Lichts.*

*Wir praktizieren, was wir predigen.*

*Wir leben, was wir gelernt haben.*

*Wir ernten, was wir säen.*

*Wir säen und ernten Licht.*

*Wir schaffen die neue Realität.*

*Wir sagten: „Wandert in Gleichgewicht.*

*Wandert in Schönheit.*

*Das ist unser Alltag."*

*Alle Prophezeiungen sind beendet.*

*Wir schreiben die Neue Geschichte der Menschheit jetzt.*

*Wir fließen in die Zeit wie ein Fluss des Lichts,*

*der die Manifestation des Willens Gottes auf Mutter Erde ist,*

*und unsere Liebe ist Sein Ausdruck.*

Therapiearbeit bedeutet für daher die Rückgewinnung an Macht, an Selbst-Bestimmung. Von dort aus gestalten wir unsere jeweilige Umwelt, wie sie zu unseren spezifischen Gaben passt, immer in Respekt zu allen Lebensformen. Ein selbst-bestimmter Mensch hat sehr viel Gesellschaft veränderndes Potential, ohne im reinen Sinne „politisch" zu sein oder sein zu müssen. (Daher ist das letzte Kapitel im Buch mein Aufruf zum selbst-bestimmten MenschSein.)

Sagen wir es so: Selbstbestimmte Menschen sind ein großer Angriff auf jede Doktrin. Indem der heile, selbstbestimmte Mensch seine Macht zurückerlangt, seinen Mut und seine Klarsicht, ist er bereit, seine Aura, sein Energiefeld in die Umgebung auszuweiten, diese nach Würde und Achtung zu gestalten und nach seinen Bedürfnissen und Notwendigkeiten zu kreieren. Somit ist er aktiv handelnd, Gesellschaft verändernd, ohne einer Partei oder *politischen* Bewegung angehören zu müssen. So ist er von sich aus ökologisch, weil ihm die Erde am Herzen liegt. Er ist von sich aus empathisch, weil ihm Mitgefühl am Herzen liegt. Und er ist von sich aus gerecht, weil er selbst gerecht behandelt werden möchte.

Eine philosophische Debatte über Gerechtigkeit – und des kategorischen Imperativs – ist hier obsolet: Jedes Menschenkind von zwei Jahren weiß, was gerecht ist: 1. Nimm mir nicht meine Bausteine weg. 2. Hau mir keine über den Schädel. 3. Ich möchte Dir glauben, was Du sagst. Und 4. Sei lieb mit mir, das mag ich gern.

Ich wage provokativ und provozierend zu sagen:
Wir brauchen keine Berufspolitiker, die uns alle Nase lang belügen und manipulieren. Im übrigen auch keine Moral-befreiten Banker und Manager, die uns offenen Auges betrügen.

Das Überleben der Erde braucht klare, weitsichtige, dem Ursprung bewusste Menschen, gesunde Menschen, denen eine menschenwürdige Welt am Herzen liegt.

Und alle Wesen – physische und feinstoffliche – freuen sich.

## 13. Die Methode der Seelenbegleitung

Ich hatte Ihnen bereits von Regina erzählt, die seit vier Monaten aus einem anderen Land zweimal wöchentlich zur Therapie kommt und unsere Arbeit der Seelenbegleitung als *Schocktherapie* bezeichnet.[39] Sie hatte einige Psychotherapien hinter sich, angefangen mit 17 Jahren und sogleich auch mit der empfohlenen, täglichen Einnahme von Psychopharmaka begonnen, nämlich von Antidepressiva, die sie auch 28 Jahre später noch einnahm, als sie zu mir fand.

Trotz dreier Therapien und wegen (oder trotz) der Einnahme der Antidepressiva rutschte Regina mit 45 Jahren zum wiederholten Male in einen schweren Burn-out mit starken depressiven Anteilen. Die Einnahme der Psychopharmaka hatte eine grundlegende tiefenpsychologische Arbeit und Aufklärung ihrer seelischen Wunden verhindert. Das habe ich wiederholt in meiner Praxis beobachten können: Nach dem Ausschleichen der Medikamente und nach der begleiteten Gesprächstherapie tauchen dieselben Ängste und Selbstmordgedanken wieder auf – nicht selten nach zehn Jahren investierter Arbeit. Dies gilt auch für die Einnahme von (erlaubten und nicht- erlaubten) Drogen während der Therapiezeit. Es gibt kein finales Happy End – keine Struktur, die bleibt und sich im System des Geistes, Körpers und der Seele verankern kann.

---

[39] Siehe das Kapitel „Über die Bedeutung der Psychoanalyse als Werkzeug der Seelenerkenntnis"

Die *Schocktherapie,* was ist das?

Alltäglich formuliert und auf den Punkt gebracht, meint die konfrontative Methode nichts anderes, als dass ich in der Arbeit der Seelenbegleitung wage, die Wunden und seelischen Verletzungen meines Gegenübers direkt anzusprechen. „Ach!", werden Sie vielleicht ausrufen, „ist das so spektakulär?" „Ist es!", antworte ich Ihnen und erläutere den Hintergrund des Prozesses der Seelenbegleitung näher.

Wie Sie in diesem Buch erfahren haben, arbeitet die Psychoanalyse in der Therapie mit Techniken wie der Übertragung und der Gegenübertragung, aber auch mit dem Widerstand des Patienten und mit vielen Interpretationen über das seelische Unwohlbefinden des Gegenübers; Interpretationen wie dem Ödipuskomplex, der narzisstischen Störung wie der Perversion oder auch der neurotischen Störung. Dieses Interpretationsmaterial ist das Handwerkszeug des Psychoanalytikers, mit dem er den Menschen beurteilt und bewertet. Entscheidend für die Arbeit des Psychoanalytikers ist die Distanz zu Ihnen. Dafür muss er heutzutage nicht hinter dem Sofa am Kopfende sitzen; das tut er manches Mal immer noch, dem klassischen Setting entsprechend. Er kann aber auch im physischen und gefühlten Abstand zu Ihnen bleiben, während Sie sich beide in Sesseln oder auf Stühlen aufrecht halten. Maßgeblich ist, dass er wie eine „weiße Projektionsfläche" wirkt, dass er als Person und Persönlichkeit so neutral als möglich bleibt, auf dass sich Ihre seelischen Themen an ihm abbilden können. Diese Technik hatte durchaus seine Bedeutung, viele Jahrzehnte lang. Dass sie für großes Leiden beim Patienten sorgt, führe ich noch genauer aus. Diese Distanz ist m.A.n. gegenwärtig nicht notwendig, aus energetischen und spirituellen Gründen, die eine andere Seelenarbeit ermöglichen als noch 20 Jahre zuvor.

Die *Arbeit der Seelenbegleitung* verändert die Rolle des Therapeuten erheblich, weshalb ich mich in meiner Arbeit weder als Psychotherapeutin verstehe noch benenne. Die *Schocktherapie,* wie Regina sie nannte oder allgemein die *konfrontative Methode*, rückt die Rolle und Position der Seelenbegleiterin[40] in den Vordergrund, heraus aus der Neutralität – als würde ein schwarz-weißes Bild farbig … Indem die Seelenbegleiterin konfrontativ ist, zeigt sie sich. Indem sie ihre Eingebungen und Erkenntnisse zu den Leiden benennt, zeigt sie sich. Indem ich Sie konfrontiere, konfrontiere ich mich mit Ihnen. Ich trete aus der Transparenz heraus und werde sichtbar, als 48-jährige Frau erkennbar, die bereits vieles erlebt und insbesondere überlebt und verarbeitet hat.

In diesem Zusammenhang ist die Glaubwürdigkeit der Person, der Charakter sehr wichtig; Worte, wie Wahrhaftigkeit, Loyalität, Gerechtigkeit und Engagement erleben hier ihre Bedeutung. Wie lebt die Seelenbegleiterin? Welche Werte vertritt

---

[40] Der Einfachheit halber benutze ich für beide Geschlechter hier die weibliche Form, da ich als Seelenbegleiterin arbeite und diesen Begriff für die Arbeit geprägt habe.

sie? Wonach richtet sie sich aus? Welche Ziele verfolgt sie? Wie engagiert sie sich in der Welt? Kurzum: Welcher Mensch sitzt Ihnen in der therapeutischen Arbeit gegenüber?

*Ich bin* – was meint, dass ich Ihnen mit der Fülle meines Daseins gegenüber sitze, mit meiner Vergangenheit und Gegenwart, mit meinen Visionen und mit den Verletzungen, die ich glaubhaft bearbeitet habe, so dass sie sich hauptsächlich im Ausdruck der Stärke meiner Persönlichkeit spiegeln lassen. Wie wichtig dies ist, dass der Spiegel nicht fleckig, nicht schattig oder dumpf ist, in den der Patient schaut, betone ich immer wieder, auch im Kapitel über die *Glaubwürdigkeit des Seelenbegleiters und Heilers.*

Dies verstehe ich unter *Wagnis* und *Mut* in der konfrontativen Methode: Indem sich die Seelenbegleiterin als Person in den Therapieprozess lebendig einbringt, manches Mal auch in beratender Funktion, spielt sie eine große Rolle in dem Genesungsprozess ihres Gegenübers. Sie hat hier eine große Verantwortung sich selbst und dem Anderen gegenüber, auch in der Introspektion, wann und wie viel Positionierung in welchem Prozess der Therapiebegleitung notwendig und gut ist. Ich wage mich vor und habe den Mut, Familien-Geheimnisse anzusprechen und Wunden vor Ihren inneren Augen sichtbar werden zu lassen. Dieser konfrontative Prozess basiert auf Vertrauen, auf sichtbar gewordenes Vertrauen in die Integrität des Charakters der Seelenbegleiterin.

Für Regina war es in unserer Seelenarbeit seit Beginn

entscheidend, weil spürbar, dass ich mich engagiere – für sie. Sie empfand einen großen Unterschied zu all bisherigen Therapien, die sie absolviert hatte. Dass sie mich in der ersten Phase zunächst idealisierte, war ganz normal. Um so schwerer eine Traumatisierung ist, desto mehr wünscht sich das getroffene verletzte *Ich* mit jemandem zu sprechen, der ganz groß und ganz stark ist – und bitte nicht in Frage zu stellen. Und genau von so einer starken bewunderten Person, bei der „ich gleich am ersten Tag fühlte, dass Sie mehr von meinem seelischen Inneren verstehen als sonst jemand ...", wollte sie konfrontiert werden. Sie wollte nicht wieder sitzen und sitzen und schweigen und warten, wie im Prozess der Psychoanalyse, den sie fünf Jahre lang „abgesessen" hatte, um dann weiterhin die Psychopharmaka zu schlucken, die sie vorher bereits geschluckt hatte. „Dieses Mal will ich den Abwasch gründlich machen, alles aufräumen!"

Ich möchte einige wesentliche Gesichtspunkte der psychotherapeutischen Arbeit der Seelenbegleitung darstellen, die sich von der Psychoanalyse als therapeutisches Verfahren erheblich unterscheiden:

1. **Indem sich die Persönlichkeit der Seelenbegleiterin zeigt, stellt sie sich der Konfrontation.** Die Akzeptanz der Konfrontation hängt einerseits mit dem Respekt für das Gegenüber, dem Patienten und mit dessen Achtung vor der Seelenbegleiterin zusammen. Der Grund für die Achtung ist erfahrbar und sichtbar: Die Persönlichkeit

erweist sich als glaubhaft.

Die Seelenbegleiterin muss in der Prozessarbeit nicht neutral bleiben, ganz im Gegenteil steigt sie in die Prozessarbeit sozusagen engagiert mit ein. Sie kann sich, wenn angemessen, zeigen. Sie darf Stellung beziehen. Je nachdem, wie weit der tiefenpsychologische und nonverbale Prozess der seelischen therapeutischen Arbeit vorangeschritten ist, kann es sinnvoll und nützlich sein, Stellung zu beziehen, eine Vorbildwirkung einzunehmen, sichtbar zu werden, auf dass das Gegenüber eine ganzheitliche Spiegelfunktion erlebt, an der es sich abarbeiten kann. Für die Spiegelfunktion bedarf es keiner Neutralität, wie psychoanalytisch von Freud angenommen wurde. Die Objekthaftigleit des Analytikers, statt einer gelebten Subjektivität, schützt ganz erheblich die Privatsphäre des Psychoanalytikers in einem Nirwana, im Sinne: „Ich gehe zur Arbeit, da interpretiere ich und bin ein „Arzt in weißer Weste". Da ich mich lange Zeit im Kreise der Psychoanalytiker aufhielt, dank meines Studiums der Psychoanalyse, habe ich immer wieder zunächst erstaunt und dann erschrocken feststellen können, wie weit sich die Praxis der Arbeit von der Praxis des Lebens unterschied, insbesondere im Bezug zu (gelebten und nicht gelebten) Werten, als läge ein Abgrund zwischen dem Einen, der Selbst-Präsentation als Analytikerin und dem Anderen, dem tatsächlichen alltäglichen Selbstverständnis.

Wenn der Mensch in der Seelenbegleitung in den Spiegel

schaut, kann er sich einerseits spiegeln, andererseits kann er aber auch im Spiegel eine „Möglichkeit des Werdens" erkennen. Das Selbst-bewusst-Sein, die Stärke und Sicherheit werden für geraume Zeit zu einem Maß gebenden, lebendigen Bild: So wie das Dach eines jeden Hauses von Holzbalken getragen wird, so steht die Seelenbegleiterin als Träger für die Stabilität des Gebäudes. Die Persönlichkeit des Gegenübers, des Patienten wächst an der Größe, wächst an der Stärke und Sicherheit der Seelenbegleiterin, in der Überzeugung, dass nichts einstürzen kann und die Seelenbegleiterin immer da ist und da sein wird.

Insbesondere für schwer traumatisierte Menschen ist dieses Wissen in der Arbeit der Seelenbegleitung unabdingbar. „Der Pfeiler muss stehen, egal, was kommt! Der Pfeiler muss halten, egal, was hier geschieht. Der Pfeiler muss stehen bleiben und halten, egal, was sich zeigt und wohin ich mich bewege." So wünscht es sich meiner Erfahrung nach jeder leidende Mensch in der therapeutischen Arbeit. Ein leidender Mensch sehnt sich nicht nach einer neutralen Projektionsfläche, sondern nach Glaubhaftigkeit, die sich auch im Leben und Alltag zeigt.

In dieser ersten Phase der Seelenbegleitung kann die Konfrontation sehr konkret sein. Regina sprach ich direkt auf ihre Mutter als Alkoholikerin an und als eine Mutter, die sie emotional missbraucht hatte. Das löste großen Widerstand aus, schwere Kämpfe, ein Ringen mit den Fakten, mit den Erinnerungen aus ihrer

Kindheit, bis Regina diesen Missbrauch etwa vier Monate später akzeptieren und über ihn weinen konnte. Bis dahin „wusste" sie, wer ihre Mutter gewesen war, aber sie hatte nie gewagt, diese Tatsache zu empfinden, in ihrem Herzen diese Schmerzen zu fühlen, nämlich den Verlust einer idealisierten Mutter, das Umstoßen eines Denkmals, das schallend auf dem Boden zerbarst ... Wenn ich das sensibelste Thema, nämlich das der Mutter, nicht konkret angesprochen hätte, direkt in das Resonanzfeld ihres Herzens hinein, ihrer Seele, wäre weder der Widerstand noch das Zerbrechen der Idealisierung als Prozess in Gang gekommen.

2.     **Die Rolle der Seelenbegleiterin ist nicht indifferent.** Sie ist die einer Meisterin und einer Führerin, wie wir es bei den Yogis oder den Schamanen kennen. Im Yoga oder im Zen arbeiten wir mit einem Meister. Bei schamanischen Reisen haben wir alle einen Führer. Die Seelenbegleiterin akzeptiert die Verantwortung, in den ersten Phasen der Therapie zu leiten, zu begleiten und Vorbild zu sein.

Diese Vorbildhaltung nehme ich ernst. Sie prägt meine Arbeit, mein Leben und generell auch meinen Alltag in Form des buddhistischen Leitsatzes: „Ich versuche zu mir selbst und zu anderen so gerecht wie irgend möglich zu sein." (In dem Kapitel zur „Glaubwürdigkeit des Heilers und Therapeuten" führe ich diese Verantwortung einer jeden Seelenbegleiterin im Detail aus.) In Europa leben wir in einem neuen Jahrtausend, in dem weniger die Konfessionen noch Titel oder Berufe die Rolle der Selbst-Definition prägen werden, sondern in dem vermehrt *das Subjekt Mensch* in den Vordergrund rücken wird.

Da ich im Prozess der Seelenbegleitung zutiefst tiefenpsychologisch arbeite, ist es klar, dass die Rolle der Vorbildwirkung „eines schönen Tages" in der Prozessarbeit zurücktritt. Es gibt Patienten, die diese Vorbildrolle wahrnehmen, aber nicht brauchen. Es gibt andere, die sie brauchen. Und es gibt wieder andere, die sie so sehr brauchen, dass ohne diese Selbst-Versicherung: „Meine Seelenbegleiterin weiß genau, was sie tut, warum und wann!" das Aufbrechen des Traumas undenkbar wäre. Der Mensch würde sich nie auf diesen Prozess des Öffnens der Wunde einlassen. Je früher die Traumatisierung stattgefunden hat, umso gewaltiger sie war, desto wichtiger ist jene angesprochene Pfeilerfunktion (im Dachgeschoss).

Die erste Phase der Idealisierung meiner Person, der Vorbildwirkung verändert sich dann, wenn ich verstehe, dass mein Gegenüber bereit ist, mich als Mensch mit Schwächen und Fehlern anzuerkennen. In dieser zweiten Phase kann mein Gegenüber ertragen, kann aus-halten, dass ich menschlich, also fehlerhaft bin – wie er selbst, wie jeder Mensch. Ich entschuldige mich, falls ich im Prozess der Seelenarbeit nicht achtsam genug war oder jemanden enttäuscht habe. Im richtigen Moment, zur richtigen Zeit ist diese De-Idealisierung meiner Person sehr fruchtbar. Ich breche nicht nur die Idealisierung auf, sondern auch die Hierarchie einer Subjekt-

Objekt-Beziehung. Die Seelenbegleiterin tritt in Augenhöhe. *Ich bin,* heißt hier: „Ich sehe Sie! Und so, wie Sie in einem Prozess sind, bin ich ebenfalls in einem Prozess mit Ihnen. So, wie Sie stolpern können, kann auch ich mich täuschen." Diese Ehrlichkeit führt zur starken Erschütterung, zu viel Tränen und – in letzter Konsequenz – zum Verzeihen.

Indem ich menschlich wurde, durfte Reginas Bild von ihrer Mutter brüchig werden, durfte die Mutter zum Menschen werden, der viele Fehler gemacht und Regina sehr verletzt hatte. Indem sich die Seelenbegleiterin als menschlich und somit ganzheitlich auch als jene zeigt, die Fehler machen kann, wird im therapeutischen Prozess eine *andere Beziehung*, als die, die der Patient kannte, praktiziert. Die Nachricht ist: Konflikte sind möglich, werden angegangen, es werden Lösungen gefunden und die Empathie bleibt dennoch bestehen. Auch hierin liegt die Kraft der Vorbildwirkung: Die therapeutische Beziehung wird zum Vorbild für weitere Beziehungen in der Außenwelt, zu einem Akt des Lernens.

In der Therapie der Seelenbegleitung kommt der *schöne Tag* dann, wenn sich die Seelenbegleiterin wieder zurücklehnen und der Patient sein eigenes Strahlen als Ausgangs- und Endpunkt seines eigenen kreativen Daseins begreifen kann. Diese Trennung von *Ich und Du*, von: „Ich bin nicht wie Du, sondern Ich bin Ich und das ist prima so!", bezeichnet das Ende einer gelungenen Seelenbegleitung.

**3.    Der Vorgang der *Übertragung* als ein Prozess in der**

**tiefenpsychologischen Arbeit findet nicht nur in der klassischen Psychoanalyse statt.** Sie findet auch in der Seelenbegleitung statt, hier aber in veränderter Form. Lange Zeit, und im Übrigen bis heute, hat die Psychoanalyse den Prozess der Übertragung an der Neutralität des Arztes, des Analytikers festgemacht, diese als Basis gesehen, auf dass die Situation der Übertragung überhaupt greifen und stattfinden kann. Ich widerspreche diesem theoretischen Modell aufgrund meiner Praxis: Die Übertragung kann ein wesentlicher Bestandteil der Therapie sein, sie muss es aber nicht. Je traumatisierter ein Mensch ist, desto wichtiger wird sie und desto wichtiger ist es, NICHT neutral zu sein und zu bleiben. Das ist allerdings für die Seelenbegleiterin eine sehr große Herausforderung an ihre eigene Charakterstruktur und Charakterfestigkeit. Sie erfordert sehr viel Selbstreflexion und Aufmerksamkeit im Bezug zu den eigenen Prozessen. Kein Ego, das spricht; also keine Verletzung. Keine eigenen Anteile, die reagieren, die im Resonanzfeld vibrieren. Keine Gegenübertragung, die wirken kann.

Lassen Sie mich aus der Praxis erzählen: Ich habe die Patientin Regina gerade noch in den Arm genommen, als sie weinte. Ich habe sie gerade noch getröstet. Ich war präsent und klar und konfrontativ da. Dann beginnt der Prozess der Übertragung quasi von einer Séance auf die andere: All ihr erlebtes Leiden mit der Mutter wird an mir, als Frau, wiederholt, wird auf mich projiziert. Zum ersten Mal in ihrem Leben kann Regina die Wut spüren und zulassen, die sie seit ihrer Kindheit bei ihrer Mutter zutiefst empfand. Der Therapieraum verwandelt sich von einer Séance zur anderen in einen Raum der Wut, des Hasses, der Überforderung, der Krise. Der gesamte Raum vibriert von Negativität und energetischer Abfuhr.

Und ich mittendrin. Ich würde lügen, wenn ich behaupten würde, dass dieser Moment einfach sei. Gerade noch nahm ich die Patientin empathisch in den Arm, um ihr in der tiefen Not beizustehen. Nun muss ich quasi von einer Minute zur anderen im therapeutischen Raum den Rückzug als *sichtbare* Persönlichkeit antreten, muss neutral wirken, muss distanziert sein, auf dass ihre Krise sein darf, auf dass sie stattfinden kann, auf dass ICH für sie zu ihrer Mutter werde ... Es ist exakt der Moment, in dem Reginas Wachstum beginnen wird; indem sie zum ersten Mal in ihrem Leben Gefühle zulassen kann, die sie zensiert hatte, dermaßen stark moralisch und mithilfe von Glaubenssätzen zensiert, dass sie sich nie zeigen durften. Ich brauche die gesamte Séance, um zu begreifen: „In Ordnung! Ich trete zurück. Ich umarme jetzt nicht mehr. Ich tröste jetzt nicht mehr. Ich bin – bis auf weiteres – für Regina ihre Mutter und somit reine Projektionsfläche, und somit nicht mehr Clara Welten und somit als ICH nicht mehr gefragt." In diesen Wochen agiere ich klar und distanziert. Ein unwahrscheinlich emotionaler Prozess – des Kampfes und der Zweifel, der Wut und des Hasses – setzt sich in Gang, denn Regina versteht nicht, was mit ihr passiert.

In so einem Prozess, der praktisch aus der Kindheit, aus dem dritten Lebensalter in das 45. hinaufströmt und die Aktualität in den Zug der Vergangenheit setzt, unmittelbar, versteht kein Betroffener, was geschieht. Der Prozess ist zu emotional. Der Patient wird überrollt, wird überflutet, in einem Bad von Gefühlen, die er einerseits nicht spüren wollte und andererseits noch nie gespürt hat. Dieses Unverständnis und ein „nicht wahrhaben wollen" spiegelt sich im Raum der Therapie wider, direkt an der Seelenbegleiterin: „Wer ist die überhaupt? Wieso war sie zunächst umarmend da und ist nun weg? Wieso habe ich diese Person derart verehrt und möchte nun am liebsten die Therapie abbrechen? Weshalb fand ich sie so toll und zweifle nun an der gesamten Person?" Fragen, die im Zusammenhang mit der Mutter stehen: „Ich habe sie doch so geliebt! Wieso hat sie das mit mir gemacht?"

Einige Abwehrmechanismen treten mit aller Macht sofort in Gang, wie Idealisierung, wie Projektion und Verschiebung. Eine Welle von ambivalenten Gefühlen machen diese Zeit zu einem all umfassenden Chaos. Der Betroffene hat keinerlei Kontroll-möglichkeiten mehr: Der Verstand kann nichts mehr regulieren. Die Aktualität, die Realität wird in dieser Zeit als solche nicht mehr wahrgenommen. Die Vergangenheit regiert als wäre sie das Heute. Somit ist der Betroffene in der aktuellen Realität kognitiv und emotional quasi *schachmatt* gesetzt. Auch hierbei bin ich da. Abends, nach der Séance, die von Regina wie Folter empfunden wird, rufe ich sie an. Ich sage ihr: „Ich bin da. Wichtig ist: Sie kommen! Ich bin da!

Ich bleibe da! Sie kommen!"

Ich bin der festen Überzeugung, dass dieses Heraustreten aus der Neutralität, nämlich beispielsweise am Abend anzurufen, nach einer für Regina als Albtraum empfundenen Sitzung, dass dies den Unterschied macht! Ich bin die Seelenbegleiterin, ich bin der Pfeiler, ich bin lebendig, indem ich immer wieder manifestiere: „Ich bin da!", aber in den Sitzungen bewusst als Projektionsfläche agiere. In den Sitzungen agiere ich als Seelenbegleiterin, die verstanden hat, dass es nun um den Prozess der Übertragung, also um eine reine Projektion geht. Abends, wenn ich spüre, wie sehr die Patientin leidet, engagiere ich mich, zeige ich mich durch mein Engagement für den Anderen. (Die Patienten haben mir wiederholt bestätigt, dass dieser Akt, nämlich ein Engagement über die Bezahlung der Stunde hinaus, für sie das *Menschsein* bestätigte und somit die Glaubwürdigkeit.)

Für Regina schien genau dieser Prozess überlebensnotwendig zu sein. Und dies ist keine Metapher: In diesen Sitzungen, die bei der Seelenbegleiterin Wochen dauern und beim Psychoanalytiker Jahre, muss der Patient davon überzeugt sein, dass die Seelenbegleiterin engagiert ist! Die psychosomatischen Schmerzen, das Gefühl, wahnsinnig zu werden, sind bei den Menschen, die frühkindlich traumatisiert wurden, dermaßen stark, dass sie sich dem Prozess niemals ausliefern würden, wenn nicht Vertrauen und Empathie als Band wirkten. Die Schwierigkeit und gleichzeitig die Basis für Erfolg in dieser schwer wiegenden Phase ist, dass in der Séance einerseits Übertragung stattfinden kann, dass sich der Patient mit all seinen Konflikten abarbeiten kann, dass andererseits aber Hilfe und Unterstützung angeboten wird, dass die Seelenbegleiterin Signale sendet, die heißen: „Ich weiß, dass dies nun eine ganz schwere Phase ist und dieses Mal bist Du nicht allein! Ich sehe Dich und Deinen Schmerz!"

**4.** **Die Verbindung zwischen Seelenbegleiterin und Patienten, das Vertrauen und die Empathie, sind der Grundbaustein für alle Prozesse, insbesondere für die seelisch schwersten, die sich ein Mensch vorstellen kann.** Unter den schwersten Störungen, die unsere Seele als junger Mensch erfahren kann, verstehe ich: Sexueller Missbrauch als Baby, sexueller Missbrauch vom eigenen Vater oder der Mutter, Pädophilie, emotionaler Missbrauch und Manipulation als einzige Kommunikation zwischen Mutter und Kind, Folter, Sexsklaverei, Kindersklaverei, Kriege, Verlust der Eltern … Die Schrecken sind vielfältig, und manches Mal derart grausam, dass das Zuhören mich schaudern lässt. Insbesondere diese Prozesse dürfen per Herz und weniger interpretativ begleitet werden. (Manches Mal vergeht eine ganze Séance damit, dass ich dem Menschen die Hand halte oder einfach neben ihm sitze, um ihn gegebenenfalls wieder in den Arm zu nehmen, wenn es ihn zu Boden drückt.)

Das Gehirn denkt mit dem Herzen, mit der Seele. Kognitive

Therapien, wie die Psychoanalyse, machen überhaupt keinen Sinn, wenn die Verbindung zwischen Therapeuten und Patienten, zwischen Seelenbegleiterin und Gegenüber nicht absolut engagiert, herzlich, empathisch und menschlich präsent ist. Die Neutralität des Psychoanalytikers erhöht die Schmerzen der Wunden, und mindert sie nicht. Eine Patientin sagte mir: „In den fünf Jahren der Psychoanalyse, in der die Analytikerin schwieg, hatte ich das Gefühl, meine Wunden reiben sich an ihr ab; sie werden immer röter und weil ich immer wieder sprechen, immer über sie reden sollte, fing mein Körper an zu bluten."

Heilung geschieht anders. Sie sieht anders aus, fühlt sich definitiv anders an, nämlich im Mitgefühl, in Ehrlichkeit, in einer unbedingten Wahrhaftigkeit von Mensch zu Mensch. Die Seelenbegleitung ist im Idealfall ein Ort, an dem wir neu lernen dürfen, auch und gerade die Beziehungsstruktur. Als Seelenbegleiterin bin ich aktiv und passiv, wie auch mein Gegenüber selbst. Es geht in der therapeutischen Arbeit immer um Beziehung – sobald wir auf die Welt kommen, geht es um Kommunikation, um die Beziehung zu Mutter und Vater, um die Beziehung zur Welt, vom *Ich* zum *Anderen,* der im übrigen immer der Andere bleibt und bleiben wird: Der Abwehrmechanismus der Projektion, wenn wir unser Bild, unsere Vorstellung auf einen anderen stülpen, macht tatsächlich keinerlei Sinn. Auch das dürfen wir in der Seelenbegleitung lernen: Jeder ist anders; jeder ist auf Augenhöhe und jeder ist *o.k.,* wie er ist.

**5.** **In der Seelenbegleitung arbeiten wir integrativ mit verbalen und nonverbalen Techniken.** Der Vorteil einer interdisziplinären Arbeit als Seelenbegleiterin ist die Auswahl der jeweiligen Methoden: Meist beginne ich mit tiefenpsychologischer Gesprächsarbeit. Die Seelenbegleitung ist, wie die Psychoanalyse auch, eine Prozessarbeit. In diesem Prozess entscheiden Seelenbegleiterin und Patient gemeinsam, wie sie die Begleitung gestalten: Gespräch, Meditation, Satsang[41], Seelenreisen, Rückführungen und Chakrenausgleichsarbeiten. Eingebettet in das Energiefeld und die Resonanzen, umgeben von Geistführern und Engelwesen, von feinstofflichen Begleitern des Lichts, nimmt die Seelenbegleiterin ohne Augen wahr, hört sie ohne Ohren und spricht sie in der Ein-gebung. Darin liegt die besondere Qualität der durch menschliches und spirituelles Wissen geschulten therapeutischen Arbeit der Seelenbegleiterin[42]. Ich empfange und gebe aus dem „mit Informationen gefüllten Energiefeld", so wie ich selbst von meinem Gegenüber seine Gedanken empfange und ihm meine Reflexionen zurück gebe.

**6.** **Das Ziel der Seelenbegleitung ist Heilung.** Oft werde ich

---

[41] Satsang bedeutet „Sitzen in der Wahrheit" und ist eine schamanische Technik der Seelenschau.

[42] Ich biete die Ausbildung zum Seelenbegleiter/zur Seelenbegleiterin an, die sich mit zwölf Samstagen im Jahr über drei Jahre erstreckt und die Gebiete nonverbale, spirituelle Techniken/ Tiefenpsychologie und Gesprächstherapie miteinander verbindet.

gefragt: „Was überhaupt ist Heilung? Und wie kannst du diesen Begriff so selbstverständlich verwenden?" Heilung bedeutet für mich in gewisser Weise weder etwas Großes noch etwas „weit Entferntes", sondern etwas sehr realistisches, das ich selbst erfahren habe, nämlich in einer einzigen schamanischen Sitzung (des Satsang). Die Definition für Heilung in der Arbeit der Seelenbegleitung lautet: Eine schmerzliche Erfahrung, die die Seele im Laufe dieses Lebens als Mensch oder im Verlauf all ihrer Existenzformen gemacht hat und die als Verletzung in das aktuelle Dasein strahlt, entweder im Bewusstsein, im Verhalten oder im Körper, wird bereinigt. Durch die Insichtnahme der zugrunde liegenden Wunde kann die Seele diese spezifische Erfahrung loslassen. Das Bewusstsein befreit sich vom Schmerz. Die körperlichen Anzeichen verschwinden. Heilung ist die Er-lösung der einst gemachten Verletzung und somit Auf-lösung der Folgeerscheinungen.

Heilung findet in diesem Sinn in der Arbeit der Seelenbegleitung bei vielen Patienten statt. Warum nicht bei allen? Zur Heilung des Menschen bedarf es eine Bereitschaft auf allen Ebenen: der körperlichen, der emotionalen, der geistigen und energetischen. Blockiert es auf einer dieser Ebenen, bleibt das Symptom manifestiert.

7.    **Ein weiteres Merkmal der Seelenbegleitung ist die Zeitoffenheit der Séance, der Sitzung.** Ich lebe in der Seelenbegleitung das Prinzip: „Die Séance geht heute so lange, so

lange sie geht!" Das Thema, das sich an diesem Tag zeigen möchte, manches Mal von mir als Fortführung der letzten Sitzung geleitet, manches Mal offen im Raum gelassen, darf sich in seiner Fülle zeigen. Eigentlich ist es eine Geschichte, mit einem Anfang und Ende sowie mit einem Höhepunkt. Diese Geschichte sollte sich an diesem Tag abrunden. Sie sollte ihr Ende finden, dasjenige, das an diesem Tag zu dieser Zeit zu finden möglich ist. Dafür stehen uns bis zu 90 Minuten zur Verfügung (statt streng eingehaltener fünfzig).

Dieses bestimmte Wissen um Anfang und Ende ist kein kognitives, sondern ein empathisches. Wenn ein Patient mitten im Prozess steht, weint und auf dem Sofa zusammenbricht und sich krümmt oder wenn er eine Entdeckung fühlt, einen Zusammenhang, der ihm bis zu diesem Zeitpunkt nicht deutlich, nicht bewusst war, dann bedarf es hier einer Unterstützung. Konkret meint dies: Als Seelenbegleiterin verabschiede ich, wenn irgend möglich, keinen Menschen, der sich an diesem Tag noch inmitten des Prozesses befindet. Deshalb halte ich mir für jede Sitzung bis zu 90 Minuten Prozessarbeitszeit bereit.

Für die Arbeit der Seelenbegleitung gilt das Prinzip, dass jeder Mensch willkommen ist, auch derjenige, der finanziell sehr begrenzt ist. Das Honorar ist daher stets flexibel und der jeweiligen Situation des Patienten angepasst.

# 14. Kritische Studie zur Psychoanalyse als therapeutisches Verfahren

Als ich im Jahr 1995 in Paris einen Psychoanalytikerkongress besuchte, um den Analytiker André Green zu treffen, über den ich im Zusammenhang mit dem französischen Literaten Maurice Blanchot drei Jahre lang in meinen Studien recherchiert und gearbeitet hatte, antwortete Green mir auf meine Frage hin, ob ihn interessiere, was ich recherchiert habe, einen einzigen Satz: „Wissen Sie nicht, dass ich ein viel beschäftigter Mann bin?" Dann ging er weiter und mischte sich unter das Volk der renommierten Analytiker.

Dass diese Antwort ein gefühlter Schlag in mein Gesicht war, muss ich Ihnen nicht sagen. Dank dessen geschah aber etwas, womit ich nicht gerechnet hatte: Mit diesem einen Schlag setzte eine Ent-täuschung ein; ein Prozess des Sehens, nach langer Blindheit. Ich fühlte mich „erwacht".

Nun saß ich nach der Großen Pause im roten Ledersessel und schaute mir das Szenario etwas genauer, nämlich anders an: Viele Psychoanalytiker sprachen, hauptsächlich die männlichen, über schwere seelische Störungen, über Traumata in der Kindheit – dass diese Analyse mindestens fünf Jahre dauern würde, mit regelmäßigen wöchentlichen mehrfachen Sitzungen, und dass es sehr schwierig sei, an frühkindliche Störungen überhaupt heranzukommen, oft unmöglich. (Sie gelten als unheilbar.) Dass das Lustprinzip, als

Zeichen einer narzisstischen Störung und Mutterbindung, unbedingt durch das Realitätsprinzip und durch die Bindung an den Vater abgelöst werden müsse, um Zivilisation zu schaffen; dass der Ödipuskomplex notwendig sei, um den Vater als Repräsentanten der Gesellschaft anzuerkennen und somit auch die Normen und Regeln einer solchen. Und dass die Bindung an die Mutter „für den Menschen sehr gefährlich sei, weil Voraussetzung für Perversion, und dass sie unbedingt abgelöst werden müsse." Eine anhaltende Mutterbindung mit Vorbildwirkung wurde mit seelischer Krankheit gleichgesetzt .

Insbesondere ein Mann, schwergewichtig und *dickrotkopfig*, sicher seines Selbsts oder soll ich sagen, seines Egos, stets zurückgelehnt und redend, wann er wollte, gleich, ob noch ein Anderer sprach, machte mich hell-hörig: „Also ich rede die ersten drei Jahre mit meinem Patienten mal überhaupt nicht!" „Und weshalb nicht?" „Um den Widerstand des Patienten zu brechen!" „Und dann?" „Dann bricht der Patient meistens weinend zusammen, und DANN können wir anfangen zu arbeiten! Mit dem Mechanismus der Übertragung natürlich … ."

Wenn ich heute an diesen Kongress zurückdenke, machen mich die Bilder und Worte betroffen. Geschockt von dem verwendeten Vokabular wie *Widerstand brechen, Mutterbindung ablösen, Zivilisation erschaffen* durch die *Anerkennung des Vaters* – und die überwiegend benutzte Technik der Übertragung. Sie bedeutet, dass der Analytiker reserviert bleiben muss; dass er als „gelebter" Mensch nicht auftauchen darf, dass er auch die seelischen Wunden nicht konfrontativ ansprechen kann, sondern warten muss, bis sich im Patienten eine Regung zeigt und sich diese im Prozess der Analyse langsam auf den Analytiker überträgt ... Verständlich, dass dieser Prozess JAHRE dauern kann und tatsächlich dauert. (Die Psychoanalyse ist mit Abstand das zeitaufwendigste und teuerste Verfahren überhaupt.) Das Ansprechen dessen, was der Analytiker im Patienten bereits sieht und verstanden hat, ist tabu und wäre ein streng formaler Fehler des psychoanalytischen Settings, aber auch ein Fehler im Prozess selbst: 1. dass etwas vorweggenommen wird, worauf der Patient selber kommen soll und 2. dass der Analytiker sich in eine Rolle begibt, die ihn aus der Neutralität als aktive Person im Gegenüber sichtbar und fühlbar macht – als erwache der Analytiker zum lebendigen Menschen.

Die Grenzen der Psychoanalyse als therapeutisches Verfahren möchte ich für Sie an dieser Stelle, natürlich verallgemeinernd, zusammenfassen:

**1.     Das traditionelle Setting der Psychoanalyse ist streng.** Da die Distanz des Analytikers gewahrt werden soll, auf dass er als Projektionsfläche für das Unbewusste des Patienten dienen kann, schafft diese Therapieform keine Nähe, sondern primär kognitive Analyse. Ich erinnere mich an meine praktizierte Psychoanalyse, bei der die Analytikerin primär aus dem Fenster schaute, wartete und im üblichen, fest gelegten Zeitrahmen von 50 Minuten ein oder zwei Fragen stellte. Das war alles – fünf Jahre lang mehrmals wöchentlich. Wie oft habe ich dort gesessen und eigentlich nicht gewusst, warum ich dort saß, mit einem Gefühl des Ausgeliefertseins und der Nichtigkeit, weil von der Analytikerin keinerlei Aktion ausging. Mittlerweile weiß ich, dass dies keine „persönliche Anekdote", kein Einzelfall ist, sondern Prinzip. Die Neutralität des Psychoanalytikers motiviert sehr schmerzvolle Gefühle, löst sie aus. Die vom Patienten gefühlte Passivität lässt ihn zurück, oft in regressiven infantilen Anteilen, nicht selten in denen der Ohnmacht, in denen er nicht verweilen möchte, jedenfalls nicht jahrelang. Er möchte lernen und wird doch auf das Schmerzliche, auf sich selbst verwiesen, ohne dass da jemand wäre, der ihm persönlich seine Hand reicht.

2. **Die Distanz des Analytikers wiederholt in der Beziehung ein Muster der Hierarchie.** Wenn die Neutralität gewahrt wird, kann der Patient die Strukturen von Beziehung nicht neu lernen. Da es sich im Leben des Patienten oft um Subjekt-Objekt-Beziehungen handelt, um Macht- und Ohnmachtstrukturen, wiederholt die Psychoanalyse im therapeutischen Verfahren diese schmerzliche Art der Kommunikation und somit auch dieselben Gefühle. Das wäre kein Problem, wenn sich die Beziehung im Verlauf der Therapie ändern würde, wenn sie *exemplarisch anders* verlaufen würde, auf dass der Patient ein „Sein in Augenhöhe" lernen kann. Dies ist nicht

der Fall. Solange der Psychoanalytiker die Neutralität wahrt, wie eine Schablone im Hintergrund bleibt, kann der Patient sich nicht ausagieren, kann Beziehung nicht ausprobieren, nicht kämpfen, kann keine Entschuldigung hören und kein Verzeihen praktizieren. Die Beziehung ist dann kein lebendiger Raum, in dem der Patient eine Kommunikation der Egalität erfahren kann.

Auch gesellschaftlich halte ich diese Beziehungsform für ein Problem: Wir leben, auch in Europa, noch in Macht- und Ohnmachtstrukturen, in hierarchisierten Arbeitsgefügen. Wenn der Raum der Therapie kein Ort des Lernens der Gleichberechtigung ist, wo dann kann der Mensch eine Beziehung neu lernen dürfen? Zum Lernen gehören Erfahrungen, die anders sind als das, was erlebt wurde. Der therapeutische Raum sollte ein Erfahrungsraum sein dürfen.

**3. Die Sitzung dauert 50 Minuten, gleich, in welchem Zustand der Patient die Sitzung verlässt.** Ich empfinde diese Vorgehensweise als nicht angemessen, als hart und brutal. Jeder Mensch, der den Weg zu uns findet, investiert viel Vertrauen und somit Mut in das Verhältnis. Kommt der Patient in einen Prozess, der ihn vor Schmerzen schwindeln lässt – und dies ist bei Traumatisierungen oder beim Vorgang der Übertragung relativ häufig der Fall – sollte er RAUM haben, einen, den er benötigt: Weinen, Schreien, ein tiefes Verstehen oder gar Glücksgefühle wollen ausgedrückt werden und können zeitlich weder eingeordnet noch vorgeschrieben werden. Daher plädiere ich für eine zeitoffene Arbeit, die einen gewissen Rahmen der Offenheit für Gefühle und Prozesse ermöglicht.

**4.** **Die Psychoanalyse ist eine kognitive Therapie, die mit dem Wort und somit primär verbal arbeitet.** Das Verhaftetsein in der Gesprächstherapie führt beim Patienten nicht selten zu einer Retraumatisierung. Eine Frau, die seit ihrer frühesten Kindheit vergewaltigt und zur Sexsklavin gemacht wurde, litt stark unter der Psychoanalyse als Therapieform: „Dieses Reden und immer wieder darüber reden, das hilft überhaupt nicht. Es wird nur noch schlimmer. So kann ich meine Vergangenheit nicht bearbeiten!" Das ist kein Einzelfall, sondern die Regel. Offensichtlich charakterisiert sich die verbale Gesprächsarbeit durch eine „rückwärts-Gewandtheit". Die Vergangenheit ist das Thema der Analyse, das Trauma ist das Thema der Analyse und somit dasjenige, das doch zeitlich eindeutig hinter dem Menschen liegt. Viele Patienten, die in meine Praxis kommen und eine Analyse abgeschlossen haben, empfanden diese Wortarbeit, fokussiert auf Probleme, als nicht heilsam. Das Ziel einer Psychoanalyse ist aber auch keine Heilung, sondern das Erlernen des adäquaten Umgangs mit den Problemen.

So möchte ich betonen, dass das Angewiesensein auf eine rein verbale Technik, auf die Gesprächstherapie, den Rahmen des Lernens erheblich beschränkt – im Vergleich dazu, was dank der vielen körperorientierten und spirituellen Therapieformen heutzutage

173

an seelischen Arbeiten möglich ist! Der Mensch lernt weder allein durch Erkenntnis noch durch Gespräch, sondern dank eines empathischen Raumes, in dem das Herz sich öffnet und meditative Angebote das Schwingungsfeld ALS Lernfeld ermöglichen. Dies wissen viele Analytiker. Wenn sie dennoch in der verbalen Arbeit verharren, ist der Erfolg einer abgeschlossenen Psychoanalyse begrenzt.

**5.** **Die Psychoanalyse ist in ihrem Interpretationsmodell recht starr.** Kaum einer weiß, dass Homosexuelle bis in die 90er Jahre keine Ausbildung als Psychoanalytiker absolvieren durften, weil sie mit der Diagnose der Perversion und somit als „psychisch krank" verurteilt wurden. Die *Deutsche Psychoanalytische Gesellschaft* (DPG) formuliert: „Erst 1991 verabschiedete die Amerikanische Psychoanalytische Vereinigung (APA) als erste psychoanalytische Fachgesellschaft und nach heftigen Kontroversen eine Antidiskriminierungsklausel, die die Ablehnung von BewerberInnen allein wegen ihrer sexuellen Orientierung untersagte. 2002 folgte die Internationale Psychoanalytische Vereinigung (IPV) mit einer entsprechenden Stellungnahme."[43]

Darüber hinaus beurteilt der Psychoanalytiker den Patienten stets mit einem ganzen Katalog von Interpretationen und Diagnosen seines seelischen Zustandes: vom Narzissmus zur Perversion, vom

---

[43] Zitiert Website DPG – Institut Hamburg: „Homosexuelle und psychoanalytische Ausbildung", Oktober 2014

Lustprinzip zum Ödipus, von Verdrängung bis zur Neurose. Meiner Erfahrung nach ist der geistige Raum der Improvisation selten offen. Ich kenne viele Analytiker, die acht bis zehn Patienten pro Tag in einer Fünftagewoche wie am Fließband „nacheinander abarbeiten". Wo kann bei einem so eng getakteten Zeitrahmen Platz für Kreativität in der Behandlung sein? Jede gute therapeutische Behandlung erfordert jedoch einen einzigartigen, kreativen und inspirierten Zugang zum Menschen.

**6.** **Die Psychoanalyse, die von der Krankenkasse finanziert wird, ist ein sehr zeitaufwändiges Verfahren, wenn nicht das zeitaufwändigste Verfahren überhaupt.** Dabei ist sie auch die teuerste Methode, ungefähr 130 € pro Sitzung von 50 Minuten und über mehrere Jahre hinweg. Im Vergleich dazu: Ein Heilpraktiker (auch für Psychotherapie) darf nach der entsprechenden Gebührenordnung 46€ für 60 Minuten veranschlagen.

Meiner Erfahrung nach ist die Psychoanalyse heutzutage unangemessen, sowohl den Zeitaufwand als auch die Kosten betreffend. Es gibt im neuen Zeitalter viele verschiedene, zu kombinierende Therapiemethoden, so dass die Genesung von seelischen Wunden wesentlich schneller und effizienter eintreten kann. So behandle ich erfolgreich Menschen mit angeblich unheilbarer psychischer Krankheit, nämlich mit Zwangsgedanken, in ungefähr 12 bis 15 Monaten. In der Psychoanalyse würden dafür mehrere hundert Sitzungen anberaumt.

Entscheidend, auf der energetischen Ebene, ist, dass wir heute nicht bei jedem und nicht unbedingt die Wunden und Verletzungen, die vergraben und verdrängt sind, tiefenpsychologisch aufzuarbeiten haben. Konkret meint dies, dass wir mit manchen Patienten nicht in den sexuellen Missbrauch des zweiten Lebensjahres „zurückgehen" müssen. Auch Psychoanalytiker können feststellen, dass ein „immer wieder darüber reden" oder auch eine rückwärts gewandte Therapietechnik NICHT zur Verbesserung der Lage des Menschen führt. Die Traumata können schlichtweg so grausam gewesen sein, dass der Mensch auf keinen Fall eine Re-Traumatisierung erleben möchte.

Dank der Seelenreisen können wir um Heilung bitten. Es werden Wege gezeigt, die sich die Seelenbegleiterin oder der Therapeut niemals ausdenken könnten, die dem Patienten jedoch als Beobachter aus dem Reich seiner Seele vors innere Auge geführt werden. Ich plädiere für die Anwendung komplementärer Heilmethoden, für die Zusammenarbeit verschiedener Techniken und Therapien sowie für ein multidimensionales Handwerkszeug, das uns Seelenbegleitern durch Aus- und Fortbildungen zur Verfügung steht.

## 15. Wenn ein Mensch geboren wird –

## Das Geburtstrauma aus tiefenpsychologischer und spiritueller Sicht

Was geschieht, wenn ein Mensch geboren wird? In welchem Zustand befand er sich zuvor, als er noch im Mutterleib schwamm? Was ändert sich, sobald er die Welt begrüßt? Ich möchte mit Ihnen die tiefenpsychologischen Interpretationen anschauen und diese um die spirituellen Betrachtungen erweitern.

In der Tiefenpsychologie bezeichnet man das Geburtstrauma als eine durch die Geburt hervorgerufene traumatische Erfahrung des Neugeborenen. Dieses Erlebnis des *Auf die Welt Kommens* hat sich im Unbewussten eines Jeden eingeschrieben. In gewisser Weise ist es mit dem Menschsein an sich, mit der Menschwerdung verbunden: Geboren zu werden ist unweigerlich. Sigmund Freud und andere Vertreter der Psychoanalyse, die die Theorie des Geburtstraumas verfechten, von Otto Rank bis Chasseguet-Smirgel und Béla Grunberger, sehen in ihm eine mögliche Ursache für psychische Leiden, bzw. für eine Ur-Sehnsucht des Menschen nach vollkommener Harmonie, nach einem Allumfassendsein. So bezeichnete Freud die Geburt als das erste Angsterlebnis des Menschen. Mit dem Akt der Geburt beginnt etwas, das es bis dato nicht gegeben hat: Abhängigkeit – Abhängigkeit von dem Anderen schlechthin, von der Welt, der Mutter, der Nahrung – von einem

Gegenüber. Außerdem bedeutet Geburt, dass der Mensch aus seinem bekannten Universum heraus gepresst wird, um in einem neuen, ganz anderen, viel weiteren Raum anzukommen.

Otto Rank, Schüler von Freud, sah im Akt der Geburt das größte Trauma des Lebens. Rank veröffentlichte zu diesem Thema das Buch „Das Trauma der Geburt und seine Bedeutung für die Psychoanalyse" (1924). So war er davon überzeugt, dass jeder Mensch bei seiner Geburt das größte Trauma seines gesamten Daseins erleide und ein Leben lang versuche, dieses zu überwinden, stets mit der unbewussten Sehnsucht, in den Mutterleib zurückzukehren. Vielleicht ist dies so? Vielleicht sehnen wir uns ein gesamtes Leben lang nach diesem Universum, in dem wir alleine waren und dennoch zu zweit, weil wir die Mutter spürten; in dem wir bei 38°C im Wasser schwammen und uns nährten, wann wir es wünschten – ein Alleinsein ohne alleine zu sein.

Dieses Thema ist auch eines des *Narzissmus,* das ich im Anschluss an dieses Kapitel näher beleuchte. Der Mutterleib symbolisiert den ersten Kosmos menschlicher Existenz, pränataler Existenz, in dem das heranwachsende menschliche Wesen sich in Vollkommenheit wähnte. Für Otto Rank war das Geburtstrauma so wesentlich, weil er glaubte, dass nicht nur die Ängste, sondern die gesamte psychische Entwicklung eines Individuums auf das bei der Geburt erlittene Trauma zurückgeführt werden können. Chasseguet Smirgel und Béla Grunberger würden sagen, dass die große ungestillte Sehnsucht des Menschen nach Vollkommenheit eine nach der intrautinären Einheit ist, die sich in der Literatur und Philosophie, gar in der Religion widerspiegelt. Die Epoche der Romantik beispielsweise, die Poesie, in der das Paradiesische heraufbeschworen wurde, das *Eins-Sein* zweier Menschen, die Verschmelzung Liebender zu einem Ganzen, können wir tiefenpsychologisch mit dieser im Unbewussten liegenden Erinnerung an *Eins-Sein* in Verbindung bringen.

Macht es jedoch Sinn, das natürlichste Ereignis des Menschen, das zwingend notwendige, nämlich die Geburt, das Heraustreten von der Welt des *Eins-Seins* in die des Gegenübers, des *Zwei-Seins*, als Trauma zu beschreiben?

Als Trauma beschreiben wir immerhin eine seelische Verletzung des Menschen, die derart schmerzt, dass der Gehalt verdrängt werden muss, um in der Realität überleben zu können. Mit dem Begriff Trauma werden die stärksten seelischen Wunden zusammengefasst, wie Kriege, Folter, wie Vergewaltigung oder Katastrophen schlechthin, die den Menschen um seine seelische Integrität bringen. Sollen wir den Beginn des Menschseins mit einer Katastrophe gleichsetzen, mit einer starken seelischen Verletzung, die der Mensch kaum überwinden kann?

Was psychoanalytisch *per definitionem* verständlich ist, macht keinen Sinn. Die Sehnsucht des Menschen nach diesem spezifischen intrautinären Universum halte ich für eine Tatsache, die sich in Religionen und Fantasien, in Visionen und auch in spirituellen Denkgebäuden widerspiegelt. Es ist der pränatale Zustand, in dem weder ein Objekt existierte noch eine Abhängigkeit gefühlt werden konnte. Es ist der pränatale Zustand des Embryos, das sich nährt und das wächst, ohne fordern oder wünschen zu müssen. Chasseguet-Smirgel, eine der bedeutendsten französischen PsychoanalytikerInnen des 20. Jahrhunderts, formulierte: "Die Zeit, in der das Kind selbst sein eigenes Ideal war, enthielt weder Unbefriedigtheit noch Begehren noch Verlust, und sie besteht in uns als das Engramm des perfekten und permanenten Glücks."[44] Diese Suche nach der Geborgenheit des pränatalen Zustandes ist nicht als etwas Krankhaftes einzustufen, sondern es ist vielmehr davon auszugehen, dass jeder Mensch diese Vorstellung von Harmonie in sich trägt. Als Seelenbegleiterin möchte ich die Auffassung eines Geburtstraumas nicht weiterführen. Vielmehr möchte ich formulieren: Die Sehnsucht nach dem *Eins-Sein* ist auch die Sehnsucht nach Gott. Weshalb sollte eine Sehnsucht traumatisch sein? Weshalb sollte grundlegende Veränderung traumatisch sein?

Vielleicht, um es spirituell anklingen zu lassen, ist das Erleben des Schwimmens im Mutterleib gar eine Erinnerung an Gott, an den Raum, aus dem wir kommen – an den kosmischen Raum, an den sich unsere Seele erinnert? Weshalb sollte die Veränderung des

---

[44]     Chasseguet-Smirgel, Janine: *Das Ichideal. Psychoanalytischer Essay über die „Krankheit der Idealität".*Frankfurt/M. 1987, S. 14

Zustandes von einem *Innerhalb-Sein* in einen weiten Raum *Vieler* grundsätzlich eine Verletzung darstellen?

Es ist ein Wandel, der erste große, der uns Menschen gar definiert und ausmacht. Von da an ist das Leben ohne Wandel und ohne Veränderung, ja ohne Brüche nicht mehr zu denken. Vom Tag und der Nacht, von der Sonne und dem Mond, vom Sommer und Winter, vom Alleinsein und Zweisamsein – der Mensch lebt auf der Erde, auf einem Planeten, der sich rhythmisch im Wechsel befindet und von seinen Bewohnern genau dies einfordert: die Bereitschaft zur Veränderung. Was daran wäre traumatisch, außer der Kampf eines Menschen, der stets versucht, festzuhalten oder einen Zustand wieder herzustellen, den es nicht mehr gibt? Der Kampf eines Menschen, der dasjenige nicht akzeptieren will, was ihn doch definiert?

Alles, was hinter uns liegt, was wir erlebt haben, ist vergangen. Das Wesen Mensch ist demnach als Wesen der Transformation definiert. Wenn der Mensch Wandel und Transformation nicht akzeptieren möchte, verändert sich der Prozess Leben in eine Starre, eine De-vitalisierung, in ein Festhalten und in ein selbst gebautes Gefängnis. Dieser Akt der Blindheit kann durchaus traumatisch sein.

Die Bejahung der Metamorphose als Prinzip des Lebens ist eine Einstellung, ist Erziehung, Tradition, Kultur und Weltanschauung. Akzeptiert der Mensch den Wandel als Grundlage seines Seins, als seine Basis, als den Beginn des *auf die Welt Kommens*, fällt es ihm leichter, Sommer und Winter, Wärme und Eiszeit, Ankommen und Gehen, Inkarnation und Exkarnation als natürliche und nützliche, sinnvolle Wechsel zu verstehen.

Was geschieht, wenn ein Menschenkind unsere Welt begrüßt? Nachdem wir zehn Monate lang im beschützten Kosmos schwammen, der uns alles darbot, was wir brauchten, tritt der beschwerliche Übergang des *auf die Welt Kommens* ein – es ist ein Kraft fordernder Akt, ein Schieben, ein Arbeiten, ein Drücken und Anstrengen, um durch den Geburtskanal in das Licht der Außenwelt zu finden. Wir wissen heute, dass dieser Akt für die weitere Entwicklung des Menschen sehr wichtig sein wird, auch für die neurophysiologische Entwicklung des Menschen. Kinder, die mit Kaiserschnitt geboren werden, denen entgeht ein wesentlicher Bestandteil des Ankommens: nämlich die Eigenarbeit, die investiert werden muss, um sich durch den Kanal voranzuschieben und drehen.[45]

Das Embryo lebt im Körper der Mutter, verankert im Fluss des Lebens, verwoben mit ihrer physischen und seelischen Existenz. Während es sich als *Eins* wähnt, so ist es doch bei jemandem wohnend: bei der Mutter. Nachgewiesenermaßen findet sich das Wasser des Mutterleibes als Flüssigkeit im Kopf des Embryos

---

[45] Siehe die Informationen zur Technik des INPP – des Instituts für Neurophysiologische Psychologie

wieder, in dem das Gehirn schwimmt. Die einzige vollkommene Harmonie, die der Erdenmensch je erlebt hat und erleben wird, ist dieser pränatale Aufenthaltsort. Die ganz spezifische Mutterbindung rührt von dieser biologischen Tatsache her: Die Mutter ist der Ort der größten menschlichen Sehnsucht und der existentiellen Abhängigkeit schlechthin. Stellen wir uns einmal vor, wie es im Mutterleib zugeht, im Wasser, getaucht in rötliches Licht, das durch die Bauchdecke scheint, schwimmend, nuckelnd und wenn trinken wollend, dann saugend (in oraler Phase als Ernährungstrieb fortgeführt). Jede Bewegung der Mutter übersetzt sich in den Wellen des Wassers. Jeder seelische oder körperliche Schmerz in einem erhöhten Adrenalinspiegel – verbundener Blutkreislauf, angewiesen sein der Mutter und des Embryos aufeinander, Zweisamkeit gefühlt in Symbiose ... Wenn es Vollkommenheit gibt, dann ist es die Ahnung an diesen zehn Monate lang währenden Zustand der Bedürfnislosigkeit: alles ist da, was gebraucht wird. Sogar die Temperatur des Wassers, in dem das Kind die gesamte Zeit schwimmt, ist perfekt, weil „von Natur aus" ideal abgestimmt. Ab der 24. Woche werden bei dem Embryo R.E.M.-Bewegungen festgestellt, die darauf schließen lassen, dass das kleine Wesen träumt. Wovon träumt es wohl?

Wie Sie wissen, gehe ich davon aus, dass unsere Seele eine energetische intelligente Bewusstseinseinheit, eine reisende ist. Ich – Schamanin, definiert als Reisende zwischen den Welten – habe sie so wahrnehmen können: eine durch den Kosmos, durch Dimensionen reisende energetische Einheit, übrigens all-wissend. Dieses energetische Wesen inkarniert sich, von Zeiten zu Zeiten. Wenn Sie Seelenreisen praktizieren, ist es Ihnen manchmal möglich, den Beginn der Existenz Ihrer Seele zu sehen und die Stationen ihrer Daseinsformen – von der Amöbe über einen Schmetterling, einen Bären – bis zur Menschwerdung für diese sehr begrenzte Zeit der Erdenjahre.

Vielleicht träumt dieses Wesen von all dem, was es erlebt hat? Vielleicht träumt diese Seele, die auf dem Wege ist, Mensch zu werden, von seinen Existenzformen, vom Anbeginn seiner Zeit? Vielleicht wähnt es sich auch nur gemütlich im roten Licht der Bauchdecke? Es gibt Erlebnisberichte von Menschen, die erzählen, welches Kleid die Mutter am liebsten in der Schwangerschaft trug, während sie selbst im 7. Monat im Bauch der Mutter verweilten. Sie konnten also wahrnehmen, was außerhalb war, während sie im Innenraum beherbergt wurden. Bei jeder Seelenreise nehmen wir wahr und sehen, was wir als Menschen in der aktuellen Realität noch nicht gesehen haben. Wenn das physisch unfertige menschliche Wesen im Mutterleib träumt, wenn die Seele sich erinnert, dann auf die Welt kommt, ist es uns Menschen ein Leben lang möglich, uns zu erinnern – an das Gedächtnis der Seele anzuschließen, diese Tür zu öffnen.

Dies bedeutet: Es gibt kein Geburtstrauma. Wenn die

Menschen begreifen dürfen, dass sie nichts verloren haben, sondern IN SICH tragen, dass sie nichts und niemandem hinterherlaufen müssen, auch keiner verlorenen Zeit, weil sie das Wissen des *Eins-Seins* in sich tragen, sprechen wir von Wandel (und nicht von Brüchen, die als traumatisch empfunden werden). Mit jedem, auch schwer traumatisierten Menschen ist es mir möglich dort anzuschließen: an diesem, in ihm wohnenden, beherbergten Heiligtum – dem göttlichen Kern, dem Odem, Gott, dem Heilen Sein, dem Selbst – wie Sie es auch immer bevorzugen, zu nennen.

In dem Moment, in dem der Mensch auf die Welt hinausdrängt, ändert sich diese Einheit von Mutter und Kind abrupt, jäh und vor allem für immer. Die Mutter ist der Hort des auf der Erde beginnenden Lebens und sie wird auch diejenige sein, die das Kind in die Welt hinaus presst und es somit trennt, es abtrennt „vom Paradies". Vielleicht liegt hier die Bedeutung der Mutterschaft als spürbare Ambivalenz vom *Ort der Sehnsucht* und *Ort der Abgrenzung?* Tiefenpsychologisch und in der Prozessarbeit der Therapie hat die Mutter nachgewiesenermaßen diese besondere schwere Stellung: Ist sie einerseits diejenige, die wir begehren, so ist sie andererseits diejenige, die gefühlt schuldig bleibt. Da die Gesellschaft(en) dem nicht entgegenarbeiten, solange sie am Begriff des Geburtstraumas und an dem Gefühl festhalten, etwas unwiederbringlich verloren zu haben, bleibt die Mutter gefühlt symbolisch in dieser Ambivalenz stecken – als größten Ort der

Sehnsucht und als Schuldige, die uns aus dem Paradies geworfen hat. Wir können sagen, dass jeder Akt sexueller Penetration der Versuch des Mannes ist, in den Mutterleib zurückzufinden – ein Hinein. Ich bin der festen Überzeugung, dass der Akt der Vergewaltigung, und die zur Zeit (mal wieder) massenhaft stattfindenden Vergewaltigungen in Krisen- und Kriegsgebieten, so alt wie die Menschheit, beide Begehren ausdrücken: das Hinein und die Verletzung; das Hinein und die Schuldigsprechung; das Hinein und den Hass – auf die Mutter-Frau. Internationale Hilfsorganisationen, wie die sich für Frauen engagierende namens *Memo*, sprechen davon, dass sich viele Männer bestimmten Terrorgruppen nur deshalb anschließen, um ungestraft vergewaltigen zu können und sich ihren Allmachtsfantasien hinzugeben. Eine politische Einstellung ist daran nicht zu erkennen. Der Krieg erlaubt dem Manne das, was die Rechtsprechung (nur) hierzulande unmöglich macht: den Hass auf die Mutter-Frau in blutigster und gewalttätigster Form zu frönen, ja zu feiern. In der Gruppe gilt derjenige Mann am stärksten, der es am meisten, am härtesten und am gewalttätigsten „treibt". Dass die vergewaltigten Frauen in den patriarchalen monotheistischen Gesellschaften, im Jahre 2015, immer noch abgelehnt, von den Männern und Frauen einer (Dorf)Gemeinschaft ausgeschlossen werden, weil sie Scham und Schande über sich und andere brachten, und daraufhin als Aussätzige vegetieren müssen, ist der Menschlichkeit Hohn.

Doch kehren wir zum Wunder Leben zurück:

Das menschliche Wesen wird geboren. Was verändert sich für den gesamten Zeitraum der Erdenexistenz?

1. Das Element: von Wasser in Luft und Erde, in Gravität, die schwer ist. Keine Bewegung des Wassers umhüllt das Wesen, sondern Luft, die kalt oder warm, aber schwerelos fühlbar ist sowie die magnetische Erdanziehung der Gravität.

2. Der Ort der Begrenzung: Gab es vorher einen sicheren begrenzten Mutterleib, so ist der Ort nun frei, unbegrenzt, weit und nicht mehr abzutasten. Die Welt vergrößert sich mit einem Mal in gefühlte Unendlichkeit.

3. Die Temperatur: War sie vorher im Mutterleib genau angepasst, so kommt das Kind im Sommer oder Winter auf die Welt – in eine Temperatur, die in jedem Fall nicht ideal, weil nicht mehr auf das Kind abgestimmt ist.

4. Die Geräuschkulisse: Hört das Kind im Mutterleib gedämpfte Töne, gefiltert durch den physischen Leib der Mutter, so hört es nun direkt.

5. Die Bedürftigkeit: Jetzt muss das Kind schreien, um sich nähren zu können, um überleben zu können. Erst jetzt wird Abhängigkeit bewusst. Vorher war sie da, aber als ein einziger Organismus funktionierend, machte sich das Wesen keine Gedanken über Haben und Nichthaben; über Wärme (in der oralen Phase als Sehnsucht nach Geborgenheit weitergeführt) und Nahrung und – im

guten Falle Liebe. Bewusstsein beginnt mit Bewusst-sein von Abhängigkeit auf dem Hintergrund der Bedürfnislosigkeit, also in einem elementaren Gegensatz. Das erste Mal in der Existenz des menschlichen kleinen Wesens ist Abhängigkeit fühlbar, ganz konkret und unausweichlich. In dieser Tatsache liegt die seelische „Empfindlichkeit" der ersten Beziehung.

Am Anfang des *auf die Welt Kommens* steht Abhängigkeit, und zwar existentielle. Kommt die Mama zum Stillen Minuten später, weiß dieses kleine Wesen nicht, ob sie überhaupt kommen wird: Ein Neugeborenes hat kein Empfinden weder für Ort, wo es nun gelandet ist, noch für Zeit, also Kontinuität. Eine vergangene Minute ohne Bedürfnisbefriedigung heißt Ewigkeit, weil das Wesen nicht be-rechnen kann. „Aha, die Mama ist beim Abwaschen und kommt gleich wieder!" *Gleich* ist in diesem Zustand immer *Jetzt*. Alles IST – im Moment selbst. Und wenn nicht, dann ... ja wann? Zeitspanne ist (noch) nicht fühlbar. Abhängigkeit beginnt in diesem grenzenlosen (grenzenlos im Gegensatz zur klar begrenzten, ja abtastbaren, also fühlbaren Wasserblase, in der das wachsende Wesen schwamm) Zustand und in diesem Gefühl: Jetzt bin ich abhängig, wenn ich trinken, also Nahrung zu mir nehmen, also überleben will. Diese Abhängigkeit ist absolut. Da das Kleinstkind auch keine Tageszeit einschätzen kann, ist es in den ersten Wochen orientierungslos. Was es erkennt, ist nur die Stimme der Mutter und des Vaters. Oder modern formuliert: die Stimme des Menschen, der

188

um die Mutter kontinuierlich herum war. Das muss natürlich nicht der leibliche Vater sein. Die Stimme, die das Wesen im Bauch kontinuierlich hörte, ist die der zweiten Bezugsperson.

Wenn ein Mensch geboren wird, ist der vorhergehende Zustand unweigerlich beendet, für immer. Und doch tragen wir die Ahnung dieses Gefühls ins uns. Wir treffen auf diese Erinnerung in der Sehnsucht nach Harmonie, nach Liebe, nach Vollkommenheit. Dieser erste und den Menschen charakterisierende Bruch ist kein Trauma, sondern definiert die menschliche Existenz an sich – nämlich die geforderte Akzeptanz von Transformation. Leben IST Veränderung. Jedes Festhalten an Vergangenem wirkt sich für die Seele problematisch aus. Es ist ihr nicht eigen.

Die Erinnerung an den pränatalen Zustand ist auch die des Menschen an einen „heilen Kern", an Gott, an den Ursprung, an den Kosmos, aus dem die Seele kam und in den Körper inkarnierte. Jeder Mensch, und insbesondere Traumatisierte, haben eine gute Vorstellung von diesem Universum – sei es tiefenpsychologisch als pränatal oder spirituell als Erinnerung an Gott beschrieben. Wenn wir sie in der Therapiearbeit daran erinnern, an das Heile in ihnen, werden sofort viele harmonische Anteile aufgerufen, die im Menschen selbst wohnen. Auf diesem Hintergrund ist verständlich, weshalb ich formuliere: Heilarbeit in der Seelenbegleitung ist Bewusstseinsarbeit. Tiefenpsychologie und Spiritualität konkurrieren nicht miteinander, sondern ergänzen sich, erweitern die Welt(en) der

Einsicht.

## 16. Vergangenheit ist vergangen –

## oder wie Erinnerungen unsere Gegenwart und Zukunft

## bestimmen

Eine Seele ruft. Es ist Christines Seele. Der Vater hatte ihre Mutter verlassen, als sie acht Jahre alt war. Sie erinnert sich an einen Cafébesuch, bei dem sie ihren Vater für die nächsten sechs Jahre das letzte Mal sehen sollte. Die Mutter erklärte: „Papa zieht weg. Und wir sind jetzt allein." Es wird auch der Tag sein, an dem sie ihren Vater das letzte Mal *Papa* nennt.

Von heute auf morgen weg. Keine Ankündigungen, keine Erklärungen. Die Familie zerbrochen an einem Mittag im Café. Umzug in eine neue Wohnung, von einer herrschaftlichen Altbauwohnung in eine kleine hässliche Zweizimmerwohnung, *mit grauem Plastikboden statt Parkett.*[46] Die Mutter war auf einmal schwer depressiv. „Eigentlich saß sie nur noch auf dem Sofa und weinte. Wenn ich etwas von ihr wollte, hieß es: 'Geh spielen!'." Das Ende von etwas. Das abrupte Ende einer Familie.

In der Therapie erzählt sie, dass sie von dieser Zeit, zwischen neun und 15 Jahren, als sie dann selbst den Kontakt zu ihrem Vater suchte, kaum Erinnerungen habe – eine weiße Fläche. Leere. Das erinnert mich als *Seelenbegleiterin* an eine traumatische Situation, an

---

[46]Christine ist heutzutage Innenausstatterin und die Ästhetik der Innenräume ist ihr sehr wichtig: eben *Parkett statt Plastik* ...

eine Zeit, die zu schwierig war, um sie mit Bewusstsein zu verarbeiten. Die Seele verdrängt und lässt nur noch vage oder gar keine Erinnerungsstücke zurück – es entsteht ein weißer Vorhang, hinter den die Person dank *Seelenreisen* schauen kann, wenn sie eines Tages dazu bereit ist. Zunächst dient die Verdrängung dem seelischen Überleben. Bei Christine mehr als 30 Jahre. 30 Jahre lang weißer Vorhang, Schwere auch in ihrem Gesichtsausdruck, diese energetische Schwere in ihrer Aura. Dunkel, dicht. „Traurigkeit", tippe ich. Alte Traurigkeit...

Als Christine drei Monate später mit ihrer Therapie fertig ist, strahlt sie im Licht – tatsächlich ist sie umlichtet, ihr Herz leicht, ihre Augen leuchten, ihre Gesichtshaut verjüngt, die Aura hell und Freude in ihrem Resonanzfeld. Der Schatten ist dem Licht gewichen. Das Leben wartet auf sie. „Jetzt bin ich bereit. Ein Abenteuer!", sagt sie. Wie geht das? Dank einer einzigen Reise, in der sie erkannte, dass Vergangenheit längst vergangen ist und dass nur der Schrecken, die Angst vor dem Schrecken einer bestimmten Lebensepoche, in ihren Erinnerungen einen Abdruck installierte – einen Abdruck des Entsetzens, der 30 Jahre lang ihr Seelenleben determiniert hatte. Wahr war er deshalb nicht.

Was ist wahr? Kann Vergangenheit wahr sein, nachdem sie vergangen und nicht mehr existent ist? Oder ist sie immer nur wahr in dem Moment, in dem wir sie (er)leben? Ist wahr, was der Mensch wahr werden lässt?

Vergangenheit ist vorbei, passé in den verwehten Energien. Das ist eine Tatsache, die für uns Menschen nicht leicht zu verstehen ist. Oft klammern wir uns an Vergangenheit, als sei sie unsere Gegenwart – und somit wird sie zu unserer Zukunft. Wenn wir in der Vergangenheit leben, hören wir die Gegenwart nicht. Wir sind dann taub und blind für das Aktuelle. Denn genau so, wie wir Dinge fühlen, prägt sich unser Herz ein, stimuliert es sich, und bestimmt im Verlauf des Lebens die Entscheidungen und (energetischen) Ausrichtungen.

Insbesondere für traumatisierte Menschen ist es sehr schwer zu verstehen, dass Vergangenheit nicht mehr aktuell ist, weder zurückkommen kann noch jemals zurückkommen wird. *Vergangenheit ist vergangen,* meint für das Folteropfer: „Der Keller und die Folterknechte kommen nicht mehr wieder! Nie mehr!" Und lebend in einem neuen Land, falls das Asylrecht mit ihm gnädig war: „Es ist vorbei. Auch die Menschen, die Ihnen wehtaten, sind nicht mehr da. Und auch die kongolesische Geheimpolizei kann Sie nicht mehr verfolgen." (Hoffentlich!) Vorbei! Neues Land. Neues Leben. Neue Sprache. Neue Chance. Hat ein Folteropfer das bewusst verstanden, weil gefühlt, beginnt Heilung.

Als Christine dank einer *Seelenreise, die sie zurückführte,* verstehen durfte, dass die Jahre zwischen neun und fünfzehn gar nicht so dramatisch waren; dass sie zu ihrer depressiven Mutter Alternativen gefunden hatte, nämlich den täglichen Besuch bei einer coolen Guru-Nachbarsfamilie; dass es Zuhause zwar unendliche Leere gegeben hatte, aber kein Drama, und dass sie selbst Auswege gesucht und entdeckt hatte, die ihr beim Überleben halfen, gab es sekündlich energetische Heilung. Das Herz verstand: Die Vergangenheit war nicht so gewesen, wie die Seele es 30 Jahre lang abgespeichert und in einem Schrecken konserviert hatte. Leere war es gewesen, gefühlte Leere. „Und ich dachte immer, dass es etwas Schreckliches gegeben haben muss und deshalb war ich zeit meines Lebens traurig und auch immer auf der Hut, auf dass so etwas nie wieder geschehe!" Bei genauerem Hinsehen in der *Seelenreise,* die sich wie eine *Rückführung* komponierte, war es kein Trauma, sondern Verlorenheit, kein Drama, sondern eher Langeweile. Und genau diese Bodenlosigkeit hatte Christine motiviert, Auswege zu suchen. Ihre Seele hatte diese Zeit vergessen und am liebsten verdrängen wollen.

So gefühlt – so getan ...

Vergangenheit existiert nicht mehr. Was existiert, ist Erinnerung. Und Erinnerungen sind mit Emotionen gefüllte Bilder, die in der Seele einen Abdruck hinterlassen. Nicht die Vergangenheit, die vergangen ist, wirkt in der Seele, sondern es wirken die Bilder. Sie hinterlassen einen energetischen Abdruck in der Seele. Da alles Energie ist, auch Materie, sind Gedanken Energie. Und wohin sich der Mensch ausrichtet, wem er sich widmet, wem er sich zuwendet, dem folgt die Energie. Christine hatte den Eindruck, dass ihre Vergangenheit genau

SO gewesen war: ein Schrecken. Diesen Eindruck hatte ihr System (in ihrem Körper, in ihrem Geist und in ihrer Seele) abgespeichert und 30 Jahre lang Traurigkeit, Schwere und einen Schleier von Dichte um sie herum gelegt, im Sinne: „Mir ist etwas sehr Schlimmes zugestoßen, an das ich mich nicht erinnern will und das ich nicht verändern kann." Dieser Abdruck war es, den ich bei der ersten Begegnung wahrgenommen hatte und dieser Abdruck bestimmte auch ihre Handlungen, ihre Wahl der Partner, ihre Taten und Nichttaten, Aktionen, Gefühle, Gedanken: ihre Lebensausrichtung.

Als ein Folteropfer (aus meiner Praxis) verstand, dass es Vergangenheit in der Aktualität schlichtweg nicht mehr gibt, nur noch unsere Erinnerungen, Eindrücke, Abdrücke, atmete es auf und sprach: „Nun ist es vorbei. Wenn der Schrecken wieder vorbeikommt, atme ich. Ich atme den Schrecken weg. Ich wende an, was ich hier gelernt habe, die Meditation, und dann hört mein Herz sofort auf, wild zu schlagen, der Schweiß hört auf zu transpirieren und ich werde ruhig. Und froh. Leichter."

Was passiert?

Da Vergangenheit in der Aktualität nicht mehr existiert, bestimmen unsere Erinnerungen an die damalige Zeit unser Heute. Wahr ist nicht, was war, sondern was der Mensch daraus macht. Wem wendet er sich zu? Drama oder Heilung, Konflikt oder Lösung?

Bei Christine hatten wir in der *Seelenreise* um eine Heilreise gebeten. Wir hatten nicht gefragt: „Zeige uns den Schrecken, auf dass er noch einmal erlebt werde und somit abgegeben werden kann!" Stattdessen hatten wir die Wesen gebeten: „Wie kann Christine von der Blockierung heilen, dass all ihre Beziehungen in Brüchen enden; dass Liebe nicht funktioniert, dass Unglück überwiegt und sie in der Beziehung immer *Ende statt Anfang* sucht?" Daraufhin hatte die Seele ihr vier Stationen ihres Lebens vor das innere Auge geführt. Diejenigen vier Situationen, in denen sie stark gewesen war; in denen sie sich selbst geholfen und auf ihre Kraft vertraut hatte: Zunächst einmal als glückliches Kleinkind, durch den Flur der großen Altbauwohnung flitzend; dann als nach Alternativen suchende Zehnjährige, zu Besuch bei ihrer Freundin, eigentlich tagaus & tagein, um der Leere des Zuhauses zu entkommen; dann als Pubertierende, in der sie sich selbst entdeckte und sich als unheimlich kraftvoll und schön empfunden hatte; und schließlich die erste große Liebe, in der der Partner respektvoll und achtsam gewesen war.

All das hatte sie vergessen, besser: all diese positiven Aspekte waren im Feld der Erinnerungen (des Unterbewusstseins) unbelichtet und somit unwirksam geblieben. Der Schreck hatte all diese Anteile im Schatten konserviert.

In der *Seelenreise* konzentrierten wir uns auf die Gefühle der Stärke, auf die Kraft. Wir ließen diese durch ihr System strömen, sich im Herzen daran erinnern, was alles in ihr war. Dank dieser neuen

Erfahrung – und in einer *Reise* spüren wir dank der Bilder alles noch einmal aktuell, im Heute – veränderten wir die Ausrichtung ihrer Erinnerungen von Drama auf Selbst-Sicherheit. Wie änderten den Strom der Energie, der nun nicht mehr ins Dunkle, Schwere, sondern in die Vitalität floss. Wir veränderten Erinnerung, indem wir den einen (traurigen) Teil vernachlässigten und den positiven verstärkten. Wir änderten die Ausrichtung auf Erinnerung. Denn Erinnerungen gibt es viele. An was wir uns erinnern, hängt mit unserer biografischen Grund-Determinierung zusammen: Erinnern wir uns an den Schrecken oder an die Stärke? Bleiben wir im Drama stecken oder fühlen wir das *Vorbei*. Erinnert sich das Folteropfer an die Folter oder an die Flucht und die Kraft des Überlebens, an das *Danach?* (… wenn es ein *Danach* gibt und nicht das gesamte Leben aufgrund der Flüchtlingspolitik, eines der größten Verbrechen im 21. Jahrhundert, ein einziger Überlebenskampf wird.)

Heilung ist Bewusstseinsarbeit – und Bewusstseinsarbeit ist die bewusste Ausrichtung dahin, wohin wir uns in der Aktualität ausrichten wollen. Die *Seelenreise* und *Rückführungen* helfen, alte Wunden zu erkennen, sie zu bereinigen und das Leben somit energetisch zu befreien – von Schrecken und Leid. Wenn Sie tief verstanden haben, dass Vergangenheit vergangen ist und wir tatsächlich jeden Tag, mit jeder Handlung und Nichthandlung unsere Ausrichtung auf Leben neu bestimmen, sind Sie frei.

Diese Erkenntnis eröffnet ungeahnte Möglichkeiten von

Freiheit: Wir sind, die wir heute sind. Das, was war, geht ein in den Fluss der Zeit und verbleicht wie ein Schwarzweißfoto unter der Sonne. Marius, das Folteropfer, sprach: „Meine Erinnerungen waren so farbig, dass sie schmerzten. Jetzt verblassen sie wie die Blume, die im Winter an Leben verliert. Sie ziehen hinweg, in die Vergangenheit. Was nun Platz hat, ist das Heute. Ich lebe. Und ich bin frei – frei, mein Leben in Deutschland zu organisieren."
Angekommen in der Aktualität als Realität wählen wir und werden die Gestalter unserer Welt. Willkommen in Ihrer Welt!

## 17. Liebst Du schon oder wiederholst Du noch?
### Über die Wirkung des „biografischen Wiederholungszwangs"

„Ich liebe meine Freundin so sehr!", ruft Manuel aus und seine Augen leuchten wie Sterne. „Schön!", denke ich und frage mich, weshalb er sich zur Therapie eingefunden hat. Ganz dringend war es, mehrmals rief er an, um deutlich zu machen, dass er nicht gewillt sei zu warten – trotz Warteliste.

So sitzen wir uns schneller gegenüber als geplant. Er erzählt von diesem und jenem, und dass es mit seiner Partnerin „ab und zu" Probleme gäbe, die er hier gerne bearbeiten würde. „Denn wenn ich nur genügend an mir arbeite, dann wird alles gut laufen!", spricht er beschwörend in den Raum – in unseren Raum. „Ah – ein Glaubenssatz ...", denke ich. „Er ackert ganz schön und meint, wenn er nur hart genug arbeitet, rettet er die Welt alleine!"

Ich höre zu. Dann frage ich bestimmt nach, weshalb es denn so dringend sei? Da bricht er in Tränen aus und es fällt ihm sichtlich schwer, sich zu kontrollieren: Immer habe er Freundinnen, die leiden! Immer seien seine Freundinnen depressiv. Immer heulten sie sich bei ihm aus und er versuche alles, ja wahrlich alles, um sie glücklich zu machen. „Aber was ich auch tue, es reicht nicht! Sie fallen ins dunkle Loch und nehmen mich gleich mit!" Nun aber ginge es ihm besser, sagt er zwischen dem Naseputzen, beruflich laufe es super und ihm ginge es eigentlich gut. Und plötzlich funktioniere die Beziehung nicht mehr! „Komisch, als wenn die Liebe nur funktioniert, wenn wir gemeinsam unglücklich sind und ich versuche, zu retten – sie zu retten!"

Ohne es zu wissen, hat er „den Nagel auf den Kopf" getroffen. Wissen aber kann er es nicht. Die Praxis der Seelenbegleitung ist auch dafür da, die Ideen auszusprechen, ihnen den energetischen Raum zu geben, auf dass der Mensch seine Gedanken materialisieren kann – vom ideellen „in uns wohnen" hinaus in die Welt tragen können, indem wir sie aussprechen. Somit werden sie auch dem Sprechenden zum ersten Mal deutlich, weil bewusst.

Manuel hat mir in den 30 Minuten, in denen er sprach, sehr viel von sich erzählt, ohne es zu verbalisieren: von seinem Leben, von seiner Beziehung zu Mutter und Vater, von der Liebe. Die Liebe ist das erste, was als Kommunikation zwischen Neugeborenem und der Mutter, dem Vater stattfindet. Dasjenige, was DORT und DAMALS stattfand, diese Art der Kommunikation, legt einen Grundstein für Beziehungsleben. Dieser Satz ist eine tiefenpsychologische Interpretation, die ich für wahr halte. Bei mehr als 60 Menschen, die im Laufe der Jahre zu mir gekommen sind, höre und fühle ich diese spezifische Verbindung von: „Wie definiere ich Liebe?" und: „Wie war es damals mit meiner Mutter und mit meinem Vater?" Dies ist tiefenpsychologisches Denken, dass wir erst einmal verstehen müssen, wenn wir denn wollen: Dass das

Verursachen einer Wunde 40 Jahre lang her sein kann, und dass wir auch im 50. Lebensjahr noch in dieselbe Falle fallen können. (Menschen anderer Kulturen, wie afrikanische und arabische, die ich in meiner Praxis empfange und die noch nicht lange in Europa verweilen, ahnen diesen tiefenpsychologischen Zusammenhang, sind dieses Denken aber nicht gewohnt. „Ach, so hängt das zusammen! Sie verbinden das Gestern mit dem Heute?")

Das *Ich* wiederholt insbesondere dasjenige, was es NICHT mochte, was ihm zu schaffen gemacht hat. Dies meint, dass Beziehungsbrüche und Beziehungsmuster wiederholt werden, oft ein Leben lang. Manuel erkennt in der Seelenbegleitung, dass er einem Muster folgt, das da heißt: „Ich arbeite mich an der Beziehung ab; ich helfe und unterstütze, so viel ich kann – dennoch wird es nicht heil." Auf meine Nachfrage hin, erzählt er mir von seiner Kindheit: Als er auf die Welt kam, war sein Vater schon nicht mehr da. Die Mutter war depressiv und unglücklich, alleingelassen mit ihrem Kind. Das Verlassen des Partners hatte ihr eine Verletzung zugefügt, die sie nicht bearbeiten konnte. Sie musste ja präsent sein für ihren Neugeborenen. Sie musste funktionieren, um sich kümmern zu können, um den Sohn zu versorgen. Der Sohn aber lernte, weil spürte: „Meine Mutter ist unglücklich. Wenn ich mich nur ganz doll anstrenge, wird es ihr besser gehen!" Es ging ihr nicht besser. Manuels Mutter ist auch heute noch depressiv.

In allen Geschlechterbeziehungen wiederholte Manuel

diesen in sich aufgenommenen *Glaubenssatz,* diese unbewusst wirkende Überzeugung eines kleinen Kindes, das „nur helfen" will, damit „Mama glücklich ist". Da es keinen Vater an seiner Seite gab, der mit seinen Erfahrungen hätte ausgleichen können, seelisch und energetisch, lernt Manuel keine harmonische, ausbalancierte, freudvolle Beziehung kennen. Sie bleibt ihm verwehrt und fremd. So suchte er sich immer Frauen aus, die dem entsprachen, was er kannte. Dasjenige, das er als LIEBE definierte, war dasjenige, was er als Liebe wähnte, weil er es als Liebe erlebt hatte. Glück war es nicht.

Liebe ist nicht automatisch Glück, auch, wenn jeder Schlager, jeder zweite im Radio laufende Song versucht uns darauf einzustimmen, was Liebe sei – nämlich glücklich zu zweit, in alle Ewigkeit. Das ist eine Vorstellung, die dem Freudschen Abwehrmechanismus der *Idealisierung* entspricht und meint: Ich erhöhe eine Sache oder eine Person zum Ideal. Wahr ist diese Kausalität von Liebe und Glück mitnichten. Wir können in der Liebe glücklich sein, wenn wir mit Liebe auch Nähe, Zärtlichkeit, Freude und Selbst-Raum identifizieren. Entweder wir haben Liebe als Glück in der Kindheit erfahren oder wir klären unsere Glaubenssätze auf, die uns einst gelegte Muster wiederholen lassen, auf dass eines schönen Tages Liebe auch Glück sein darf!

So bei Manuel: Dank seiner Lebenssituation, in der es ihm immer besser geht, fällt ihm überhaupt erst auf, dass all seine

Beziehungen an Leid gebunden waren. Diesen seelischen Vorgang erkannt, legt es den Anstoß für Veränderung: „Ich möchte in der Liebe zufrieden sein dürfen!" Das in der Therapie begleitete, bewusste Erkennen führte dazu, dass er die *Wiederholung* als *Zwang* wahrnahm und in der Beziehung mit seiner Freundin besprechen konnte. Manuel suchte sich nach einigen gescheiterten Partnerschaften eine Frau aus, die selbst gerne lernen wollte und somit froh war, mit ihm die Möglichkeit der Selbstarbeit zu leben. Sie engagierte sich für eine Psychotherapie. Seitdem arbeiten sie gemeinsam an ihrem Glück: an einer freudvollen Liebe, die den einen und den anderen nährt. Im *übrigen* ist es auch kein Zufall, dass sich Manuel zu einem bestimmten Zeitpunkt eine Freundin suchte, die zur Selbstarbeit bereit war: Dies ist die An-gelegenheit seiner Seele. Offensichtlich war Manuels Seele nach einigen Lernphasen des *Ichs* bereit zu sehen und suchte sich daraufhin Menschen, mit denen ihr das gelingen konnte. Dieses Suchen ist vom *Ich* her nicht kontrollierbar und führt uns ins tiefe Verstehen und Wahrnehmen von Energiefeldern, von Resonanzfeldern, wie sie bei „systemischen Aufstellungen" als „morphogenetisches Feld" genutzt werden. Manuels Wunsch nach Veränderung (sein Ich) ist die Seele gefolgt. Energien treffen auf Energien, weil Lösungen auf Lösungen und somit Menschen auf Menschen.

Ich habe diesen Zwang zur Wiederholung das erste Mal mit Freud gedacht, als ich „Jenseits des Lustprinzips" las – ein Buch, das mich so sehr faszinierte, dass ich bis heute bestimmte Textstellen fotografisch abgebildet sehe. Freud entwarf das Modell des Wiederholungszwangs bezüglich der analytischen Psychotherapie, bei der sich der Patient am Analytiker abarbeitet, in dem er schmerzliche verdrängte Inhalte im Rahmen der Analyse wiederholt. Die im Kapitel „Über die Bedeutung der Psychoanalyse ...“ angesprochene *Übertragung* ist hier wirksam: Der Patient überträgt auf den Therapeuten, was er nicht verarbeitet hat und agiert es an ihm aus. Mich hat jedoch insbesondere die Freudsche Erkenntnis zum Wiederholungszwang interessiert, die er 1921 im Zusammenhang des Todestriebes (des Destruktionstriebes) dachte: das Unverarbeitete, Verdrängte, das Schmerzliche wird IMMER WIEDER abgespult. Ich kann heutzutage hinzufügen, dass es so lange abgespult werden wird, bis es heilt – und gar um zu heilen. Dies ist ein Phänomen, das ich meinen Ausführungen zur *Seelenstruktur* mehrfach betone: dass das Ich und dass die Seele heilen möchten. Das erstere versteht sich im Diesseits, das andere kosmisch.

Im Verlauf meines adoleszenten Lebens hat sich mein Denken nach Sigmund Freud dank Friedrich Nietzsche und der „Wiederkehr des Gleichen“ geformt. Zitate, wie das folgende, habe ich geliebt und zum Anlass genommen, wochenlang darüber zu sinnen. Ich formulierte: „Ich gehe schwanger mit einem Gedanken!“ Und tatsächlich konnte mich diese Eingebung monatelang begleiten,

bis ich das Gefühl hatte: „Nun habe ich sie tief verstanden!"
Nietzsche fasst den tiefenpsychologischen Wiederholungszwang, von
dem er nichts wusste, weil es Freud noch nicht gab, so zusammen:

*Wenn die Welt als bestimmte Größe von Kraft und als
bestimmte Zahl von Kraftcentren gedacht werden darf – und jede
andere Vorstellung bleibt unbestimmt und folglich unbrauchbar – so
folgt daraus, daß sie eine berechenbare Zahl von Combinationen, im
großen Würfelspiel ihres Daseins, durchzumachen hat. In einer
unendlichen Zeit würde jede mögliche Combination irgendwann
einmal erreicht sein. Und da zwischen jeder »Combination« und
ihrer nächsten »Wiederkehr« alle überhaupt noch möglichen
Combinationen abgelaufen sein müßten und jede dieser
Combinationen die ganze Folge der Combinationen in derselben
Reihenfolge bedingt, so wäre damit ein Kreislauf von absolut
identischen Reihen bewiesen: die Welt als Kreislauf der sich
unendlich oft bereits wiederholt hat und der sein Spiel in infinitum
spielt.*[47]

„Alles kommt wieder, aber in unterschiedlichen
Konstellationen", stellte ich daraufhin fest. Auch das zyklische statt
lineare Denken hat mich dank Nietzsche inspiriert. Es gibt (nicht
wenige) Denker, die sich ihren menschlichen Kopf mit
intellektuellen kognitiven Gehirnübungen zermartern. Friedrich

---

[47]     Nietzsche, Friedrich: *Die nachgelassenen Fragmente. Eine Auswahl.*
         Stuttgart, Reclam, 1996.

Nietzsche gehörte jedoch zu jenen, die für Eingebungen offen waren und die ihre Gedanken mit „spirit" teilten. Nietzsche „empfing" m.A.n. seine Ideen und formte diese zum Denken aus. Deskriptiv, philosophisch und erzählerisch gab er seinen Inspirationen Raum.

Insbesondere begeisterte mich in der Praxis das Beobachten des *Wiederholungszwanges* bei mir selbst, bei meinen eigenen psychischen Vorgängen, daraufhin in meiner Umwelt, bei meiner Mutter, bei meinem Vater, bei meiner Schwester und schließlich in der Gesellschaft. Heutzutage erkenne ich diese seelischen Vorgänge bei den Menschen, die als Patienten zu mir kommen, recht flink. Deshalb kann ich zutiefst bestätigen: Dasjenige, das nicht verarbeitet wurde, wiederholen wir in aktuellen Situationen, in der aktuellen Realität, während wir immer älter werden. Insbesondere bei der Liebe, nämlich im Begehren, wiederholen wir! Das Begehren, das die Voraussetzung für Liebe ist, nämlich wohin es uns zieht, ist ein Vorgang, der unbewusster kaum sein kann. Begehren entscheiden wir nicht, Begehren kontrollieren wir nicht, organisieren wir nicht – begehren tun wir. Und dabei fällt das Gefühl der Anziehung auf die im Unbewussten wohnenden Vorstellungen, die ein Resonanzfeld bilden: In wen verliebe ich mich? Wem fühle ich mich nahe?

Als Marina sich selbst versprach, nie einen Mann heiraten zu wollen, der ihr weh tun würde – so wie es ihr Vater einst tat, wenn er betrunken nach Hause kam – meinte sie das ganz ernst, existentiell ernst. Doch das war ihr (menschlicher) WILLE, nicht ihr

Unterbewusstsein. Dasjenige litt. Was geschah? Kaum 16 Jahre alt und geschlechtsreif, „verliebte" sie sich in einen Motorradfahrer, der *so schön wild* und männlich war! Er brauste mit dem Motorrad durch ihre Kleinstadt. Das fand sie toll: „Er war so männlich, so anders als all die anderen Langweiler!" Sie verliebte sich in ihn und es dauerte keine acht Wochen, da schlug er sie zum ersten Mal: „Aber da war er ja betrunken. Das kann ja mal passieren!". Es dauerte keine weiteren sechs Wochen, da nahm er sich ihren Körper in der Nacht, als er volltrunken ins Schlafzimmer torkelte. „Da habe ich noch gedacht, dass es eine Ausnahme sei! Ich wollte ihn doch so gerne entschuldigen! Ich habe ihn doch so geliebt!" Nach anderthalb Jahren Gewaltbeziehung trennt sie sich von ihm, geschunden und im Inneren (auch ganz physisch) aufgerieben, dass es Jahre brauchen wird, „bis ich wieder Liebe machen konnte."

„Wie ist das möglich, solch eine Blindheit?", werden Sie sich vielleicht fragen. Die Antwort liegt in der Tatsache, dass wir das wiederholen, was uns am meisten verletzte, dass wir also das Unbewusste anzapfen, dass das *Ich* als Teil der Seele die Wunden repetiert, bis sie als Thema im aktuellen Leben aufgearbeitet werden. Und dass wir im Zustand des Begehrens tatsächlich blind sind – oder wie Freud sagte: im Wahn. Der Zustand des Verliebtseins gleicht einem Wahn. Wir brauchen nur an uns selbst Beispiel zu nehmen und uns daran erinnern, als wir das erste Mal liebten. Im Wahn waren wir „außer uns", unbewusst wiederholend, willenlos und machtlos. *Es zog uns zum Anderen hin.* Wir waren Getriebene, Willenlose. (Weshalb Freud den Wiederholungszwang auch den Trieben zuordnet, dem Eros wie dem Destruktionstrieb. Die deutsche Sprache macht es möglich zu verstehen, wann wir *Ge-trieb-ene* sind.)

In wen wir uns verlieben, hat also leider nichts automatisch mit dem schönen Zustand der Liebe zu tun. In wen wir uns verlieben, hat mit der Wiederholung dessen zu tun, was wir einst als Liebe annahmen und wahrnahmen, mit dem, was wir als Liebe identifizierten und also wieder erkennen. Und dies hat etwas mit unserer Vergangenheit zu tun. Es kann Gewalt, Missbrauch, Betrug und im guten Falle Zuwendung, Kommunikation und Harmonie sein.

Ich möchte mit Ihnen den Aspekt des *Ichs* um die Dimension der *Seele* erweitern: Unser *Ich* wiederholt Verletzungen, die diesseits in unserer Biografie stattfanden. Die Seele wiederholt das Erleben von Wunden, die einst, irgendwann und irgendwo, stattfanden. Auch diesen Satz halte ich dank meiner Praxis für eine Tatsache. Wenn unsere Seele an etwas hängen geblieben ist, an einem Trauma oder an einer Verletzung, so wird sie diese Verletzung so lange neu *beleben,* bis sich der inkarnierte Mensch schließlich auf den Weg macht, um genau diese Verletzung anzuschauen und zu bereinigen, um sie aus dem seelischen Feld der Resonanzen zu befreien. Weit über Freuds Denken des *Bewusstseins* und *Unterbewusstseins* hinaus, in denen das *Ich* begreift, geht es bei der energetischen

208

Bewusstseinseinheit „Seele" um Kosmisches, um Makrokosmisches, sozusagen. Deshalb erweitere ich den Begriff des Wiederholungszwanges vom *Ich* und der aktuellen Realität in die Dimension vieler Existenzen und fasse vorwegnehmend für Sie zusammen: Der Mensch, der das Haus seiner Seele ist, wiederholt ebenso Wunden, die hunderte, ja tausende Jahre zuvor (oder parallel) geschlagen wurden. Diese Verletzungen der Seele können wir in *Seelenreisen* und *Rückführungen* heilen. Ich werde Ihnen deshalb in diesem Buch einige der Rückführungen, die exemplarisch sind, erzählen. Zunächst einmal wichtig zu verstehen ist: Seele funktioniert nicht chronologisch. Seele funktioniert multidimensional, tatsächlich in kosmischen, d.h. energetischen Dimensionen. Und sie funktioniert situativ. Eine Situation, die Leiden erschuf und nicht verarbeitet wurde, wird als Situation in so vielen Existenzen auftauchen, bis sie vom jeweiligen inkarnierten Menschen verarbeitet werden wird.

So kann es sein, das wir in diesem Leben eine Person treffen, mit der wir in vielen Leben  partnerschaftlich verbunden waren. Wir haben dann das Gefühl, den Menschen wieder zu erkennen; wir empfinden ein *Déjà-vu*. Wir denken vielleicht: „Den kenn' ich doch schon seit Ewigkeiten!" Tatsächlich! So ist es! Und dennoch kann in diesem Leben die Aufgabe sein, sich ein für alle mal „sauber" zu trennen. Oft kommen Menschen zu mir, die meinen: „Ich kenne meinen Partner jetzt schon so lange, über viele Existenzen hinweg, und trotzdem verstehen wir uns nicht!" Die Seele kann im Begehren auch die Aufgabe zeigen, dass Trennung von dem, der uns verletzte, immer und immer wieder, endlich getan werden soll. Dank einer *Rückführung* ist es uns dann möglich, ein für alle mal diese Wunde zu bereinigen, auf dass dieses sehr alte Muster abgelegt werden kann und wir unser Leben in der Liebe frei gestalten.

Friedrich Nietzsche wähnte im *341. Aphorismus der Fröhlichen Wissenschaft* sehr schön:

*Das grösste Schwergewicht - Wie, wenn dir eines Tages oder Nachts, ein Dämon in deine einsamste Einsamkeit nachschliche und dir sagte: „Dieses Leben, wie du es jetzt lebst und gelebt hast, wirst du noch einmal und noch unzählige Male leben müssen; und es wird nichts Neues daran sein, sondern jeder Schmerz und jede Lust und jeder Gedanke und Seufzer und alles unsäglich Kleine und Grosse deines Lebens muss dir wiederkommen, und Alles in der selben Reihe und Folge – und ebenso diese Spinne und dieses Mondlicht zwischen den Bäumen, und ebenso dieser Augenblick und ich selber. Die ewige Sanduhr des Daseins wird immer wieder umgedreht – und du mit ihr, Stäubchen vom Staube!" - Würdest du dich nicht niederwerfen und mit den Zähnen knirschen und den Dämon verfluchen, der so redete? Oder hast du einmal einen ungeheuren Augenblick erlebt, wo du ihm antworten würdest: „du bist ein Gott und nie hörte ich Göttlicheres!" Wenn jener Gedanke über dich Gewalt bekäme, er würde dich zermalmen; die Frage bei Allem und*

*Jedem „willst du dies noch einmal und noch unzählige Male?"*
*würde als das grösste Schwergewicht auf deinem Handeln liegen!*
*Oder wie müsstest du dir selber und dem Leben gut werden, um nach*
*Nichts mehr zu verlangen, als nach dieser letzten ewigen*
*Bestätigung und Besiegelung?*

So sei es.

Es geht um nichts weniger als darum, unser Dasein so zu gestalten,
als würden wir genau dieses stets erneut leben wollen.

Wiederholen Sie noch oder lieben Sie schon?

## 18. Die Liebe – gefangen im Wiederholungszwang kosmischer Dimensionen

Dunkel ist es, dunkel und feucht. Hanna, die im Trance auf ihrer Seelenreise unterwegs ist, sieht nichts, hört nichts, spürt aber einen mächtigen Druck auf der Brust, weil etwas auf ihrem Oberkörper zu liegen scheint und ihren Atem beschwert. Langsam öffnen sich ihre inneren Augen und sie kann sehen, ohne die physischen Augen benutzen zu müssen. Sie ist eingestellt auf die telepathische Erfahrungsebene. „Es ist warm hier, Regen tröpfelt auf mich drauf, ich sehe nichts, aber spüre Nässe, Feuchte." Lichter wie Scheinwerfer kreisen in der Dunkelheit. Hanna ist ein Junge, ungefähr neun Jahre alt, nennen wir ihn Hans. Hans liegt unter der Erde, sein Kopf ist nach rechts gedreht, steif: „Ich kann meinen Kopf gar nicht mehr bewegen, auch, wenn ich es will!", sagt Hanna. Hans ist fast tot. Noch nimmt er die Lichter der Taschenlampen von den Männern wahr, die nach ihm suchen. Sein Körper ist im Wald unter der Erde begraben, ein Teppich von Blättern bedeckt ihn. Daher scheint es schwierig für die Männer zu sein, ihn zu finden. „Sie suchen mich!", stellt Hanna fest. Während Hans dort liegt, an einem Herbstabend, begraben unter dem nassen Laub, bemerkt Hanna einige Minuten später: „Ich fühle nichts mehr. Alles ist schwarz. Wie abgestorben. Alles ist still. Ich sehe nichts mehr! Ich will nichts mehr!" Hans ist tot.

Was ist passiert? Was hat Hans in den Wald unter die Erde gebracht?

Wir gehen zurück, beziehungsweise hinein in die Geschichte.

Ich werde es noch öfter sagen, aber: Die Linearität ist eine Erfindung des Menschen. Die Seele als energetische intelligente Bewusstseinseinheit trägt das Gedächtnis all ihrer Existenzen und ihres Ursprungs in sich. Wenn wir Seelenreisen führen, öffnet sich die Tür zu dieser Enzyklopädie des Kosmos – ein Hinein statt ein Zurück.

Hans steht in der Küche, in einem kleinen Reihenhaus, gepflegter Garten vor der Häuserfront, eine deutsche Siedlung der 50er Jahre. Die Mutter lehnt an der Küchenzeile. Ein kleines Mädchen mit blonden Zöpfen, etwa zwei Jahre alt, spielt auf dem gekachelten Boden. Es ist Hans' Schwester. Der Vater kommt in die Küche. Er ist aggressiv, zornig. „Eigentlich ist er immer zornig. Der ist so!", sagt Hans. Hans hat sich mal wieder nicht genügend beeilt. Vater muss ihn zum Sport bringen und schimpft: „Immer sind wir zu spät. Immer muss man sich mit Dir beeilen!" Hans schnappt seine Sporttasche und denkt nur: „Immer bist DU zu spät; ich bin ja schon fertig und warte auf Dich!" Und im Stillen: „Wieso mach' ich immer alles falsch?" (Ein Denken, das Hanna in Beziehungen sehr gut kennt.)

Der Vater ist stets ein bisschen cholerisch. Warum eigentlich? Das weiß Hans auch nicht recht. Mutter schaut traurig aus dem Küchenfenster und wäscht gedankenverloren die Teller in der Spüle. Der Vater rennt aus dem Haus, Hans hinterher, immer rennt er dem Vater hinterher. Er steigt zornig ins Auto, Hans wirft sich auf die Hinterbank. Los geht's.

Hans fährt mit seinem Vater im Wagen über eine asphaltierte Straße. „Es ist ein Tunnel!" Vater rast mal wieder. „Fahr doch langsamer!", ruft Hans nach vorne. Der Vater hört ihn nicht. Er beißt auf seiner Unterlippe. Hans sieht die Scheinwerfer der Autos, die wie Lichter an ihnen vorbeifliegen. Dann plötzlich ist Ruhe. Hanna sagt: „Es ist aus. Schluss. Ich sehe nichts mehr!"

Schauen wir wieder tiefer hinein, in diese Dimension, tragen wir noch eine Schicht ab, und schauen mit den inneren Augen: Hans rennt über eine Autobahn. Die Autos hupen, aber er kommt auf der anderen Seite der Straße sicher an. „Was ist passiert?", frage ich. „Wir hatten einen Unfall. Papa ist zu schnell gefahren. Er ist verletzt. Der Krankenwagen hat ihn geholt und Papa hat mich ausgeschimpft: Ich sei schuld an dem Unfall!" Da rennt Hans weg. Das findet er ungerecht. Das kann er gar nicht glauben. Sein Herz zieht sich zusammen. Er will nur noch weg hier. Er rennt also über die Autobahn, in den Wald hinein – und stolpert. Er fällt über Äste und liegt auf dem Boden. Ruhe. „Schön ist es hier, so ruhig. Ich will gar nichts mehr. Ich will nicht mehr sein!", denkt Hans und schläft ein. Es ist kalt, die Nacht dunkel und feucht. Hanna spürt, wie sich Hans schuldig fühlt, es aber gar nicht will. Wie er im Inneren ringt, mit sich und seinem Vater. Wie er wütend auf ihn ist, wegen des Unfalls, aber insbesondere wegen der Ungerechtigkeit. (Diese Gefühle kennt Hanna nur zu gut, aus ihrem jetzigen Leben.) „Was ist jetzt mit Deinem Vater?", frage ich. Und Hanna spricht: „Er liegt im Krankenhaus und ist wütend, wie immer. Vielleicht über sich selbst, aber das ändert ja nichts daran! Er ist übellaunig, und nur so kenne ich ihn!" Hans aber hat keine Lust mehr aufzustehen. „Ich will nur liegenbleiben, ich will nicht mehr los. Mein Bein tut weh. Ich kann meinen Kopf nicht bewegen. Alles ist vorbei. Schwarz. Ich möchte nichts mehr spüren. Ich will nicht mehr sein!"

Die Männer finden den Jungen zwei Tage später im Wald, eher zufällig, weil jemand über ihn stolpert, über seinen Körper, der unter dem Laub begraben liegt. Vier Männer nehmen ihn hoch. Sie rufen. Sie sind bestürzt. Sie tragen den kleinen Körper durch den Wald. Ein Wagen der Ambulanz steht am Waldrand. Schnell prüfen die Krankenwagenfahrer den Puls des Jungen. Aber es ist zu spät. Hans ist tot.

„Nun ist Frieden!", sagt Hanna. „Aber es ist immer noch alles schwarz um mich herum." In gewisser Weise – in seelischer also energetischer Weise – liegt Hans immer noch unter der Erde. Seine Seele, nämlich Hannas Seelenanteil, ist noch immer begraben. Da kann ich als Seelenbegleiterin etwas tun: Ich frage Raphael, den Erzengel und Schützer der Seelen, ob er helfen mag? Raphael stimmt sofort zu. Wir, Hanna und ich, sehen es an dem Licht, das in unserer

Welt, in meinem Zimmer erscheint, ein Lichtstrahl von rechts nach links. Ich bitte Raphael, die Seele von Hans zu befreien, zu erlösen, mit hinauf zu nehmen, wenn er möchte. Raphael möchte. Sekunden später fühle ich strahlend weißes Licht. Hans steigt auf. „Viele Farben, insbesondere violette, umgeben mich jetzt!", flüstert Hanna. Als ich die Seelenreise beende, ist Hanna in weißes Licht gebadet. Alles wird hell. Alles ist gleißend hell. Hans ist erlöst. Seine Seele ist von der Trauer erlöst und wieder ein Teil von Hanna. Die Seele, die energetisch einen Anteil „verloren" hatte, ist um einen Schmerz befreit.

Diese Er-lösung darf ich erleben, als Hanna eine Woche später zum nächsten und letzten Termin kommt – eine energetisch völlig veränderte Frau.

– Konnte ich wahrnehmen, wie Hanna vor der Reise eine schwere Last auf ihren Schulter trug, so ist sie nun von dieser Last befreit. Oberhalb ihrer Schultern ist es hell.

– War sie vor der Reise sehr blass und der Körper von Mangel anorektisch geplagt, so sind ihre Wangen gerötet, ein Strahlen im Gesicht und der Körper scheint dynamisch und beweglich.

– Wirkte sie zuvor depressiv und belastet, so kommt sie an diesem Tage beschwingt und munter in meine Praxis, verjüngt, fröhlich.

„Und wissen Sie was? Ich habe meinen Ex-Freund zwei Mal

getroffen und es hat mir gar nichts ausgemacht!'", erzählt Hanna sichtlich stolz. „Sie wissen ja, das war vorher ganz unmöglich. Vorher wäre ich fast zusammengebrochen, weil ich mich nicht hätte loslösen können. Mama hat schon Angst gehabt um mich, ich solle doch aufpassen, damit es mir nicht wieder so schlecht geht. Aber ich habe das nicht mehr gefühlt. Vielmehr habe ich gespürt: 'Ich kann das!' Und: Ich konnte es!" Hanna umarmt mich. Wir umarmen uns. Ein Moment reinen Glücks für uns beide.

Warum kam Hanna, 21 Jahre alt, zwei Wochen zuvor in meine Praxis? Warum wollte sie mit mir eine Seelenreise durchführen?

Hanna ist ein erstaunlich reflektierter, tiefsinniger Mensch. Dennoch war sie sehr unglücklich. Sie hatte eine Charakterstruktur bei sich beobachtet, unter der sie zeitweise so stark litt, dass sie gehörig depressiv und antriebsarm, ja verzweifelt war. Beim ersten Treffen beschreibt Hanna diese Struktur so: „Sobald ich in Beziehung mit jemanden gehe, beginnt ein Prozess mit mir, den ich nicht mehr zu steuern vermag. Während ich eigentlich eine lebenslustige, aktive junge Frau bin, so falle ich dann sofort in die Dunkelheit. Mein Herz zieht sich in mir zusammen; ich werde abhängig; ich fühle mich ständig schuldig; ich habe das Gefühl, wegrennen zu wollen. Ich werde von einer unabhängigen zu einer abhängigen Person, als wenn sich ein Schalter umlegt. Das kann ich gar nicht kontrollieren! Und plötzlich sehe ich alles schwarz, nichts mehr macht Sinn. Ich fühle nichts mehr. Ich gehe nicht mehr aus, ich treffe mich mit keinen Freunden mehr. Ich habe keine Hoffnung mehr – als wenn ich begraben wäre, so dunkel ist es. Am liebsten würde ich im Boden versinken und nicht mehr aufstehen! Ich fühle mich immer schuldig! Und das einzige, woran ich dann denken kann, ist mein Freund. Ich will immer nur zu ihm hin!" Dass das nervt, das weiß sie selber ...

Nach der Seelenreise kommt Hanna in meine Praxis, mit einem Heft voller Notizen, die sie sich im Laufe der Woche gemacht hat. Sie hat ein warmes Gefühl zu *Hans* bekommen und das, was ihm widerfahren ist, versteht ihr Herz ganz tief. Alles macht Sinn. „Und wissen Sie, was mir außerdem aufgefallen ist? Nicht nur, dass ich dieselben Ausdrücke für mein seelisches Leiden verwendet habe, die Hans am letzten Lebenstag prägten, bis in seinen Tod hinein. Ich habe mich noch an drei Dinge erinnert: Seit Jahren halte ich meinen Kopf steif, nach rechts gedreht. Das hat sich jetzt gelöst. Außerdem ist mein Vater in diesem Leben ebenfalls ein recht cholerischer Mensch, der nicht selten ungerecht wütend wird. In meiner Kindheit habe ich mich oft schuldig gefühlt und doch gewusst, dass da eine Verwirrung ist, wie bei Hans."
Und noch etwas:

„Zu der Zeit, als ich geboren wurde, hatte mein Vater einen Autounfall."

## 19. Das Leiden – eine Frequenz aus verschiedenen Welten

Haben Sie sich einmal Gedanken darüber gemacht, dass Leiden und „ein Problem haben" mitnichten dasselbe sind, nicht dieselbe Qualität der Emotionen haben, sich nicht gleich anfühlen?

„Ich habe ein Problem!", sagt Martin und schaut mich an: „Ich habe kein Geld. Kannst Du mich zum Kino einladen?" Natürlich kann ich.

„Ich leide so sehr!", spricht Martina, „ich habe noch nie eine befriedigende Beziehung gelebt! Sobald ich mich auf einen Partner einlasse, sehe ich das Ende praktisch schon kommen!" Martina leidet. Sie hat kein Problem; in ihrer Herzregion treffen vielmehr Brüche auf ein Resonanzfeld und erfüllen einen Schmerz, noch bevor er sich in der Aktualität zeigt. Ihr Satz: „Sobald ich mich auf einen Partner einlasse, sehe ich das Ende praktisch schon kommen!", weist nach, dass sie einen *Glaubenssatz* lebt, der die Erfüllung einer befriedigenden Beziehung unmöglich macht, der also wie ein Damoklesschwert über ihrem Kopf, dem *Scheitelchakra* hängt.

Dieser Glaubenssatz ist nicht etwa kognitiv konstruiert, ist kein Ergebnis des Verstandes oder einer miesen Laune, sondern eine Phrase, die wie eine sanfte Brise nebligen Windes aus Dimensionen her in ihre Aktualität weht und somit seine Wirkung zeigt. Martina erinnert sich praktisch unbewusst. Sie weiß von diesem Windzug nichts; spürt in ihrem Alltag lediglich den kalten Hauch, in dem

Liebe sich nicht verwirklichen lässt. Martinas Seele erfüllt indes eine Wunde, die nicht geheilt wurde und so alt ist wie Gezeiten und Leben, Existenzweisen es sein können. Wir erfüllen immer, noch bevor wir wissen. Und Martina erfüllt ohne zu verstehen. Sie fühlt lediglich diese Auswirkung, dieses fatale Versprechen, dass Liebe in ihrem Leben nicht gelingen mag und kann.

„Ich habe ein Problem!" bedeutet, dass der Mensch hier, in diesem Dasein, in diesem Leben auf eine Schwierigkeit trifft, der er sich zu stellen hat: Geld zu verdienen, umzuziehen, sich in einer Partnerschaft zu engagieren, Trennungen einzugehen, Freunde zu suchen, seinen Kindern beizustehen … Es sind Themen, mit denen wir uns in der Aktualität unseres Lebens auseinander- setzen müssen. So wenig diese Themen *Altlasten* einschließen, nämlich Lasten, so alt wie unser Leben, unsere Biografie, und darüber hinaus so alt wie unsere Ahnen und Vorfahren, und darüber hinaus so alt wie die Existenzen, die wir bereits gelebt haben, um so energetisch „leichter" sind sie, selbst, wenn wir sie als irrsinnig schwer empfinden. *Probleme haben* sind Schwierigkeiten, die aus der derzeitigen Existenz herrühren, aus diesem politischen System, der kulturellen Ordnung, der Tradition und sozialen Lage. Je weniger sie vorbestimmt sind, desto leichter sind sie zu lösen, obwohl der betroffene Mensch vielleicht fühlt: „Sakramento! Wie soll ich das jetzt bitte schaffen?!"

Deshalb beschäftige ich mich in diesem Kapitel mit dem

Thema *Leiden,* um Ihnen zu sagen: Nicht alles ist gleich schwer und gleich dunkel. Bloß, weil wir *ein Problem haben,* müssen wir noch nicht leiden – ganz im Gegenteil: uns stellen! Jedes Problem fordert Sie zur Auseinandersetzung auf. Es ist absolut normal, dass jeder Mensch sich in jeder Realität mit aktuellen Problemen der derzeitigen gesellschaftlichen Ordnung auseinanderzusetzen hat. Denken wir ans Mittelalter, um uns hineinzuversetzen, wie schwerwiegend aktuelle Themen sein können! Oder denken wir an die Mehrheit der Menschheit, die sich gerade auf der Flucht befindet. Und doch sind aktuelle Themen energetisch leichter, selbst, wenn sie zum Tode führen oder zur bewussten Entscheidung, für eine Sache sterben zu wollen. Ohne diese bewussten Entscheidungen hätte es keine Revolutionen gegeben, gäbe es auch heute keine Befreiungskämpfer, keine Mutigen, die trotz allem bleiben und sich stellen.[48]

Haben wir in diesem Sinne ein Problem, stellen wir fest:

1. Es gibt eine Situation, zu der ich mich verhalten muss.
2. Ich entscheide mich, ob und wie sehr ich mich engagieren will.
3. Ich stelle mich bewusst der Situation.
4. Ich handle – und akzeptiere die Konsequenzen.

---

[48] So gibt es Menschen, die auch 2015 in Nigeria bleiben, obwohl die religiös fundamentalistische Terrormiliz „Boko Haram" wütet. Sie weigern sich, ihr Land aufzugeben und den Mächten sadistischer Gewalt, unter dem Vorwand der Religion, zu überlassen.

Das ist klar(er), wenn auch hart. Von dem Versprechen, dass es im Leben leicht zugehen soll, habe ich noch nichts gehört, außer „vom menschlichen Reden und Sagen". Dass das Leben schwierig ist, bzw. zu verschiedenen Zeiten große Schwierigkeiten aufwirft, im übrigen in jedem Leben eines jeden Menschen, ist nicht nur normal, sonder alltäglich. Jedes Menschenleben erfordert ein *sich Stellen*, ein Positionieren, eine Standorteinnahme. Schauen Sie sich um, und Sie werden feststellen, dass es kein menschliches Leben ohne Probleme gibt. (Vertrauen Sie dabei nicht der Boulevardpresse, sondern einem *hinter die Kulissen* schauen.)

Wir stoßen im Alltag auf ein Problem und suchen nach einer Lösung – nicht mehr und nicht weniger. Anstrengend ja, traurig ja, das Leben für Tage, Wochen, Monate einnehmend ja, aber auf der Suche nach einer Lösung. Auch, wenn wir ein aktuelles Problem haben, müssen wir nicht erdenschwer leiden. Jedes Problem fordert, ganz im Gegenteil, zur Auseinandersetzung auf. Für mich ist ein Problem, das vor meinen Füßen liegt und mich ganz aktuell betrifft, ein Wegweiser und eine Chance, eine Möglichkeit zur weiterer Bewusstwerdung auf dem Pfad der Heilung meiner Seele: „Aha, hier geht es nicht mehr lang!" sage ich mir. „Hier stolpere ich. Hier mochte meine Seele mir etwas zeigen. Hier darf ich besonders aufmerksam sein. Hier kann ich mich jetzt stellen und konfrontieren." Und dann: „Mein Weg wird von einem Stein blockiert. In Ordnung. Bestandsaufnahme. Und nun? Ich räume den

Stein aus dem Weg, indem ich hinschaue, Frieden schließe, mich nach rechts und links umschaue, vielleicht auch mehrmals um meine eigene Achse drehe, aktiv werde, ihn aufhebe. Und dann erkenne ich: Da hinten ist es hell, da gibt es einen anderen Weg. Es wird ANDERS!"

Wenn der Mensch nun zusätzlich zu einem Problem darunter leidet, dass er gerade ein Problem hat, dann wird es energetisch schwer(er) und die Seelenbegleiterin erkennt: Der Mensch hängt am Leid, hängt gewissermaßen am Leid fest, an einer Leidstruktur. Dieser Zustand muss dem Menschen nicht bewusst sein. Manches Mal fühlt er nur, dass „einfach alles so schwer ist", dass nichts leicht fällt, dass das Leid ihn begleitet, egal, was er tut, und dass er leidet, selbst wenn er gar kein Problem hat. Viele Menschen sagen mir: „Mir müsste es eigentlich gut gehen. Ich habe kein Problem. Aber warum ist alles immer so schwer, sogar das Aufstehen?" Das Schwere verweist uns auf das Energetische, auf den energetischen Raum der Seele.

Die Seele wiederholt unverarbeitete Ereignisse, Handlungen und Konsequenzen so lange, bis die inkarnierte Seele, also der Mensch, sich den Fragen bewusst stellen kann. Seele will heilen. Seele will energetisch rein sein. Seele, als Energieeinheit, möchte sich an das Feinstoffliche und die uns umgebenden Energien anschließen. So vermehrt sie sich, energetisch, so reichert sie sich an, so wächst sie. So erfüllt sie.

In der schamanischen Heilarbeit kenne ich die Aufarbeitung der seelischen Themen mit den telepathisch übermittelten Worten: „Endlich kommst Du! Wir haben schon so lange auf Dich gewartet!" Dies ist immer ein Hinweis, der meint, dass die feinstofflichen Wesen schon sehr lange auf „eine von uns" aus der gesamten Ahnenreihe gewartet haben. Für die Seelenarbeit bedeutet es: Einer muss kommen; einer kommt und der eine räumt auf, für vergangene und folgende Generationen.

Zum näheren Verständnis der seelischen, energetischen, schamanischen Arbeit schauen wir uns gemeinsam die Erkenntnisse an:

1.	Wir, die Menschen, Verbindung von Körper und Seele, also inkarnierte, Fleisch gewordene Seelen, leben auf dieser Erde eine bestimmte Spanne von Zeit. Die Leidensthemen, mit denen wir uns hier, in unserem aktuellen Dasein, auseinanderzusetzen haben, sind Themen als Probleme, die wir schon in frühen Jahren bei uns selbst und auch bei unseren Kindern spüren können, wenn wir hinschauen wollen, sogar bei Kleinkindern. Jeder Mensch hat bestimmte Themen in seinem Leben, die bearbeitet werden wollen: Beziehung/Kommunikation/Geld/Macht-Ohnmacht/Missbrauch/ Selbst-bewusst-sein ... Es können Themen sein, die aus unserer Biografie her resultieren und durch die Zeit der ersten Erdenerfahrungen mit Mutter und Vater eine Grund-Determinierung haben entstehen lassen. Das Leiden als eine *Altlast* meint hier: so alt wie das derzeitige Leben. In diesem Fall kommt die Tiefenpsychologie zum Tragen, die unser Leben prä- und postnatal anschauen und analysieren wird. Es ist sehr gut möglich, dass der erste Kontakt mit Kommunikation, nonverbal und verbal, mit Mutter und Vater, eine Grund-Determinierung an Leid entstehen lässt. Wenn Blicke sich nicht treffen und das Kind ins Leere schaut; wenn in der körperlichen Anwesenheit die seelische Abwesenheit regiert, wenn emotionaler Missbrauch, körperlicher Missbrauch, emotionale Vernachlässigung, Überforderung, Schuldgefühle und/oder Angst herrschen. Dann kann all dies dazu beitragen, dass sich der Mensch unendlich schwer fühlt und *Glück als Licht,* als sehr leichte Seinsqualität, nicht kennt. Leid kann demnach aus diesem Leben resultieren, aus Erfahrungen, die sich in der frühen Kindheit, seit der Geburt, in die Seele des Menschen eingraviert haben. Dieses Leiden bezeichne ich als Probleme des Menschen.

2.      Nun gibt es auch Themen, die älter sind als unser Leben, älter als Mutters und Vaters Existenz und die von der Seele mitgebracht werden, die auch mit dem Beginn des Erdenlebens bereits vorhanden sind und sichtbar werden können (beispielsweise die große Angst eines Kleinkindes vor dem Alleinsein oder Schreibabys oder Essensthemen).

So erlebte ich ein zweijähriges Mädchen, das unheimliche Angst, erinnernd an Todesangst und Panik, davor hatte, dass die Eltern sie in der KITA allein und zurück lassen würden. Für immer!

Ich kannte jedoch die Eltern und wusste, dass sie sehr nette Menschen waren und dass das Kind aus dem jetzigen Dasein keine Verlusterfahrungen oder traumatischen Erinnerungen haben konnte. Es war schmerzlich, mit anzusehen: Wenn Vater oder Mutter das Kind in der KITA abgaben, schrie die Kleine aus voller Kehle, herzzerreißend und sehr lange, bis zu einer dreiviertel Stunde lang, untröstlich. Sie konnte sich kaum beruhigen und in seine Augen war die Panik eines endgültigen Verlassenwerdens geschrieben. Eines Tages, als sich das Mädchen mir vertraut näherte, nahm ich es auf meinen Schoß und sprach in seine Augen, also in seine Seele hinein: „Hey, weißt Du, dass Deine Eltern immer wiederkommen?" „Ja wirklich?", fragte es zweifelnd. „Ganz sicher!", wiederholte ich eindringlich, in seine energetische Präsenz sprechend, durch seine Augen hindurch. „Deine Mama und Dein Papa, sie kommen immer wieder. Immer!" „Ja? Ist das so?", fragte es erneut. „Ja, so ist es. Das ist sicher. Darauf kannst Du Dich verlassen! Sie holen Dich hier immer und immer wieder ab!"[49] Daraufhin rutschte das Kind von meinem Schoß herunter, nahm mich an die Hand und ging ins Spielzimmer. Es ließ meine Hand los, wischte sich die Tränen vom Gesicht und setzte sich auf den Boden, um mit einem Freund am Baukasten zu spielen. Die Situation hatte sich erledigt; sie war

---

[49] Dies konnte ich nur versprechen, weil ich es als eine Tatsache in seinem Aurafeld wahrgenommen habe. Hätte ich energetisch gespürt, dass es einen Bruch geben kann, ein Todes- oder Trennungsereignis jedweder Art, mit dem sich das Kind im jungen Alter zu konfrontieren hat, hätte ich dem Kind ein solches Versprechen nicht gegeben.

bereinigt.

Wir Eltern können diese Themen bei Kindern, auch bei Neugeborenen wahrnehmen und unsere Unterstützung zur Stabilisierung des jungen Gegenübers leben. Wir *Seelenbegleiterinnen* wissen, dass die Kinder zu bestimmten Eltern kommen, weil sich ihre Seele die Eltern ausgesucht hat. Die Konfrontation mit einem Thema ist demnach kein Zufall, sondern ein *um Klarheit ringen* der Seele – immer und immer wieder, bis sich ein Mensch diesem Thema widmet. Oft entwickeln sich die Kinder im Gegensatz zu ihren Eltern, in Abgrenzung, im Erkennen, was sie alles nicht machen möchten, welche Fehler sie nicht wiederholen möchten. Das ist gut so; das darf so von den Eltern angenommen werden. Im genannten Falle kann es eines Tages notwendig sein, dass sich das Kind seiner Angst und den dazugehörigen Ursachen stellt. Wenn dieser Tag gekommen ist, wird es erfreulich sein, eine Seelenbegleiterin an der Hand zu haben, die tiefenpsychologisch und energetisch, die verbal und nonverbal arbeitet, um den seelischen Ursprung des Themas anschauen zu können, den Ursprung, der Dimensionen weit entfernt liegen kann und sich nicht im Raum des Unbewussten der diesseitigen Existenz aufhält. Dieses Kind wird ein spirituelles Bewusstsein benötigen, um zu verstehen, weshalb es bei jedem Partner eine tiefe, bohrende Angst hat, verlassen zu werden.

Solche derart alten Themen gibt es nicht viele im Leben eines Menschen: Alle Menschen haben zwei bis drei alte, also über viele Leben hin mitgebrachte und noch nicht aufgeräumte Themen, bei denen wir von einer *Altlast* sprechen können. Diese, von der Seele unverarbeiteten Themen, erzeugen tiefes Leid, das tiefenpsychologisch allein nicht zu lösen ist. Sich diesen seelischen Schwierigkeiten zu stellen, daran misst sich denn auch die gesamte Qualität unseres Lebens, des Körpers und der Seele. Der/diejenige, der/die den Garten umgegraben und aufgeräumt hat, fühlt sich leicht, hell, getragen, Selbst-bewusst, auch, wenn in der Aktualität Probleme auftauchen, mit denen er/sie sich auseinanderzusetzen hat. (Ich kenne manche Flüchtlinge, die sagen: „Ich weiß, dass ich zu jeder Zeit sterben kann. Das ist mir klar." Und damit haben sie als Mensch im tiefen Grunde recht.)

Vor der Auseinandersetzung mit *Altlasten* zu fliehen, hilft nicht. Es ist praktisch unmöglich. Niemand kann vor der Insichtnahme seines Selbsts fliehen, auch, wenn er sein Leben lang seine Augen verschließt; auch, wenn er ein Leben lang versucht, taub und blind zu sein. Dann wird der Mensch diese Themen in der nächsten inkarnierten Existenz vors Auge geführt bekommen. Das scheint uns Seelenbegleiterinnen, den Schamanen, den spirituell Arbeitenden sicher.

3.　　　Nicht jedes Leiden ist gleich schwer. Auch vom Leiden gibt es sehr unterschiedliche Qualitäten: leichte, schwere, erdrückende, allgemeine Verstimmungen, dunkel, grau, rot ... Die sehr alten Leiden, die über viele Existenzen hinweg mitgetragen wurden, fühlen sich als eine Schwere, oft als seelische und körperliche Schmerzen an, deren Konsistenz für unser Sein stets ausdrücklich stark, dunkel und erdrückend ist. Mit ihnen zu leben, verdunkelt unser gesamtes Leben, unsere Aktualität, unsere tägliche Realität, unsere Gedanken, unsere Perspektiven, unsere Ideen. Sie bestimmen die unaufgeräumten Glaubenssätze und unsere (fehlenden) Visionen. Fatalerweise ist es für den betroffenen Menschen so, dass dunkle Gedanken auch keine helle Realität erschaffen. Wenn es uns an Licht mangelt, an Ideen und Visionen, wie können wir unseren Weg als Zukunft entwickeln und die Hoffnung und in der Folge den Mut haben, die Welt nach unserem Vorbild zu gestalten?

Diese alten Leiden, mitgebracht aus Dimensionen und Existenzen, drücken sich gefühlt in schwarzen Löchern aus, in schweren Depressionen, endogenen wie exogenen, in Zwangsgedanken, in manchen Psychosen, in multiplen Persönlichkeiten, in manchen Schizophrenien[50] und in der gesamten Psychosomatik: wenn Seele auf Körper trifft. **Psychosomatische Leiden sind meistens Leiden an einer Altlast.** Sie treten selten durch *ein Problem haben* auf, nicht durch eine Schwierigkeit, der es sich zu stellen gilt. Sie treten jedoch scheinbar „von heute auf morgen" in der Aktualität auf, wenn es einen Auslöser gibt, der

---

[50]  Ich möchte nicht ausschließen, dass es Psychosen und Schizophrenien gibt, die genetisch begründet sind und auf seelischer Ebene allein nicht geklärt werden können. Diese Annahme wird aufgrund der Schwere und der Mannigfaltigkeit der Symptome bei Schizophrenien beispielsweise unterstützt.

Erinnerungen wach ruft. Erinnerungen sind in diesem Sinne energetische Abdrücke, die sehr alt sein können, entstanden vor vielen Jahren, meist vor Jahrzehnten, zu Lebensbeginn oder eben viel früher zu anderen Existenzzeiten. Psychosomatische Themen sind immer alte Themen, sei es, mit Beginn unseres neuen Erdenlebens sichtbar geworden und begründet oder sei es in dieses Dasein mit hinein gebrachte. Alte Themen können ein Erdenleben lang alt sein oder ganz alt, viele Leben alt. Und das ist für die Seelenbegleiterin sichtbar, spürbar und hörbar an der Qualität:

4.      Leiden können wir unterscheiden an: Energie, Gewicht und Farbe. Wie transparent bis dicht, wie leicht bis schwer, wie grau, schwarz oder rot fühlt sich das spezifische Leiden an? Jedes Leiden lässt sich differenziert beschreiben und gibt uns Seelenbegleiterinnen Indizien für die Zeit der Entstehung, für den Schweregrad, für die Entstehungsgeschichte und das zugrunde liegende Gefühl, wie Tod/ Verrat/ Wut/ Trauer/ Schuld ... Eine Patientin beschrieb ihr Nierenleiden als dicht/schwer und rot. Das Nierenleiden verwies auf ein altes unbearbeitetes Leiden, zurück in die Kindheit reichend, auf ein Mutterthema und auf Wut, die nicht geäußert wurde. (Im Falle der Patientin eventuell in den Mutterleib zurückreichend, in dem sie sich als Zwilling den ersten Seins-raum teilen musste). Bei der anschließenden verbalen Bearbeitung wurde meine Annahme bestätigt. Mittlerweile, dank meiner täglichen spirituellen und telepathischen Praxis, ist es mir oft möglich, im Aurafeld des

Menschen zu lesen, d.h. zu wissen, woran und wie stark derjenige leidet, noch bevor er sich verbal mit mir ausgetauscht hat: Sein Energiefeld bringt die Informationen mit.

Die Menschen, die „seit Ewigkeiten leiden", lösen sich nur sehr ungern von der gesamten Leidstruktur. Sie sind sozusagen darinnen gebettet oder schwimmen darinnen. Dass sie darinnen gerne schwimmen, wie eine Patientin die Zuwendung zum Leid formulierte, kann auf eine pränatale, im Mutterleib entstandene Wahrnehmung verweisen, auf ein Gefühl von Enge, von Geschlossenheit und Aussichtslosigkeit, erfahren im Fruchtwasser. Das Universum des Mutterleibs kann harmonisch paradiesisch oder auch als „zu begrenzt und dicht" empfunden werden. Das Gefühl, im Leid gebettet zu sein, kann uns darüber informieren, dass es sehr alt ist, dass sich die Seele „darin gebettet" fühlt.

Die Grundstimmung Leid wird vom Menschen nicht gerne aufgegeben, weil sie bekannt und wohlig ist, oft als warm und schützend erscheint. Auch wenn ein depressiver Mensch diese Tatsache zunächst nicht zugeben mag, weil er unter dem Leid ja wahnsinnig leidet: Aber das Leid ist oft der treueste Begleiter, den diese Menschen je hatten. Das kreiert diese gewisse Abhängigkeit an ein Gefühl, unter dem zwar furchtbar gelitten, das gleichzeitig aber von dem Ich als Beziehung genutzt wird, als eine spezifische Beziehung zu sich selbst. Es ist dann ein ambivalentes Verhältnis zum Leiden – es wird gefürchtet und gebraucht. Diese

Leidgrundstruktur oder Grund-Determinierung zum Seelenschmerz liegt allen Handlungen, allen Entscheidungen zugrunde, ja: dem gesamten Leben. Wie ein Boden, auf dem nichts wachsen, keimen, grünen kann, auf dem kaum etwas gedeihen mag, liegt diese Erde dem Leben im Diesseits als Untergrund. Dann wende ich mich als Seelenbegleiterin dieser Grundstruktur und den Problemen, die lediglich darüber liegen, durch Gesprächs- und Reisearbeit zu.

In einer eigenen schamanischen Reisearbeit durfte ich erfahren, dass ich beim Schreiben einerseits im Zuhören eine Empfangende bin und andererseits durch das Verschriftlichen eine Ausführende, nämlich diejenige, die Ideelles materialisiert, die Ideen aufs Papier und somit in die Welt bringt. Dabei wurde mir folgendes zuteil, wurde mir telepathisch mitgeteilt: „Weil es Schatten ohne Licht nicht gibt, gehört die Auseinandersetzung mit Themen zu unserem Leben ganz natürlich dazu. So wie der Magnet Plus und Minus besitzt, so wie der Kosmos aus Licht und Dunkelheit gemacht ist, so ist Euer Leben. Nur ihr Menschen habt Angst vor diesem Wissen. Nur ihr Menschen könnt nicht akzeptieren, dass Dunkelheit Teil des Lichtes ist, dass es Schatten ohne Licht nicht geben kann. Nur ihr Menschen wollt nicht verstehen, dass alles EINS ist: Es gibt nichts, was nicht von Gott, von der universellen Energie käme. Es braucht die Trauer, um die Freude zu sehen; die Schuld, um zu verzeihen und die Dunkelheit, um sich über den Tag zu freuen. Verstehe Mensch: Ich bin Du und Du bist ich!"

Wenn wir diese dank Eingebung übermittelte Nachricht akzeptieren können, was auch mir in Anbetracht des großen Leidens in der Welt immer wieder schwerfällt und zu denken gibt, fällt uns eine große Belastung von unserem Herzen. Zumindest darf sich das Schuld-Gefühl, das sich so unnütz über unsere Fehler, weil Lebensprüfungen, darüberlegt, dann auflösen. Es bedeutet nämlich für uns alle: Wir tragen den Heilen Kern des Göttlichen in uns. Das wissen wir. Wenn wir verstanden haben, dass es kein Gut und Böse, keine Dunkelheit und kein Licht, sondern lediglich verschiedene Facetten/Farben des Lebens gibt, entfallen auch die Bewertung und die Beurteilung – vor allem: die Selbstverurteilung und die Selbstbestrafung. Dann entfallen die schwer wiegenden Schuldgefühle. Wenn wir nicht falsch sein können, warum zusätzlich darunter leiden, dass wir ein *Problem haben*, das wir gerade in einem Prozess der Bearbeitung aufzulösen versuchen? Wozu zusätzlich leiden, dass wir gerade an etwas leiden und es zu lösen haben? In manchen Zeiten bearbeiten wir; in manchen Zeiten leiden wir; in manchen Zeiten trauern wir; in manchen Zeiten sind wir glücklich und manchmal in der wahren Freude: Alle Gefühle sind gleichrangig. Alles kommt von EINEM. Alles macht SINN.

Ich möchte Sie damit einladen, im JETZT anzukommen. Leiden ist wie die Dunkelheit: Das Licht erscheint stets daneben, ist wie die andere Seite auf dem Planeten Erde, auf dem der Tag beginnt, wenn dort die Nacht einsetzt. Es bedarf unserer Zuwendung zum Licht, zur Lösung, zur Handlung, einer Blick-Verrichtung, seitwärts, um zu sehen:

Das alles ist Leben.

## 20. Die Kraft des Narzissmus –
## Die Spiegelung des Größen-Selbsts und über die Lust auf
## Mutterbindung

Ein Kind kommt auf der Welt an, hat sich bei der Geburt durch den Geburtskanal gepresst, um sich draußen, im neuen unbekannten Außenraum wiederzufinden. Rüdiker Dahlke verweist in seinem Artikel *Wo die Angst ist, ist der Weg*[51] zutreffenderweise darauf, dass die Harmonie des pränatalen Zustandes, die ich bereits ansprach, doch zeitlich recht begrenzt ist: Nach dem sechsten Monat wird es eng. Im Bauch der Mutter wird es immer weniger Platz geben, bis sich das Kind nicht einmal mehr drehen kann. Nach neun Monaten des Aufenthalts im Innenraum will das menschliche Wesen dann unbedingt nach draußen, will geboren werden. Der Geburtsprozess beginnt. „Für das Ungeborene nimmt die anfangs scheinbar unbegrenzte Weite des Fruchtwasserreiches im Zuge der Schwangerschaft immer mehr ab. Die bergende Höhle des Mutterleibes, die ihm zu Beginn Empfindungen von Weite und Einheit ermöglicht, bekommt mit dem Näherrücken der Geburt etwas geradezu höllisch Enges. Wo zu Anfang freies Schweben in Grenzenlosigkeit die Grundlage späteren Urvertrauens legte, tritt der Gegenpol ein."[52]

---

[51]    Rüdiker Dahlke *Wo die Angst ist, ist der Weg*. KGS Berlin, 11/2014
[52]    ebenda., S.22

Insofern ist, ich wiederhole mich, das Geburtstrauma als tiefenpsychologische Begrifflichkeit obsolet, denn Wandlung, Veränderung und Transformation beginnen nicht erst im Moment der Geburt, sondern bereits im Mutterleib selbst. Dort beherbergt, handelt es sich nicht um EINE homogene Struktur, nach der sich der Mensch sein Leben lang sehnen wird: In den neun Monaten des Wohnens im Mutterleib ist Veränderung ebenfalls das Kennzeichen des menschlichen Lebensprinzips. Die Sehnsucht des Menschen nach einem homogenen Universum, nach Grenzenlosigkeit und nach Ewigkeit ist m.A.n. mit der Zeit im Mutterleib verbunden, aber insbesondere auch diejenige nach dem Ort, woher die Seele kommt; nach dem, was Seele ist. Zum besseren Verständnis erzähle ich Ihnen von einer Begebenheit aus meiner Praxis:

Vor sechs Monaten kam eine Frau zu mir, die ihr Baby im dritten Monat verloren hatte, eine Fehlgeburt. Ich schlug ihr vor, diese Seele auf einer *Seelenreise* zu besuchen, falls beide damit einverstanden wären, die Mutter und die von der Erde wieder gegangene Seele. Beide gaben mir ihr Einverständnis. (Um das Einverständnis der Seele zu erfragen, verbinde ich mich in Lichtgeschwindigkeit, meint *sofort,* mit meinem Energiekörper und den uns umgebenden Wesen, den feinstofflichen und den *Geistführern*. Von dort erhalte ich telepathisch übermittelt deutlich und klar die Antwort.)

Nachdem ich das Ritual eingeleitet hatte, konnte diese Frau, die zum allerersten Mal in ihrem Leben „seelisch" reiste, die Seele wahrnehmen: Wir kamen in einem grenzenlosen weiten Raum an, indem viele Energien, vorstellbar wie eine Art von Amöben, miteinander umherflogen, schwirrten, sich amüsierten, spielten. Wir fühlten auch den Unterschied von jungen und alten Seelen. Außerdem nahmen wir diese (für mich mittlerweile typische) Allwissenheit aller sich bewegenden Energieeinheiten wahr. Die Seele, die sich von der Frau aus dem Körper wieder exkarniert hatte, konnte Kontakt aufnehmen und die Frau konnte erfahren, wie sehr sie geliebt wurde, auch als Mutter gerne wieder besucht werden würde, dass die Seele aber zum Bleiben auf der Erde noch nicht bereit gewesen war. Das Körperliche, das Schwere, die Gravität waren ihr noch zu fremd. Für den Moment, der in kosmischen Dimensionen eine Ewigkeit bedeuten kann, bevorzugte sie durch den Kosmos zu fliegen und frei zu sein. Als meine Patientin fragte: „Warum bist Du zu mir gekommen?", antwortete die Seele: „Weil ich dich liebe!" Und auf die Frage hin, weshalb sie dann wieder gegangen sei, sprach die Seele zwei Wörter: „... zu schwer, alles so schwer ..."

Würde man den Begriff des Geburtstraumas beibehalten, müsste man den gesamten Prozess der Inkarnation als ein Trauma bezeichnen. Die Menschwerdung, d.h. der Moment, in dem sich die Seele entscheidet, ins Fleisch zu kommen, ist jedoch an Gegenpole, an Weite und Enge, gebunden, so wie das Dasein auf dem Planeten

Erde überhaupt in Polaritäten existiert.

Stellen wir uns nun vor, dass das Kind in der Welt eingetroffen ist und im Arm seiner Mutter liegt. Beide befinden ich noch in dieser Einheit, in der Symbiose, obwohl die Nabelschnur getrennt wurde. Das symbiotische Gefühl ist die Wahrnehmung des *Eins-Seins* trotz physischer Differenz und Abgrenzung. Sowohl die Mutter als auch das Kind wähnen sich in einer atmosphärischen Blase. In diesem Stadium handelt es sich um das erste *Spiegel-Stadium*: Schaut das Kind in die Augen der Mutter, erblickt es sich selbst. Und auch die Mutter empfindet eine Fusion, in der das Andere Teil des Eigenen ist. Die Selbst-Liebe der Mutter spiegelt sich im Kind, die Fähigkeit zur Liebe allgemein. „Du bist schön, so wie Du bist", lässt das Kind im Licht der Mutter erstrahlen. Deshalb ist es so wichtig, dass eine Mutter-Frau überhaupt zur Selbst-Liebe fähig ist. Die narzisstische Liebe ist die Liebe zu sich selbst, zu seinem eigenen Spiegelbild.

In der griechischen antiken Mythologie wird *Narziss* als ein 16-jähriger Jüngling so dargestellt, dass er dazu verurteilt war, nur sein eigenes Spiegelbild erblicken zu können und nur dieses zu lieben, zu begehren. Da er ins Wasser schauend sein eigenes Bild jedoch immer wieder verlor, weil sich Wasser bewegt, verlor er zugleich auch immer wieder sein Selbst – sich selbst. Dieser Narziss ist nur an sich, an sein eigenes Ich-Ideal gebunden, das ihm dennoch immer wieder aus seinem Blickfeld entschwindet. Narziss kann – so die Mythologie – sein Spiegelbild weder berühren noch sich von ihm lösen. Er krankt an diesem Konflikt und verwandelt sich aus dem zu erleidenden Schmerz in eine Narzisse.

Die erste postnatale Bindung als Narzissmus, angelehnt an die antike Mythologie, zu beschreiben, macht Sinn. In diesem Vergleich kommt das seelische Leiden eines realen Narzissten am besten zum Ausdruck: Das eigene Ich-Ideal „verschwimmt"; es ist nicht zu halten; es ist nicht von Dauer; es beherbergt keine Kontinuität; es ist im Moment selbst verhaftet, der immer wieder vergeht, so wie das Wasser Wellen wirft. Es ist darüber hinaus nicht mit dem Anderen, mit der Welt, mit sogenannten Objekten verbunden. Die in der Literatur zum Narzissmus gestellte Diagnose kann treffender nicht zusammengefasst werden. Dem Narzissten stehen keine anderen Idealbildungen zur Verfügung als sein Selbst. Wenn er nicht SICH im Spiegel erkennt, sieht er niemanden. Zwischen der Idee seiner eigenen Grandiosität, seiner Schönheit einerseits, die er im Wasser gespiegelt sah, und dem Gefühl absoluten Selbst-Verlusts, als es sich dann auflöste, fällt der narzisstische Charakter zwischen „Himmel und Hölle" hin und her – und vergeht daran. In der Realität haben wir es dann mit dem Suizidgedanken zu tun.

Die Kraft des Narzissten ist die Selbstliebe im Erkennen seines gespiegelten Selbsts: des Größen-Selbsts. Die Dunkelheit des Narzissten ist der Verlust des Wahrnehmens seines Selbsts und das damit verbundene Abrutschen in die Schattenwelt, in der es dunkel und leer ist und in der ihm nicht einmal eine Ahnung seines Selbsts bleibt. Die Einsamkeit ist grandios, so wie es die Schönheit war ... In der Gefühlswelt des narzisstischen Menschen ist alles intensiv – sowohl das Leid als auch das Glück.

Der Narzisst ist also primär auf sich bezogen. Im pränatalen Universum schwamm der Mensch allein, aber im Gefühl, im Bewusstsein der Zweisamkeit, weil er mit der Mutter verbunden war. Wenn der narzisstische Mensch sich selber wähnt, sich an seine Grandiosität anbindet, an die Kunst, an die Kreativität und Innovation, ist er im Alleinsein gefühltermaßen zu zweit, verbunden mit dem Anderen, so wie einst mit der Mutter. Dann fühlt er sich nicht allein, sondern voll und reich. Wir können dieses Phänomen immer wieder bei Künstlern aller Art wahrnehmen und auch ich fühle diese Beschaffenheit deutlich: Im Alleinsein sind wir nicht allein. Die Kunst, in meinem Fall das Schreiben, verbindet uns mit unserem Selbst. Wir wähnen uns zweisam. Kunst ist dann unsere Verbindung zur Welt schlechthin, psychoanalytisch gesprochen: ein introjiziertes Objekt, ein Objekt, das als Teil von uns empfunden wird. Die Kunst steht in unserem Ich-Ideal als Vision und zieht uns im Lichte nach vorne. Sie ist Sinn und Existenz. Sie ist die Projektion des Größen-Selbsts in die Welt.

Kommt ein Mensch auf die Welt, erblickt er in den Augen seiner Mutter sich selbst. Sprechen die mütterlichen Augen: „Ich liebe Dich!", fühlt das Kind: „Ich bin geliebt. Ich liebe mich!" Es sieht im Strahlen des Anderen sich selbst, so wie Narziss, als er ins Wasser blickte, sein eigenes Gesicht erkannte. Die Mutter, das „Andere" wird zunächst nicht als etwas anderes, als Objekt erkannt, sondern als Verstärkung des Eigenen. Wir könnten sagen: als das in sich aufgenommene Gegenüber, das dann als eigenes Selbst empfunden wird. Ich habe ein Foto von meiner Tochter, als sie drei Wochen alt war und an meiner Brust sich nährte. In ihren Augen spiegelt sich das ganze Universum wider, ihr Universum, das ihre Welt war: "Mama und ich." Die Blase, in der wir beide uns befanden, war Einheit, war Zweisamkeit in Einheit. Ich selbst liebte das Stillen. Anfangs, als ich physisch noch genügend Kraft besaß, stand ich zum Stillen, gemerkt alle zwei Stunden an einem Tag von 24 Stunden und dies drei Monate lang – extra auf, legte Jan Gabbarek, meinen Lieblings-Jazz-Saxofonisten ein, setzte mich bequem mit dem Stillkissen auf mein gemütliches Sofa im Wohnzimmer und schaute eine dreiviertel Stunde lang in das Gesicht meiner Tochter. Sie war so wunderschön! Der Mund bewegte sich, die Augen geschlossen oder offen in der Suche nach mir. Und ein Blick, wenn sie blickte, so tief, das ich gesendet bekam: „Ich komme von ganz weit her zu Dir … ." (Damals hatte ich noch keine schamanische Ausbildung absolviert und kannte die Seele lediglich als tiefenpsychologische Interpretation.) Und noch heute, mittlerweile neun Jahre alt, ist diese Mutter-Kind-Welt ein großer Teil ihres Planeten. Wenn es ihr mal nicht so gut geht, sie sehr müde oder krank ist, kuschelt sie sich an mich, möchte in meiner Wärme die Nacht mit mir verbringen, unter der warmen Decke, zu zweit und doch getrennt. Dann sagt sie, sich an mich schmiegend, so nah es eben geht: „Mama, mit Dir zu kuscheln ist die beste Medizin."

Wieder psychoanalytisch gesprochen, entgeht dem Narzissten in der ersten Lebenszeit, im Spiegelstadium, nämlich im Spiegel der Mutter, die Übertragung seiner narzisstischen Lust auf einen realen Anderen als das geliebte Ideal. Schaut er in die Augen und Präsenz der Mutter, erblickt er ja nicht sie, sondern SICH. Das ist in diesem Stadium vollkommen normal, weil dem Menschen eigen. Die im Menschen inkarnierte Seele lebt in diesem ersten Spiegelstadium das ungebrochene Ganze, das All-Umfassende. Und weil dieses Spiegelstadium sehr intensiv, angefüllt mit Zweisamkeit als Einheit ist, ist es ebenso bedeutsam. Sigmund Freud hat mit narzisstischer Liebe die reine Selbstliebe bezeichnet. Tiefenpsychologisch sprechen wir hier von der Libido als Eros, als Lust, auch als erstes Begehren: die Lust auf sich selbst. Für Freud war es nicht die Lust auf sein eigenes Selbst, wie es Heinz Kohut als Selbstpsychologe herausgearbeitet hat. Die Liebe zum eigenen Ideal ist für Freud ein Mangel, eine Krankheit, nämlich Voraussetzung zur Perversion. Freud verurteilt die narzisstische Liebe als infantile, die keine Entwicklung erfahren hat. „Diesem Idealich gilt nun die Selbstliebe, welche in der Kindheit das wirkliche Ich genoss. Der

Narzissmus erscheint auf dieses neue ideale Ich verschoben, welches sich wie das infantile im Besitz aller wertvollen Vollkommenheiten befindet. Der Mensch hat sich hier, wie jedes Mal auf dem Gebiet der Libido, unfähig erwiesen, auf die einmal genossene Befriedigung zu verzichten."[53] Ich habe Lust, Sigmund Freud zu fragen: „Weshalb sollte er auch? Weshalb sollte der Mensch auf die einst genossene Befriedigung, später bezeichnet als Lustprinzip, verzichten? Weshalb sollte es nicht integrierbar sein?" Dieses Denken in Dichotomien, in „Plus und Minus", ist typisch für das 20. Jahrhundert der Ideologien und Kriege. Das europäische Denken in der Tradition der Aufklärung ist ein am Verstand orientiertes, das stets beurteilt, verurteilt, um Hierarchien zu benutzen und zu erstellen. Ein *Sowohl als auch*, ein vernetztes Denken des Miteinander, ein Stehenlassen-Können verschiedener Ansichten, ein lediglich *Anders-Sein*, statt *Schlechter-Sein*, Ideen also, die nicht miteinander konkurrieren, sondern sich befruchten, sind in Freuds Werken wenig zu finden.

In jedem Fall ist der gesamte Komplex des Begehrens, der Libido, des Eros schlechthin ein im Unterbewusstsein stattfindender. Ich wiederhole mich noch einmal: In wen wir uns verlieben, 20 Jahre später, ist mitnichten ein bewusster Akt. Libido IST und verweist immer auf prä- und postnatale Strukturen. „Wie war es damals?", wäre die Frage, die uns das Begehren stellt. Diese erste „Energie der

---

[53]  Sigmund Freud: *Zur Einführung des Narzissmus.* in: *Das Ich und das Es und andere metapsychologische Schriften,* Fischer Taschenbuch, Frankfurt/M. 1987, S. 35

Liebe", der Lust, richtet sich beim Narzissten auf das eigene Ich-Ideal, anstatt auf die Objekte, anstatt auf den Anderen. Die Lust ist oral, wie sie beim Lutschen und Trinken erfahren wird, im Mutterleib und im Gestilltwerden.

Für meine Abhandlung zur narzisstischen Liebe als ungeheure positive Kraft ist bedeutsam, dass der Mensch überhaupt ein Ich-Ideal besitzt, an dem er sich orientieren kann. Schauen wir uns in der Gesellschaft um, dann sehen wir viele (junge) Menschen, denen ein Ich-Ideal, denen sublimierte Lust, Interessen und Leidenschaft für Ziele fehlen. Die Lust nämlich, die als Energie dem Ich-Ideal zur Verfügung steht, wird in Ziele sublimiert. C.G. Jung sagte einmal, dass Eros eine Energie sei, die frei ist, die also an etwas gebunden werden kann, was als Interesse zur Verfügung steht. Dem stimme ich zu. Die Energie der Lust wird in Kunst- und Kulturbildung genutzt, und klassisch formuliert, wird sie auf höhere Ersatzobjekte sublimiert, weil übertragen.[54] Während Freud entsprechend seinem Jahrhundert, in dem er lebte, stets Mängel erkennt und klassifiziert, im theoretischen Apparat, ist für uns die Fähigkeit wichtig, ein Ideal dank der Lust zur Idealbildung zu spüren, zu verbildlichen und daraufhin in die Außenwelt zu projizieren: „Was er als Ideal vor sich hin projiziert, ist der Ersatz für den verlorenen Narzissmus seiner Kindheit, in der er sein eigenes

---

[54] Sublimation ist der nach Freud der Vorgang der Verschiebung der Lust auf „höhere, kulturschaffende Ersatzobjekte".

Ideal war."[55] Für uns ist es kein Ersatz, sondern innere Kenntnis eines Ideals, also der Gaben, des Selbsts, der Kapazitäten. Dieses Erspüren des „Ich bin schön, wie ich bin!" ist unbestritten an die erste Bindung zur Mutter gekoppelt. Alle im Leben folgenden Visionen verweisen auf diese Kraft der Mutter-Frau.

Wenn ich formuliere, dass bei den Frauen, die sich dazu entscheiden, Kinder in diese Welt zu setzen, eine ungeheure Chance, ein ungeheures Potential liegt, nämlich eine zur Gesellschaftsveränderung, möchte ich den Frauen keinen Druck machen oder keine soziologische Verantwortung auf ihre Schultern laden. (Frauen leiden ehedem viel an Schuldgefühlen darüber, was sie alles bereits falsch gemacht haben und machen.) Ich selbst idealisiere diesen Prozess des Mutterwerdens nicht. Mir ist jedoch dank der Tiefenpsychologie und dank der spirituellen Arbeit klar, dass die besondere Bedeutung der Mutter-Frau als biologische Tatsache beginnt und mit Gesellschaft verändernder Kraft weitergeführt wird. Weshalb? Um so bewusster eine Frau in dieser Welt ist, desto *ihrem Selbst bewusster* wird sie als Mutter sein und wirken und um so sicherer kann sie die prä- und postnatale Bindung zu ihrem Kind gestalten, nämlich bewusst – bewusst in diesem großartigen Geschenk, Leben weiter zu geben und es zu nähren in allem, was das Leben braucht. Die Kraft des Narzissmus ist dank des Größen-Selbsts eine kreative, visionäre, inspirierte. Eine sich

---

[55] ebenda., S. 35

selbst bewusste Mutter-Frau kann ihrem Kind enorm viel zur emotionalen harmonischen und stabilen seelischen Entwicklung beitragen. Insbesondere für die Mädchen ist diese Stellung eines Ich-Ideals, das mit der Mutter beginnt, so wichtig. Sarah Ruddick hat in ihrem Buch „Mütterliches Denken"[56] das Mitgefühl, die Liebe, die Für-sorge auch als gesellschaftsverändernden Einfluss betont. Zusammenfassend möchte ich Ihnen, den Frauen, sagen: Bei diesen Ausführungen geht es weder um Perfektionismus noch um ein ideales Sein. Mitnichten. Die Kraft liegt in der Fähigkeit der Selbstreflexion, in der Erlaubnis, Fehler zu machen und sich dafür entschuldigen zu können, im *Sich selbst und seinen Körper spüren* können, im bewussten Arbeiten an Neid und Eifersucht, im befriedet-Sein mit sich und seinem Leben. Diese Eigenschaften vermitteln sich in jeder aktiven verbalen und nonverbalen Re-Aktion. Wagen wir uns authentisch zu sein, so geben wir dem Geschenk Leben dieses Gefühl weiter: „Ich bin o.k. wie ich bin. Du bist o.k wie Du bist."

Warum wird die Brust der Mutter nicht als die der Mutter wahrgenommen, sondern als „ein Teil des Eigenen", als Verlängerung des Eigenen? Vielleicht, weil wir eigentlich, im Grunde, alle miteinander verbunden sind wie Eins? Wesen, Pflanzen, Tiere, Mensch, Welten – miteinander in einer kosmischen Energie verwoben, durchdrungen? Die Sehnsucht nach dem Ideal ist in

---

[56] Sarah Ruddick: *Mütterliches Denken. Für eine Politik der Gewaltlosigkeit.* Campus Verlag, Frankfurt/M. New York 1993

diesem Zusammenhang auch eine Erinnerung an das, was wir sein können, was der Mensch als „göttliches Wesen" in der Lage ist, zu sein. Das Selbst und das Größen-Selbst bezeichnen dann dasjenige, was für den Menschen in dieser Welt möglich zu verwirklichen ist: „Was ist möglich, in diesem Sein auf dieser Welt?", können wir fragen.

Wie an einer Nabelschnur hängend, existenziell bis energetisch, ist die Wahrnehmung des Kindes keine einzelne, getrennte, sondern noch im *Eins-Sein* erfahren. Dieses *Eins-Sein* kann enormes Glück bedeuten, ein Aufgehobensein und Geliebtsein, an das sich der Mensch bis zum Ende seiner Erdentage im Herzen und Sein erinnern wird – eine Erinnerungsspur. Aus diesem Glück erwächst das Größen-Selbst, gedeiht es, fühlt es sich. Aus diesem Glück erwächst auch die Ahnung von Liebe. „Wie selbstverständlich und empathisch sicher wurde ich geliebt?", erinnert sich unser Begehren. Schafft das Kind den Übergang in die Differenz, kann es eines Tages die Mutter als Mutter sehen, spätestens im Moment des Abstillens, und wird dieser Prozess liebevoll, aber konsequent begleitet, dann wird Größen-Selbst zur Realität. Das Kind rettet dann diese wunderbare Idee von seinem Selbst hinüber in das Getrennt-Sein, in dem es das Andere erkennt, das Objekt sozusagen, es identifiziert und akzeptiert.

Auch an diesem Prozess ist die Mutter ganz wesentlich beteiligt: Je stärker eine Mutter-Frau in sich verankert steht, desto mehr hält sie diesen Prozess der Trennung aus, der unweigerlich kommen wird und ebenso wie das Gefühl der Einheit unser Menschsein ausmacht und definiert: *Eins-Sein* und *Zwei-Sein*, Kommunikation mit sich selbst UND mit dem anderen werden unser Erdendasein als Qualität bestimmen. Ganz konkret bedeutet dies: Sind die Eltern, die sogenannten Selbst-Repräsentanzen in der Lage, den Konflikt auszuhalten, das Schreien des Kindes, seine (narzisstische) Wut, weil es zunächst diese Einheit nicht aufgeben möchte? Sind die Eltern fähig, den Prozess der Abnabelung, der sich wie ein Kampf anfühlen kann, weil das Kind nicht loslassen möchte, liebevoll zu begleiteten und aus-zu-halten? Selbst-Repräsentanzen sind in gewisser Weise, psychoanalytisch gesagt, die ersten Objektrepräsentanzen. Wenn die Selbstrepräsentanzen (Eltern) die Grenzen des Selbst (der Person) zureichend realistisch erfassen und dem Bewusstsein widerspiegeln, dann ergibt sich Selbst-Bewusst-Sein. Dass wir uns wirklichkeitsnah wahrnehmen, setzt Selbsterkenntnis voraus. Selbsterkenntnis ist die oft demütigende und schmerzhafte Erkenntnis der realen Grenzen des Selbsts (weshalb das Kind ja auch kämpft). Es reibt sich sozusagen an der Realität des Erdendaseins ab. Schmerzhaft ist es, weil wir uns alle gerne ungefährdeter, bedeutender, sicherer und größer sehen, als wir in Wahrheit sind. Das Größen-Selbst muss sich reiben dürfen an dem, was IST. Wird dieser Prozess der Relativierung des Eigenen am Anderen empathisch liebevoll von Mutter und Vater begleitet, gelingt

Narzissmus als Kraft, ein Leben lang. Das erste Lebensjahr wird zum Baustein für Selbst-Sicherheit und Selbst-Projektion in die Welt. Das Größen-Selbst wird sich in Kunst und Kultur, in Fähigkeiten und Visionen, spiegeln, wird dort realisiert werden, ohne das Aufkeimen narzisstisch motivierter Wut über einstige Trennung.

Der Raum des Größen-Selbsts ist auch der Raum der nonverbalen Kommunikation: der Raum ohne Worte. Die Mutter schaut ihr Kind an und WIE sie schaut, so erfährt es das Kind, so erfährt es SICH. Jeder nonverbale Raum begründet sich in dem Ankommen in der Welt. Worte sind wesentlich weniger wichtig als die atmosphärische energetische Präsenz. Lassen Sie mich bei diesem Thema einen Moment lang bleiben, denn es ist eines, das viele verwundert: „Dasjenige, was ich sage, hat weniger Bedeutung als dasjenige, was ich nicht sage?" So ist es. Gedanken sind Energie. Sie sind spürbar. Dafür brauchen wir keine Worte. Wenn sie in der Liebe mit einem Menschen zusammen sind, spüren sie diese empathische Verbindung, ohne sie verbalisieren zu müssen. Dann SIND sie. Dieses SEIN ist kein Machen, kein Tun. Es IST. Kommt der Mensch auf die Welt und liegt in den Armen der Mutter, dann wirkt genau dies, was ist: „Ist Mama abwesend? Ist sie anwesend? Ist sie liebevoll? Ist sie präsent? Ist sie klar? Ist sie DA?" Die nonverbale Verbindung, die der Mensch zur Welt haben wird, zu seiner Umwelt, die Fähigkeit zur Empathie, ist ebenfalls ein Geschenk dieser ersten Mutterbindung.

Als ich vor ein paar Wochen im Park spazieren ging, sah ich eine Mutter auf einer Parkbank sitzen, die ihr Kind stillte. Das Kind schaute dabei in das Gesicht der Mutter und „suchte sie". Es schaute ganz intensiv und suchte die Augen der Mutter. Die Mutter indes war nicht da. Sie las anbei Zeitung, den Immobilienteil und war gedanklich mit den Anzeigen beschäftigt. Das Kind suchte weiter und fand: Abwesenheit. Der französische Psychoanalytiker André Green hat einen passenden Ausdruck geprägt: L'absence dans la présence – die Abwesenheit in der Anwesenheit. Körperlich war die Mutter natürlich da. Sie funktionierte. In ihrer energetischen Präsenz aber war sie abwesend. Die Mutter übte ihre Pflicht aus, nämlich das Stillen, abwesend aber war sie als liebende, herzliche empathische Energieeinheit. Vielleicht denken die Frauen unter Ihnen: „Was soll's? Ist das schlimm, wenn das passiert? Ich kann doch nicht immer hundertprozentig anwesend sein?" Dies ist wohl wahr und richtig: Wir Mutter-Frauen können und brauchen nicht immer hundert Prozent anwesend zu sein. Für die Seele wichtig ist jedoch, dass diese am Beispiel dargestellte Struktur kein generelles Sein der Mutter darstellt, d.h., dass ihre Unmöglichkeit, da zu sein bzw. immer getrennt von sich zu sein, nur eine Passage ist. Wenn die „Abwesenheit in der Anwesenheit" sozusagen zwischendurch geschieht, wird sich das Kind daran nicht erinnern. Ist es aber eine generelle Struktur, wie die der Depression, einer tiefen Trauer oder einer Belastungsstörung, bildet diese den Grund, diese bereits angesprochene Grund-Determinierung, auf dem Sein, Liebe, Selbst treffen wird. Dann schaut das Kind in die Präsenz seines Gegenübers und spürt: das Nichts. Leere.

In der Therapiearbeit finde ich diese Struktur der Leere oft wieder. Es sind diejenigen Menschen, die zum *workaholic* neigen, die Angst vor der Stille haben, die sich ungern der Ruhe, ohne etwas zu tun, hingeben, weil sie das Gefühl haben, dass da etwas lauert – das Nichts, die Leere, kosmisch und galaktisch grenzenlos. Bei einem Menschen, der mittlerweile 40 Jahre alt ist, habe ich eben diese Struktur des „abgetrennt-seins vom eigenen Selbst" deutlich wieder gefunden: Einerseits hat er keinerlei Vertrauen in das, was ist, und andererseits keinerlei Vertrauen in gesprochene Worte. Das Ergebnis: Leere und absolute Abwesenheit von Hoffnung und von Glauben.

In dem fantastischen Artikel *Die tote Mutter*[57] beschreibt Green, ausgehend von seinen eigenen Erfahrungen mit einer depressiven, energetisch abwesenden Mutter, wie wichtig es ist, sich zu klären. Körperliche Anwesenheit und energetische Abwesenheit werden als ein Urkonflikt herausgearbeitet. Kennzeichnend wird beispielsweise diese Angst vor Stille sein, in der die Leere wartet.

---

[57] *Green, André. Die tote Mutter – Psychoanalytische Studien zu Lebensnarzissmus und Todesnarzissmus.* Psychosozial-Verlag, Gießen 2011

„Bloß nicht nach Innen schauen, wo hinter all dem Funktionieren ein Nichts lauert, ein Abgrund, der bodenlos ist!", fühlt das energetische Sein.

So ist der nonverbale Raum der wahre bedeutsame Raum. Wenn Spannungen „in der Luft" liegen, können wir es fühlen, auch wenn der Vater sagt: „Uns geht es allen gut!" Wenn Hass aufeinander trifft, fühlen wir ihn so rot wie Blut, auch wenn die Worte sprechen: „Wir sind im Frieden!" Wenn Misstrauen regiert, empfinden wir „Flirren" und Unsicherheit, auch wenn wir hören: „Ich vertraue Dir!" „Hören Sie auf das, was sie wissend empfinden!", möchte ich Ihnen zurufen. Haben Sie den Mut, dasjenige, was Sie tief empfinden, für wahr zu halten. Und lassen Sie sich nicht von den abweichenden Worten „versülzen" – sie lügen ... Heute weiß ich, weshalb ich schon immer eine tiefe Abneigung gegen Diplomatic hatte und habe: weil sie eine Lüge ist. Es ist ein rhetorisches „so tun als ob", ein Schein. Diplomatie ist das Gegenteil eines authentischen Seins. Es ist für mich und für meine Arbeit, für mein Leben ohne jegliches Interesse.

Nun ist dieses „tief in sich hören" nicht gleichzusetzen mit „auf den Bauch hören". Unser „Bauch" sagt vieles. Unser „Bauchgefühl" ist auch wütend, auch rot wie Blut, auch genervt, auch nach Rache sich sehnend – kurz: ein menschliches Gefühl des Ego. Wenn ich Sie aufrufen möchte, auf Ihr Selbst zu hören, fühlt sich das stets *wahr* an, im Sinne des Mitgefühls, der Liebe, eines tiefen Wissens, das Ruhe im Herzen, weil in der Seele bringt. Gewissheit dessen, was ist, können wir es nennen. Es fühlt sich im Herzchakra als Freiheit und Freude an.

Das, was energetisch IST, sich in der Atmosphäre überträgt, ist für uns alle spürbar. Handelt es sich um die Verbindung, die wir einst bei der Mutter liebend beantwortet fühlten, nennen wir es Empathie. Ein empathisches Band gibt es zwischen Menschen, zwischen Menschen und Dingen, wie der eigenen Kunstproduktion, und im Raum der *Seelenbegleitung*, der Therapie, zwischen mir und meinem Gegenüber. Der Narzissmus wurde insbesondere von Heinz Kohut in der Selbstpsychologie als wichtige Phase der Entwicklung angesehen, die jeder Mensch durchläuft und die auch im Erwachsenenalter die wichtige Funktion übernimmt, das Selbst als Idee vom Größen-Selbst in der psychischen Struktur zu stabilisieren: Der Narzisst als kreativer und Selbst-bestimmter Mensch.

Die Selbstpsychologie nach Heinz Kohut beschäftigt sich mit der Organisation des Selbsts in Abhängigkeit zu den Objekten der Außenwelt, also zu den bedeutendsten Personen für das Individuum. Die Frage heißt immer: Schafft das Kind den Übergang vom Ich zum Objekt? Schafft es den Übergang vom Wähnen des *Eins-Seins* in das Gewahrwerden des *Zwei-Seins* und somit des Anderen als Anderen? Kann das Kind die Mutter als von sich getrenntes Wesen erkennen und akzeptieren?

Kohut wird nicht müde, auf die Rolle der *Empathie,* d.h. der

Einfühlung in die Introspektion des Anderen, hinzuweisen. Ich benutze den Ausdruck der Empathie sehr gerne, weil es wohl genau dasjenige ist, was im besten Fall zu Beginn des ersten Erdentages zwischen Mutter und Kind geschieht: Eine non-verbale Verbindung des *Geachtet- und Geliebt-Seins*. In jeder Form der Liebe, wenn Liebe das *respektvolle Gewahrsein des Anderen* meint, spüren wir eine empathische Verbindung, die wie eine leise Hintergrundmusik unser Sein umspielt. Sie ist da. Und sie ist fühlbar. Sie ist auch sofort fühlbar, wenn sie nicht da ist. In diesem Fall gibt es zwischen zwei Menschen einen gefühlten Abgrund, eine Leere, ein Loch. Für Kohut ist Empathie nicht nur ein theoretisches Erkenntnisinstrument, so wie sie in meiner Arbeit als Seelenbegleiterin primär ist. Bei Kohut wird sie zu einem Ideal der Lebensführung: Wie sehe ich mich? Was kann ich? Was ist drin in meiner Eigen-Art? Und wie lasse ich den Anderen stehen und gelten? Und auch ich baue in der Arbeit als *Seelenbegleiterin* auf die Empathie – auf den nonverbalen Raum.

In der ersten Lebenszeit des Kindes, den ersten drei Jahren ungefähr, werden die Eltern im idealen Fall das Streben des kindlichen Größen-Selbsts fördernd spiegeln und sich selbst als idealisierte Eltern-Repräsentanzen verstehen und begreifen. Der nonverbale Raum beherbergt Spannungen und Glück, Streit und Harmonie. Im übrigen fühlen Kinder, Erwachsene, aber auch Tiere und Pflanzen die Energie, in der sie gedeihen oder im schlimmsten Fall zugrundegehen. Tiere lassen sich sterben. Pflanzen hören auf zu wachsen. Und Kinder werden traurig und aggressiv, voller Wut und Selbsthass, wenn der energetische Raum gespannt und traurig, verletzend ist. Was IST, das ist. Energie ist. Liebe ist. Schmerz ist. Andere Worte herüberzulegen, die das, was IST, verharmlosen sollen, funktioniert nicht, weder im Elternhaus noch im Rahmen der *Seelenbegleitung*. Da ich hierbei mit Menschen und mit feinstofflichen Wesen und Präsenzen arbeite, ist ein Lügen völlig unmöglich; ein *Sich und dem Anderen etwas vormachen wollen* ist obsolet.

Entscheidend in der Arbeit als *Seelenbegleiterin* ist immer, den Anderen zu spiegeln: manches Mal in seiner Fülle und Grandiosität, manches Mal auch in seinen Ängsten, auf dass er beides wahrnehmen und vereinen kann. In der Zeit der Therapie bin ich als stabile und Selbst-stützende Begleiterin wichtig. Auf dass der narzisstische Charakter „rund und heil" gefühlt werden kann, darf er ertragen, dass das Ich und die Welt zusammengehören und dass das Eine ohne das Andere nicht existieren kann. Dank des empathischen Kontakts zum Anderen spiegele ich, was der Mensch braucht und lasse ihn durch diese Spiegelfunktion im therapeutischen Seelenbegleiterprozess „heil" werden.

Wenn Narzissmus glückt, kann der Narzisst ein sehr starker kreativer Selbst-bewusster Mensch sein. Er wird zeit seines Lebens für die *Verwirklichung seines Selbsts* in der Welt kämpfen. Er hat seine Schönheit gesehen, sein Größen-Selbst, die unendliche Liebe der Mutter erfahren und projiziert dies in die Realität, ins Außen, indem er versucht, dort sein Selbst im Spiegel zu erblicken bzw. zu kreieren. Das ist seine Kraft, sein Thema. Damit tritt an die Stelle reiner Selbstbezogenheit die „Verinnerlichung einer (intersubjektiven) Beziehung", nämlich der Beziehung Ich zum Ich, oder Ich zu Mir. Eine Instanz der Selbst-Spiegelung wurde aufgebaut. Erkennt der narzisstische Mensch im zweiten Spiegelstadium, dass der Andere nicht er selbst, sondern die Mutter ist und schafft er, die Mutter als das Andere zu akzeptieren, die Differenz auszuhalten, dank Liebe und Empathie, liebt er sein eigenes Größen-Selbst und gestaltet somit die Aktualität.

Geglückter Narzissmus verweist auf folgende Eigenschaften als Besonderheit:

- die Fähigkeit, den Moment als solchen zu empfinden

- Autonomie

- das Gefühl von Ganzheit und Einheit

- Bildung des Größen-Selbsts

- verbunden mit Objekten, wie Kunst

- starke intensive Gefühle in jedem Bereich (des Lichts und der Dunkelheit)

- lustbetont, kreativ und innovativ

- selbstständig

- visionär

- zielstrebig und zielbetont

Vielleicht ahnen Sie jetzt, welch gesellschaftsverändernde Kraft der geglückte Narzissmus mit sich bringt? Welche gesellschaftsverändernde Kraft eine gelungene Mutterbindung mit sich bringt? Während Freud und traditionell arbeitende Psychoanalytiker die Mutterbindung und die damit verbundene Bindung an Lust und an das „Sein im Moment" als „gefährlich" einstufen, unterstreiche ich, gleich Kohut, dies Chance.

Gesellschaftlich bedeutsam und aktuell ist die Tatsache: Je mehr wir Frauen für unsere Kinder ein Vorbild werden, indem wir selbst in die Welt hinaus gehen, indem wir unser eigenes Selbst kreieren und leben, indem das Mädchen und der Junge, das gleiche und das fremde Geschlecht, sich nicht mehr nur an einem Vater als den Repräsentanten der Gesellschaft und des „Realitätsprinzips" orientieren müssen, kommt die Struktur des Lustprinzips zum Tragen.

Ich habe, seit ich denken kann, während meiner Studien an den Universitäten (Frankfurt/M. und Paris) ein Plädoyer für das

„Lustprinzip ALS Realitätsprinzip" gehalten und wurde dafür aus Analytikerkreisen bestenfalls als Kuriosum betrachtet. Nach Sigmund Freud sind beide Prinzipien nicht nur gegensätzlich, sondern muss das Lustprinzip abgelöst werden, um Realität zu schaffen –die Mutterbindung muss aufgegeben werden, um sich am Vater orientieren zu können. Freud geht so weit, dass er die Ablösung von der Mutter einerseits und die geglückte Vaterbindung andererseits als Voraussetzung für das Erschaffen der Zivilisation sieht! Es ist auch die Basis für die monotheistische (patriarchale) Religion. Wer an der „Mutterbindung" hängen bleibt, ist und wird seelisch krank. So wertet Freud alle polytheistischen Religionen sowie totemistische oder animistische Kulturen als ein infantiles Steckenbleiben in einer niederen Entwicklungsstufe.[58]

Diese Ansicht, die auch heutzutage in den Kreisen der Psychoanalyse vertreten wird, ist – ich sage es in voller Klarheit – mitnichten zeitgemäß. Den Frauen gilt dieses 21. Jahrhundert. Unsere Kinder dürfen die Mutterbindung nicht nur in den ersten zwei Jahren ihres Lebens lieben! Sie dürfen an uns wachsen. Wir dürfen mit ihnen wachsen. Und aus der narzisstischen Lust darf sich die Kreativität entwickeln, um unsere Persönlichkeiten eben lustvoll und innovativ zu feiern. Die seelische Struktur der Zukunft, will unser Planet überleben, ist nicht das „Entweder-Oder", sondern ein

---

[58] Freud, Sigmund: *Das Unbehagen in der Kultur und andere kulturtheoretische Schriften.* Fischer Taschenbuch, Frankfurt/M. 1994

„Sowohl als Auch", eine Vernetzung, ein Lernen aneinander und miteinander. Möge der als Feind empfundene Mensch nicht bekriegt, sondern gefragt werden. Möge der als Gegner stilisierte Mensch nicht getötet, sondern geachtet werden. Möge das uns Unverständliche zum Lernen Aller beitragen.

### 21. „Mama, lass' mich ziehen – Bitte lass´ mich los!"

nach einer wahren Geschichte

Stefan sitzt auf seinem Bett, in seinem kleinen Zimmer auf der Bettkante. Hochgehievt hatte er sich, noch nicht bereit, aufzustehen. Aber das Telefon klingelte. Seine Mutter weckte ihn, wie jeden Morgen, um 7 Uhr, weil sie um 7:05 Uhr zur Arbeit ging. „Wie geht's Dir? Was hast Du heute zu tun? Wie sieht Dein Tag aus?", so die ersten Fragen am Morgen, nach dem Erwachen. Stefan denkt: „Wenn ich nur einmal aufwachen könnte, wann ich es will!", und schiebt sich durch die Tür ins kleine Badezimmer.

Vor zwei Jahren war Stefan ausgezogen. „Endlich frei sein!", hatte er gedacht, weg von Zuhause, zum Studium in eine andere, weit entfernt gelegene Stadt. Seit vielen Jahren hatten sie alleine gelebt, er mit seinen zwei Geschwistern und der Mutter. Der Vater hatte sich schon vor Ewigkeiten verabschiedet. Er lebte jetzt mit einer neuen Frau in einem anderen Land. Sie sahen sich praktisch nie. Der Vater schrieb Karten zu Weihnachten, zum Geburtstag. Aber sich treffen? Das taten sie ganz selten. Das letzte Mal war es vor mehr als zwei Jahren.

Stefan fühlte sich allein. Er ging in die Dusche, heißes Wasser zum Wachwerden. Es rann über seine Haut; er ließ es laufen. Frei war er nicht geworden, war er nie gewesen, nicht zuhause, nicht beim Studium. „Wie gefangen in einem Käfig, der so groß sein kann wie das ganze Land, aber doch eindeutig immer noch zu klein", dachte er und trocknete sich langsam ab. Es würde nicht lange dauern, da würde er wieder einen Anruf bekommen, so in der Mittagszeit, gegen 12:30 Uhr, wenn seine Mutter zum Essen in die Kantine ihrer Arbeit ging. Dann würde sie sich wieder melden, um den aktuellen Stand des Tages abzufragen. Wenn er daran dachte, an das Getaktetsein durch die Anrufe seiner Mutter, hatte er zum Studieren gar keine Lust mehr, obwohl es sein Lieblingsfach war, das er sich ausgesucht hatte: Physik. „Jetzt bin ich umgezogen, habe das Fach meines Interesses gewählt, aber ich habe nicht einmal Lust, in die Vorlesung zu gehen. Irgendwie ist mir alles vergällt."

***

Maria sitzt in ihrem Auto und fährt zur Arbeit. Schnell noch hatte sie die Nummer ihres Sohnes getippt, wie jeden Morgen, bevor sie zum Auto rannte. „Dass ich ihn immer noch so unterstützen muss! Wann wird er endlich erwachsen?" Sie schlägt die Autotür zu, mit einem lauten Knall, schnallt sich fest, lässt den Motor an und braust los, um nicht zu spät zu kommen. „Jetzt ist der Stefan schon in eine andere Stadt gezogen, und doch muss ich ihn jeden Morgen an seine Pflichten erinnern!", denkt Maria und ist genervt. Wie jeden Morgen. Stefan ist der älteste Sohn, die anderen beiden Kinder wohnen noch in der geräumigen Altbauwohnung und scheinen auch keine Anstalten zu unternehmen, auszuziehen zu wollen. Stefan war derjenige, der es kaum erwarten konnte, seinen Studienplatz in einer anderen Stadt anzutreten. „Komisch, und jetzt haben wir einen engeren Kontakt als zu der Zeit, in der er noch bei uns wohnte!", wundert sich Maria. Und während sie auf die Autobahn fährt, Gas gibt, hat sie das Gefühl, dass es ihr doch ganz gut gefällt, so, wie es ist. „Ich wollte immer eine enge Bindung zu meinen Kindern. Und Stefan ist derjenige, der mir am vertrautesten ist, als wären wir noch immer verbunden, wie damals, als ich ihn in meinen Armen hielt, nachdem wir nach Hause gekommen waren, aus der Klinik."

Damals. Damals waren sie noch eine richtige Familie gewesen, glücklich, ganz besonders glücklich über das erste Kind. Wie hatte sich Ralf, ihr Mann gefreut! Als Stefan dann größer wurde, hatten sie geplant, die Familie zu erweitern. Zusammen, gemeinsam hatten sie sich noch weitere Kinder gewünscht. Und dann kam alles anders: Ralf hatte vor vier Jahren eine andere Frau kennen gelernt, war einige Zeit mit ihr fremd gegangen. Als Maria in der Manteltasche ihres Mannes eine Telefonnummer gefunden und diese gewählt hatte, traf sie auf eine Frauenstimme, die ihr erklärte, dass sie die Geliebte ihres Mannes und ihre Ehe sowieso vorbei sei. Sie könne ihren Mann ruhig freigeben, er würde sie sowieso nicht mehr lieben. Das war natürlich das Ende gewesen. Es hatte keine Woche gedauert und Ralf war ausgezogen. Für immer.

In dieser Zeit hatte sich die Beziehung zu ihrem Sohn Stefan verändert. Maria gibt Gas und legt noch einmal an Geschwindigkeit zu, während sie an die Zeit denkt, als Stefan sich von ihr entfernte, innerlich, sie aber immer mehr von ihm forderte. „Seit Ralf weg ist, habe ich mich immer mehr auf Stefan gestützt, habe ihn im Haushalt eingespannt und mich mehr und mehr auf ihn verlassen. Er war ja der Große, der Erstgeborene. Und er war da, wenn ich ihn brauchte. Ich fühlte mich mit ihm so verbunden, so warm gewogen. Dann kam er mit seiner ersten Freundin an, mit Gabriele. Aber die war ja sowieso nichts für ihn, viel zu modern, da hätte er ja alles im Haushalt machen müssen!" Maria lächelt, als sie daran denkt, wie sie Stefan vor dieser Frau bewahrt hatte. Und vielleicht war es deshalb auch normal, dass Stefan noch so an ihr hing. „Er wird schon eines Tages selbstständiger werden! Möglicherweise versteht er dann auch, dass ich immer nur das Beste für ihn wollte!" Jetzt lebten sie eben noch in der Zeit, einander zu brauchen. Und plötzlich fand Maria ihre morgendlichen Anrufe, um 7 Uhr, ganz normal. „Solange er mich noch braucht, bin ich eben für ihn da. Ich wäre ja sonst keine gute Mutter", resümiert Maria ihre morgendlichen Gefühle und stellt ihr Auto auf dem Parkplatz vor dem Krankenhaus ab. Die nächsten 32 Stunden wird sie als Ärztin in der Klinik arbeiten.

\*\*\*

Lang zog sich der Weg heute durch die Kleingartenkolonie. Die Sonne schien, der Himmel war blau, aber Stefan schaute auf den Boden, während er großen Schrittes durch die Anlage lief, in der Hoffnung, die Strecke würde sich verkürzen, um so mehr er sich beeilte. Das Gegenteil war der Fall: Um so schneller er lief, um so länger dauerte es. „Wie in meinem Leben ...", dachte Stefan, „da versuche ich alles, um loszukommen und was passiert, ist das Gegenteil: noch mehr Bindung!" Stefan fühlte sich nicht gut. Heute. Er ging zu seiner Vorlesung, würde sie auch bewerkstelligen, aber fleißig konnte er einfach nicht sein. Er konnte sich nicht konzentrieren. Er hatte keine rechte Energie, keine Lust, keine Begeisterung, keine Laune. „Alles ist so leer, als ob um mich herum und um die Welt ein grauer Schleier hängt. Meine Beine sind schwer wie Eisenkugeln und am liebsten möchte ich gar nicht mehr aufstehen, nicht mehr rausgehen." Das Blau des Himmels sah er nicht; das Licht der Sonne spürte er nicht. Allein der Gedanke, dass in der Mittagszeit wieder das Telefon klingeln würde und er eine Art Rechenschaft abzulegen hatte, machte ihn unheimlich lustlos. Ging es vielleicht nicht um das Ablegen einer Rechenschaft, sondern um das Halten des Kontakts? „Ja, dann müsste das Telefon aber nicht vier Mal am Tag klingeln!", kam eine Idee vorbei und erklärte Stefans Unbehagen.

Seit sein Vater ausgezogen war, hatte sich die Bindung zu seiner Mutter noch verstärkt. Eigentlich war es die Zeit, in der Stefan selbstständiger werden wollte, aber seine Mutter tat ihm auch irgendwie leid, nun so allein und zurück gelassen worden zu sein. Das konnte er nur ganz schwer ertragen. Auf den Vater wütend, wie er sich eine Geliebte anschaffen und daraufhin die Familie innerhalb von sieben Tagen verlassen konnte, fühlte er sein Herz voll Mitleid für die Mutter. Damals saß sie nach der Arbeit nur noch auf der Couch und schaute fern als habe sie jegliche Lust an Allem verloren, am Leben selbst. „Da hab ich mich ein bisschen um sie gekümmert, habe Abendbrot gemacht, habe versucht sie zu trösten", resümiert Stefan. „Aber irgendwie hat sie das wohl als Aufforderung verstanden, sich noch mehr um MICH zu kümmern. Seitdem komm ich jedenfalls gar nicht mehr los. Oder aber sie kommt gar nicht mehr los von mir? Wie ist es eigentlich genau? Wer hängt an wem?", fragte sich Stefan. Neulich hatte ein Freund ihm geraten, seiner Mutter doch zu sagen, sie solle ihn nicht so oft anrufen. Da hatte Stefan gespürt, dass das für ihn unmöglich war. Seine Mutter rief ihn vier bis sechs Mal am Tag an, sieben Tage die Woche lang. Eine Unterbrechung? Eine Änderung der unausgesprochenen Regelung? Undenkbar für ihn. „Ich kann sie doch nicht traurig machen! Das bring ich einfach nicht übers Herz. Vielleicht tut sie sich wohl möglich noch etwas an?"

Nun sitzt Stefan in der Vorlesung, hört etwas über die Newtonschen Gesetze und ist da, ohne da zu sein, hört zu, ohne hören zu können. Der ganze Tag wird sich um seine Mutter drehen bzw. um die Idee, wie er frei werden kann, doch ohne sie zu fragen, frei zu werden. Das kann er ihr nicht antun. Diese Schuld will er nicht auf sich laden. Diese Verantwortung kann er nicht tragen. „Ich kann sie nicht traurig machen, aber ich selbst brauche sie auch irgendwie. Brauche ich sie, weil sie mir leid tut, oder weil ich nicht wage, frei zu sein, weil mir das Alleinsein Angst macht?" Nur eines wusste er klar: „Wenn das so weitergeht, werde ich nicht nur mein Studium schmeißen, sondern zum Rentner werden, bevor ich 25 bin!" Stefan legt seinen Kopf auf den harten Tisch des Vorlesungssaals in der Uni und versucht, zu dösen, auf dass der Kopf nicht mehr schmerze, das Grübeln nicht mehr wehtue, auf dass Ruhe einkehre – in seinem Körper, seinem Herzen.

***

Maria ist heute zufrieden mit ihrer Arbeit. Beschwingt erledigt sie ihre Aufgaben und freut sich auf die Mittagspause. In ihrem Gefühl scheint die Sonne und Frühlingsblumen sprießen auf einer grünen Wiese. Seit sie sich gedacht hat, dass sie für Stefan eine gute Mutter sein will, seit sie sich also darin bestätigt sieht, dass sie genau das Richtige tut, ihn nämlich täglich per Telefon zu begleiten, geht es ihr richtig gut. Sie will doch ihre Verantwortung nicht abgeben! Sie ist ja schließlich nicht umsonst die Mutter dreier Kinder geworden. „Auch, wenn Ralf sich aus dem Staub gemacht hat, so bin ich doch immer noch für ihn da, solange er mich braucht!" Sie findet, dass sie eine richtig gute Mutter ist, treu jedenfalls. Und als sie über den langen Gang der Klinik geht, eiligen Schrittes, freut sie sich auf die Zeit in der Kantine. Nicht auf das Essen, obwohl es heute ihr Lieblingsessen gibt, nämlich Kürbiscremesuppe und Salat. Nicht auf die freie Zeit von 40 Minuten, die ihr zur Verfügung stehen. Nicht auf die Gespräche mit ihren Kollegen, mit den Krankenschwestern oder dem befreundeten Chefarzt, mit Matthias. Maria freut sich darauf, Stefans Nummer zu wählen und einige Minuten mit ihm zu plaudern. „Na, Stefan, wie geht es Dir?", fragt sie mit freudiger Stimme ins Telefon. „Gut!", hört sie eine tiefe lustlose Stimme am anderen Ende der Leitung. „Was ist los? Hast Du Ärger in der Uni?", fragt Maria besorgt. „Nein", erwidert Stefan, „ich habe nicht viel Zeit, muss gleich weiter." Maria spürt, dass sie wütend wird: „Hast du nicht einmal ein paar Minuten für Deine Mutter?", fragt sie verärgert. „Doch, na klar Mama, hab ich die. Immer. Aber jetzt muss ich los! Tschüss ... " hört sie noch am anderen Ende der Leitung und dann nichts mehr. Ihr Sohn ist weg, hat sie abgehängt. „Also," denkt jetzt Maria, „da freut man sich den ganzen Morgen auf ein Telefongespräch mit seinem Sohn und dann so etwas! Das ist wahrlich nicht fair!" Kümmert sie sich nicht genügend? Ist sie nicht immer mit Gedanken bei ihm? Wie undankbar Stefan doch ist! „Na, die Erstgeborenen sind immer die Schwierigsten!", resümiert Maria und bringt ihren halbvollen Suppenteller auf dem Tablett zum Abwasch. Auch den Salat hat sie nicht angerührt, obwohl Sonnenblumenkerne und Leinsamen auf den frischen grünen Blättern liegen. Aber in so einer Situation hat sie nicht einmal Lust zu essen. Alles ist ihr nun verdorben. „Wie kann das Kind immer nur an sich denken?", fragt sie sich und geht mürrisch ins Zimmer eines Patienten, der bereits seit dem Morgen auf sie wartet.

*** 

Stefan geht ins Seminar, auf dass er sich eigentlich hätte vorbereiten müssen, nur, dass er dazu nicht in der Laune war, weil er sich so schlecht konzentrieren konnte. Und wieder und immer noch kreisen seine Gedanken um die Mutter. Jetzt plagen Stefan Schuldgefühle! Wie hat er seine Mutter am Telefon so abwürgen können, wenn sie doch nur mit ihm reden wollte! Was er doch für ein undankbarer Sohn war! „Jetzt hat sie doch nur etwas nachfragen wollen und ich kann nicht mal fünf Minuten für sie entbehren? Das ist doch wirklich total Null. Ich bin doch echt weniger als 'nen Nichts!" braut sich sein Herz zu einer grauen Masse zusammen.

Am liebsten würde Stefan jetzt seine Mutter anrufen, aber sie stellte bei der Arbeit immer das Handy aus, war also unerreichbar, außer zu den Zeiten, in denen sie sich bei ihm meldete. Jetzt würde er fiebernd auf das Klingeln des Telefons warten, um sich bei ihr entschuldigen zu können, dafür, was er für ein miserabler Sohn war. „Hat Mutti nicht schon ihren Mann verloren, muss ich nun auch noch immer unterwegs sein?" Und während diese Gedanken Stefan in den Abgrund ziehen, langsam aber stetig und während an die Uni nicht mehr zu denken ist, weil er jegliche Lust zum Lernen verloren hat, sehnt er sich nach Einem: den vergessenden Schlaf.

Stefan macht kehrt, rennt aus dem Gebäude der Uni heraus, stößt fast mit einem Radfahrer auf dem Gehweg zusammen. „Mensch, pass' doch auf!", schreit der ihm hinterher und Stefan denkt an etwas, an das er länger nicht mehr gedacht hat: ans Kiffen. Er kann dieses Gefühl der Schuld nicht aushalten. Alles verdreht sich in seinem Kopf, in seinem Herzen: Die Mutter brauchen, aber die Nähe nicht wollen. Recht haben, weil selbstständig sein wollen, aber nicht dürfen. Der Mutter helfen, aber frei sein wollen. Die Mutter nicht im Stich lassen wollen, aber endlich nicht mehr täglich, nämlich früh, mittags, nachmittags, abends und kurz vor Mittag mit ihr telefonieren müssen. „Wie komm ich da nur raus?", schreit es in seinem Kopf! „Wie komm ich da wohl los?", schreit das Herz. Und die Antwort, die er hört, heißt: „Nie! Nie wirst Du da rauskommen!" Das Knäuel, die Fäden gesponnen aus Schuldgefühl und Mitleid, aus Frei-sein-wollen und Abhängigkeit, aus Helfen-wollen und einem Schrei nach Unabhängigkeit ist einfach zu verknäult. „Wie soll ich aus diesem Gefängnis nur je ausbrechen?" Stefan weiß es nicht.

Am liebsten würde er weinen, einen ganzen See voll, ein Meer, Wasser aus Liebe und Wut, aus Versprechen und Brechen, aus Hingabe und Eigenmacht, aus Verzweiflung und Not, aus Abhängigkeit und Sehnsucht. Aber Weinen tut er nicht. Wie auch! Erstens bringt es nichts, zweitens ist er ein Mann und drittens sieht es seine Mutter sowieso nicht. Und dann macht es ja auch gar keinen Sinn. Wenn er von einer Brücke springen würde, würde das auch nur

Sinn machen, wenn es seine Mutter sehen könnte! Wieso eigentlich? War es Rache? War es das Abgeben der ewig gefühlten Schuld? War es das Gefühl: Wenn sie mir das Herz gebrochen hat, breche ich jetzt ihrs? Stefan weiß es nicht. Er weiß nichts mehr. Dabei rattert sein Kopf, rattern die Gedanken in seinem Kopf in einer Endlosschleife, ergebnislos. Denken kann er das nicht nennen, was da stattfindet, eher Grübeln ohne Unterlass und ohne Ziel und ohne Lösung. „Sei still!", will er rufen: „Sei doch endlich still!" und rennt schon fast zum Park.

Ein guter Joint, und der Nebel des Vergessens wartet auf ihn, in dem er wenigstens für ein paar Stunden sein Hirn nicht mehr zermartern muss, seinen Kopf nicht mehr arbeiten hören muss. Es dauert nicht lange, zwei Züge vielleicht, tief in die Lunge genommen, und Stefan lauscht dem Zwitschern der Vögel. Jetzt sitzt er auf einer Bank im Park. Allein. Auszeit. Ruhe. Frieden kehrt ein. Der Frieden der Dumpfheit des Kopfes und dem Frohsinn des Herzens im Wahrnehmen des Gesangs einer Amsel. „Gut, dass es diese Droge gibt!", denkt er noch, „Sie ist wie Urlaub vom Leben."

***

Maria arbeitet lustlos, eilt von einem Patienten zum anderen, ohne ein nettes Wort zu verlieren. Ihre Gedanken sind bei Stefan, bei ihrer Rolle als Mutter und bei der Ungerechtigkeit des Daseins. Warum die Kinder sich abnabeln wollen, obwohl man ihnen doch alles gibt?

„Stefan tut ja gerade so, als ob ich ihn störe, dabei bin ich doch immer für ihn da!" Das versteht Maria nicht. Sie würde alles für ihren Sohn, für ihre Kinder tun! Und nun hat er nicht einmal fünf Minuten Zeit für sie? Wie konnte das sein!

Maria ist verzweifelt. Ihre Arbeit erledigt sie nebenbei. Ihre Kollegen interessieren sie nicht. Und auch ihr Freund Matthias, der seit vielen Jahren ein guter Kumpel ist, kann sie heute nicht wirklich trösten. „Was ist los mir Dir, Maria? Hat Dich Stefan wieder geärgert?", fragt er Maria, als sie sich auf dem Flur der Klinik zufällig begegnen, jeder auf dem Weg zu einem anderen Patienten. „Ach, das nervt! Da kümmere ich mich den ganzen Tag um ihn, sieben Tage die Woche lang und dann hat er nicht einmal fünf Minuten Zeit für mich am Telefon", antwortet sie genervt. „Vielleicht kümmerst Du Dich ein bisschen zu viel um ihn?", ruft Matthias und verschwindet schon im nächsten Krankenzimmer. „Zu viel um ihn kümmern? Wie das? Kann etwas zu viel sein, in der Zeit, die ich für mein Kind investiere, in der ich für es da bin?", fragt sich Maria und gönnt sich ein paar Minuten im Schwesternzimmer, in dem gerade niemand verweilt. Sie nimmt sich eine Tasse Kaffee und setzt sich auf das Sofa in der Ecke. „Ein paar Minuten Ruhe in all der Hektik", denkt sie und atmet tief ein. „Kann es sein, dass es ein Zuviel gibt? Dass Stefan deshalb keine Lust mehr hat, mit mir zu sprechen, weil wir es dauernd, also quasi zu oft tun?" Das könnte natürlich sein! Maria fällt es wie Schuppen von der Seele. Sie erinnert sich daran, als sie Ralf, ihren Ex-Mann kennenlernte, war er es, der täglich mehrmals mit ihr telefonieren wollte und sie das Gefühl hatte, zu ersticken. Damals wollte sie sich sogar von ihm trennen, weil er ihr viel zu aufdringlich war, weil sie das Gefühl hatte, keine Luft zum Atmen mehr zu haben: „Vielleicht geht es Stefan genau so!", kommt ein lichter Moment im Herzen vorbei: „Vielleicht bin ich tatsächlich viel zu aufdringlich!", spricht ein Gedanke in ihre Seele und hinterlässt eine Spur von Erleichterung. Plötzlich öffnet sich Marias Herz und das erste Mal an diesem Tag spürt sie Frieden. „Ich glaube, das ist gut so. Mein Herz fühlt sich weiter an. Vielleicht sollte ich Stefan tatsächlich mehr Luft zum Atmen lassen! Vielleicht ist das Zuviel gleichzeitig ein Ersticken?" Sie fasst einen Entschluss: „Ich werde Stefan heute nicht mehr anrufen, sodass ich ihn nicht störe. So hat er mehr Zeit für sich."

***

Stefan sitzt noch immer auf der Bank im Park. Der Stoff hört nach etwa drei Stunden auf zu wirken und er ist müde. Gut ging es ihm in der vergangenen Zeit, als er den Stimmen der Vögel lauschte. Doch jetzt wird er unruhig: „Warum ruft Mutti denn nicht an?", fragt er sich und wird nervös. Schuldgefühle machen sich im Herzraum wieder breit. „Ich war vorhin so ruppig zu ihr! Vielleicht geht es ihr jetzt schlecht?" Unruhe macht sich breit. Er steht auf und geht nach Hause. Der Tag ist gelaufen, so wie der Tag vorher und der Tag zuvor ebenso. Lernen kann er nicht mehr, zur Uni gehen kann er nicht mehr, weil keine Kraft mehr da ist, sich auf irgend etwas einzulassen. „Das ist schon ein richtiger Nachteil des Rauchens. Für Stunden schwebe ich dahin, bin erlöst, doch hinterher ist es schlimmer als vorher." Stefan schleppt sich nach Hause. Seine Glieder fühlen sich an wie gelähmt. Stefan schleift sich Schritt für Schritt voran. Auch jetzt sieht er den blauen Himmel nicht, spürt er die Sonne nicht auf seiner Haut, sieht er die Knospen an den Bäumen nicht, die zu blühen beginnen.

Stefan ist geschwächt. Bevor er den Joint geraucht hatte, war er klar, aber voller Schmerz und Verzweiflung. Nun fühlt er sich nicht mehr klar und dennoch voller Schmerz und Verzweiflung. Die Droge hatte ihn für Stunden von seiner Qual erlöst, hatte die Mutter aus seinen Sinnen geschoben. Jetzt sah er sich wieder in einem Gefängnis sitzen, hinter Mauern aus Gummi, wie in einer Gummizelle. Gefühlt gaben die Wände der Gefängniszelle zwar nach, waren aber immer da. Je weiter man sie nach außen schob, um so mehr sprangen sie zurück. Eine Freilassung war nicht in Sicht.

Manchmal dachte Stefan daran, von dieser Welt zu gehen, sich von einer Brücke zu stürzen oder vor ein Auto zu werfen. Dann wäre alles vorbei! Dann würde er wenigstens diese quälenden Gefühle nicht mehr spüren müssen, diese Dunkelheit, in der er herum taperte und es keinen Lichtschalter gab. Wenn er sich dann diesen Ausweg des Selbstmordes ganz praktisch vorstellte, wurde ihm aber immer klar, dass er ja leben und nicht sterben wollte und dass ein

Freitod, wenn Mutter ihn nicht sah, gar keinen Sinn machte, weil er dann ja weg sein würde, ein für allemal weg. Er würde seine Mutter nicht einmal weinen sehen, nicht einmal bereuen sehen; er würde ihre Schuldgefühle, die sie dann hoffentlich hatte, nicht spüren können und er würde nichts rückgängig machen können. Alles wäre vorbei. Für immer. Die Schuldgefühle, die Zweifel, die innere Qual, aber eben auch das Leben, das Fühlen und das Dasein schlechthin. Das wollte er eigentlich nicht. Stefan wollte leben, wusste aber nicht, wie. Stefan wollte Frieden in seinem Kopf und in seinem Herzen finden. Er wollte so gerne das Leben genießen! Dafür aber brauchte er den Frieden mit seiner Mutter. „Vielleicht sollte ich sie jetzt mal anrufen und mit ihr sprechen?", dachte er.

Stefan wählte die Nummer seiner Mutter, mehrere Male, bis sie endlich den Hörer abnahm: „Na, was gibt es?", fragte die Mutter cool in den Hörer. „Wie, was gibt es?", regte sich Stefan auf. „Wieso hast Du mich nicht angerufen? Sonst kannst Du es den ganzen Tag nicht lassen und auf einmal meldest Du Dich gar nicht mehr! Was soll ich damit anfangen?", rutschten ihm die Worte aus der Kehle. „Willst Du mir jetzt einen Vorwurf machen, Stefan? Und bist Du nicht alt genug, um Deinen Tag alleine zu gestalten? Du warst heute Mittag so pampig zu mir, dass ich mir dachte, vielleicht tut es Dir ja gut, wenn ich Dich mal nicht störe!" Oh, die Mutter hatte nachgedacht! Nach einer Sekunde voller Zickigkeit, kam auch Stefan wieder auf den Boden seiner Gefühle und versuchte es mit einem ruhigen Gespräch: „In Ordnung Mutter, Du hast ja recht. Ich war schlecht gelaunt. Weil ich einfach nicht aushalte, wenn Du mich täglich so oft anrufst! Da kann ich gar keine Luft mehr bekommen! Und so viel habe ich doch sowieso nicht zu erzählen, jeden Tag, mehrere Male. Ich mache doch zwischendurch keine Weltreise ...“ Und auch Maria versuchte zu verstehen: „Deshalb hab ich Dich ja heute nicht mehr angerufen, um Dir Luft zu lassen. Und dann meldest Du Dich! Warum rufst Du denn jetzt an?“ Stefan erklärte sich: „Weil ich es doch nicht verstehen kann. Du hast nicht angekündigt, dass Du jetzt Dein Verhalten ändern willst! Seit zwei Jahren rufst Du mich täglich mehre Male an, gefühlte zehn Mal, da kann ich doch nicht wissen, dass Du plötzlich 'ne Einsicht hast!“ Na, das war jetzt auch nicht besonders nett. Wenn Stefan schon mal reden wollte und durfte, kam es eben auch nicht sanft aus ihm heraus, sondern spontan. Und da war eine Menge Wut dabei. Die spürte nun auch seine Mutter und erwiderte: „Wieso hast Du mir das nicht früher gesagt, dass ich Dich so unendlich nerve. Dann hätte ich mir den ganzen Aufwand ja sparen können. Ich habe gedacht, dass ich Dir helfe, dass Du mich brauchst. Wenn Du mich gar nicht hören willst, kann ich es ja auch lassen. Dann müssen wir uns ja gar nicht mehr unterhalten.“ Der Vorwurf war nicht zu überhören; die Verletzung auf der anderen Seite des Hörers auch nicht. Und die auf Stefan geworfenen Schuldgefühle blieben nicht ohne Wirkung. „So habe ich es gar nicht gemeint. Es ist nicht so, dass ich Dich nicht hören will, dass ich mich mit Dir nicht unterhalten möchte. Und siehst Du, schon schnappst Du gleich ein! Wenn ich Dir sage, dass Deine Anrufe einfach nur viel zu oft stattfinden, reagierst Du sofort beleidigt und denkst, dass ich Dich gar nicht mehr sprechen möchte ..." Ruhe im Telefon. Stille.

Mal wieder waren beide an einem Punkt angekommen, an dem es nicht weiterging. Da schoss es Stefan in den Kopf: „Mutti, ich will so einfach nicht mehr weiter leben! Ich kann Dir nicht zehnmal am Tag eine Rechenschaft meiner Existenz geben. Und so, wie es momentan läuft, fühlt es sich wie eine Kontrolle an. Und ich kann gar nicht mehr schlafen oder arbeiten. Ich warte ständig nur auf das Klingeln des Handys und habe schon Schiss davor, dass ich wieder reden soll!"

Ruhe am Telefon. Zum zweiten Mal. Maria ist getroffen. In ihrem Herzen ist etwas angeregt. So ging es ihr damals, als Ralf sie ständig um Rückruf bat und sie schon gar nichts mehr zu erzählen hatte. Sie fühlte sich kontrolliert und wurde immer lustloser, gefühlt depressiv. Oh je, da hatte sie ihrem Sohn aber etwas angetan. Ihr war zum Weinen. „Hey Stefan, das tut mir leid.", murmelte sie beschämt. „Ich dachte, Du brauchst mich. Nachdem Papa weg war, hatte ich das Gefühl, dass Du so nah an mich gerutscht bist, dass Du mich mehr brauchst; du warst so gegenwärtig, hast mich immer unterstützt, da wollte ich Dich in der Ferne nicht im Stich lassen." Wow, da war ja richtig was möglich, nach so vielen Jahren! Stefan kann jetzt auch ehrlich sein: „Ja, das stimmt. Aber ich war so sehr für dich da, weil Papa uns verlassen hatte und weil Du so verzweifelt warst. Du warst immer so traurig, auf dem Sofa sitzend, allein. Da hab ich Dir geholfen. Ich wollte Dir zeigen, dass Du nicht allein bist! Aber dann wollte ich zum Studium ja auch endlich weg, damit ich meinen Raum für mich haben kann. Ich wollte innerlich richtig ausziehen. Und dann hast du angefangen, mich jeden Tag so oft anzurufen."

„Jetzt bloß nicht in den Vorwurf gehen, immer schön ehrlich bleiben", kommt ein Gedanke bei Stefan vorbei und warnt ihn vor der Stimme des Egos und der Wut. „Und da konnte ich mich gar nicht lösen. Aber ich bin doch schon über 20 Jahre alt und will einfach nur meinen Weg gehen können! Aber ich will Dir auch nicht wehtun ..." Da beginnt Stefan fast zu weinen. Und dieses „fast", das hört Maria auch, und am liebsten würde sie auch gleich weinen. Erste Tränen fließen ihr schon über die Wange, aber das hört Stefan nicht – und das soll er auch gar nicht. Es ist ihre Sache! Maria beginnt zu begreifen: Der Ralf ist gegangen. Aber Stefan ist ihr Sohn. Stefan will wachsen. Und es ist nicht in ihrer Verantwortung, ihn an sich zu binden. Ihm verlangt es nicht nach „mehr" Mama, sondern nach „weniger", um wachsen zu können! Stefan wollte sie damals unterstützen. Nicht er brauchte sie, sondern sie brauchte ihn. Buh, was für eine Erkenntnis. Für den Moment aber musste und wollte sie groß sein: „Hey, Stefan, gut, dass Du mir das alles sagst.

277

Matthias hat mich auch schon davor gewarnt, dass ich Dich nicht leben lasse. Ich fange gerade an zu verstehen, wie das ist. Das braucht Zeit. Aber darf ich Dich denn manchmal anrufen, wenn ich Lust habe? So einmal in der Woche vielleicht?" Stefan kann es nicht glauben. Und auch er möchte jetzt am liebsten weinen. Laut. Hemmungslos. Den ganzen Schmerz sich aus der Seele schreien. Diese Verzweiflung, in der er zwischen *nicht verletzen wollen* und *gehen müssen* gefangen war. Jetzt kann er frei heraus sagen, was er denkt: „Na klar, Mutti, kannst Du mich anrufen. Ich will ja auch wissen, wie es Dir geht. Einmal in der Woche, das wäre toll, vielleicht am Wochenende, am Samstag oder Sonntag? Und Mutti, vielleicht kann ICH Dich anrufen, wenn es für mich passt? Das wäre wirklich befreiend!"

Maria spürt jetzt, wie sehr sie ihren Sohn an sich gedrückt, ja fast erdrückt hat. Für ihn scheint es eine riesige Erleichterung zu sein, wenn sie weniger telefonieren und er es ist, der den Zeitpunkt des Telefonats bestimmen darf. „Ja Stefan, lass uns versuchen, neu zu beginnen. Wenn ich zu viel Sehnsucht habe, kann ich Dir ja auch mal 'ne Mail schreiben? Ich verstehe jetzt. Wir verlieren uns nicht aus den Augen, wir sind ja sowieso miteinander verbunden."

Als Stefan aufgelegt hat, ist ihm, als würde er träumen. Die letzten Jahre waren so quälend. Und nicht nur die letzten zwei. Während der gesamten Kindheit hatte die Mutter versucht, das Richtige zu tun und somit alle drei Kinder mit ihrem Anspruch überfordert. Einerseits schien sie immer so bedürftig zu sein und andererseits wollte sie unabhängig erscheinen. Während sie so nah war, war es gleichzeitig so schmerzvoll, waren ihre Einsamkeit und ihr Wille, die perfekte Mama zu sein, so spürbar, so erdrückend. Keines der drei Kinder hatte wirklich gelernt, seine eigenen Vorstellungen über das Leben zu entwickeln, sich auszuloten und herauszubekommen, wohin die eigene Reise wohl gehen mag. Jetzt schien sie etwas verstanden zu haben: dass Freiheit auch den Raum zur Nähe und Distanz schenkte. „Wahnsinn! Was für eine Befreiung!" Und praktisch gleichzeitig spürte Stefan etwas wie Lust aufsteigen: die Lust zu studieren, spazieren zu gehen, zu lernen, sich weiter zu entwickeln. Eine kleine Flamme, ein kleines Feuer. Ein kleines Licht nur, aber immerhin eines, das zu empfinden und zu umsorgen war, auf dass es weiterhin brannte und sich immer neu entzündete.

Stefan ging durch die kleine Küche seiner Wohnung und war erleichtert, frohen Herzens: „Ich fühle mich als sei ich erwacht", stimmte eine Stimme in seinem Inneren ein Lied an. „Mutter", wollte er rufen, „Mutter, Dein Sohn ist erwacht!" Er ertappte sich dabei, wie er ihre Nummer wählen und ihr das Gefühl sogleich mitteilen wollte. Stefan lächelte: Er würde lernen müssen. Jetzt durfte er lernen, er selbst zu sein und nicht alles sogleich zu teilen. Nicht mit ihr. Vielleicht mit Freunden und eines schönen Tages mit einer Frau seines Herzens? „Jetzt möchte ich meine gewonnene Freiheit erst einmal erspüren und genießen", kam ein Gedanke an seinem Herzen vorbei und schenkte Frohsinn.

***

Maria saß noch immer auf dem Sofa im Ruheraum der Klinik. Sie weinte, Ströme von Tränen liefen ihr übers Gesicht. Wer hätte das gedacht? Was für eine Erkenntnis! Gefühlt kam sie einer Erleuchtung gleich. Niemals hätte sie gedacht, dass das Sich-Sorgen ein Zuviel sein konnte, dass ihre Fürsorge auf der anderen Seite einem Ersticken gleichkam! „Mein Gott, wie blind ich war! Aus Angst zu verlieren, habe ich meine Kinder an mich gebunden wie ein Magnet, habe Stefan nicht gehen lassen, obwohl er sogar eine andere Stadt zum Studieren gewählt hatte, habe nicht sehen können, wie sehr ich ihn gequält habe, mit meinen irrsinnigen täglichen Nachfragen! Und ja! Nicht er hat mich so gebraucht: Ich habe ihn so gebraucht! Ich habe meine Kinder bis dato so gebraucht!" Das Wort „missbraucht" meldet sich kurz im Herzen an, verschwindet aber gleich wieder. Dazu ist Maria noch nicht bereit. Sie kann noch nicht erkennen, dass sie ihre drei Kinder, aber insbesondere Stefan emotional missbraucht hat – nämlich für ihre emotionalen Zwecke genutzt und ausgenutzt: das Alleinsein, die Einsamkeit, ihre Verlust-Angst, ihre Schuld-Gefühle, ihre Bedürftigkeit und ihre Unfähigkeit, den anderen los zu lassen, gehen zu lassen.

Maria ist noch jung. Sie ist erst 50 Jahre alt. Und Maria spürt jetzt, dass sie sich vielleicht einen Therapeuten suchen wird, mit dem sie ihre Herzenslage noch einmal durchgehen, anschauen kann. Wie kam es eigentlich dazu oder wann kam es eigentlich dazu, dass sich mein Herz immer enger schnürte? „Ich kenne das eigentlich noch aus meiner Kindheit", fällt es Maria ein: „Wenn Mutti weggegangen ist, und eigentlich war sie immer abwesend, habe ich sehnsüchtig darauf gewartet, dass sie wiederkommt und war völlig unfähig, mich in dieser Zeit mit mir selbst zu beschäftigen. Ich war wie gelähmt, wie in einer Warteschleife. Ich war von der Abwesenheit meiner Mutter gefangen. Und als sie dann wieder da war, war es auch nicht wirklich gut, denn sie hatte immer viel zu tun. Nur meine Sehnsucht hatte ein Ziel gehabt: Sie!"

Es klopft an der Tür des Ruheraums und Matthias Gesicht zeigt sich in der Türspalte: „Hey Maria, Du wirst gebraucht. Geht es Dir gut? Ist alles gut?", fragt er besorgt, als er ihr nasses Gesicht von der Seite erblickt. „Ja", sagt Maria, „jetzt ist alles gut. Jetzt ist es gut."

## 22. Die spirituelle nonverbale Therapie

## als konkreter Zugang zu Deinen Welten

Als *Seelenbegleiterin* biete ich Ihnen verschiedene Zugänge zu Ihrer Seele an, auf dass sich die Seelenarbeit für Sie so fruchtbar wie möglich gestalten mag. In den folgenden Kapiteln haben Sie die exemplarische Einsicht in spirituelle Reisen anhand von „Reiseprotokollen" und Nacherzählungen.

Es gibt den Zugang über das Wort, in der Gesprächstherapie, die tiefenpsychologisch-analytisch ausgerichtet ist.[59] Da diese verbale Arbeit zwar Tiefenerkenntnisse zulässt, die Heilung als ein Prozess der Bereinigung alter Wunden jedoch kaum ermöglicht, gibt es verschiedene Formen der nonverbalen medialen Arbeit, die wählbar sind: Rückführungen, Seelenreisen, Reisen in Ihre *drei schamanischen Welten* sowie die Arbeit mit Ihren *Chakren*.

Als ich selbst meine Wunden klärte und tatsächlich auf dem Weg der Heilung war, ließ ich mich, nach einer abgeschlossenen Psychoanalyse, auf eine Schamanin ein, die innerhalb EINER nonverbalen Sitzung einen „Stein von meiner Brust" zu er-lösen wusste – einen Stein, der über 40 Jahre lang mein Leben morgens bis abends verdunkelt hatte. Sogleich sendete mein Bewusstsein: „Heilung ist möglich!" Diese Sitzung bewog mich dazu, eine

---

[59]   Ich habe eine fast zehnjährige Ausbildung in Psychoanalyse in Deutschland und Frankreich/Paris absolviert.

dreijährige Ausbildung als „Geistheilerin in schamanischer Tradition" bei eben dieser Schamanin[60] zu absolvieren. Eva Bouizedkane, die ihre Praxis *Dreiklang* in Berlin hat, ist eine der wenigen Schamaninnen, deren Werte und ethische Einstellung ich sehr schätze, was in der spirituellen Arbeit ungemein wichtig ist, geht es doch um einen feinen nonverbalen telepathischen Zwischenbereich der Welten, in dem es NIE um den Begleiter (und etwa dessen Ego), sondern immer um den Reisenden selbst geht. Die Reichhaltigkeit der nonverbalen Arbeit, dieser wunder-volle Weg des Zugangs zum Reich der Seele, stelle ich Ihnen hiermit kurz vor:

Jeder nonverbalen medialen Arbeit geht eine Zeremonie, ein Ritual voraus, das uns und den Raum einstimmt und mit den Wesen in Verbindung bringt. In der Ruhe sind wir bereits im Modus der Eingebung, in dem ich die Kräfte – die Hüter der vier Elemente, die vier Erzengel, Gott Vater und Mutter Erde – anrufe. Was ich bei der Anrufung ausdrücke, ist kein Resultat kognitiven Denkens, sondern es existiert (lediglich) exakt in diesem Moment, in diesem Raum, zwischen Ihnen und mir. Es ist zu keinem anderen Zeitpunkt reproduzierbar. „Es ist!", können wir auch hierbei, wie bei allen energetischen Ebenen, wahrnehmen. Je deutlicher wir das Ziel der spirituellen Reise benannt haben, unser Anliegen, desto größer sind Ihre Chancen, in diesen feinstofflichen Welten anzukommen und die Antworten zu erfahren, nach denen Sie konkret gesucht haben. Daher

---

[60] Eva Bouizedkane, Berlin, *www.dreiklang-spandau.de*

gibt es immer eine Séance, in der wir uns auf die Frage und das Anliegen einstimmen, diese tiefenpsychologisch ausloten, um dann tatsächlich bereit zu sein.

Seelenreisen können dank *Rückführung,* dank *Heilreisen* und dank *schamanischer Weltenarbeit* praktiziert werden. Allen Seelenreisen ist gemein, dass sie in einem Ritual eingebettet sind und dass sich der Mensch mithilfe seines Geistes in Zeiten, Leben, in Zuständen und Dimensionen frei bewegen kann. Wir erfahren, wenn wir dazu bereit sind, was die Seele gesehen und erlebt hat.

Der Anrufung der Kräfte folgt eine Trommelsession, die ich empfange, die bei jedem Menschen rhythmisch anders ist und während derer Sie sich schon auf Ihrer *körperlosen* Reise bewegen. Es ist nicht selten, dass mir die Reisenden hinterher berichteten, wo sie während des Trommelns gelandet sind:

- im 12. Jahrhundert auf einem Marktplatz – die Jahreszahl war auf dem Gipfel der Kirche zu lesen
- in der Wüste im Jahre 3000 vor Christus, sterbend unter der sengenden Sonne und mit den- selben Worten auf den Lippen, mit der dieser Mensch sein aktuelles Anliegen der Reise ausdrückte: „Warum sieht mich eigentlich nie jemand?"
- als ein Samenkorn unter der Mutter Erde, spürend, wie das Wachstum den Keim nach oben treibt, bis er den Himmel über der feuchten braunen Erde erblickt,

um nur einige Beispiele zu nennen.

Wenn das Wort, wenn das analytische Gespräch Ihnen Klarheit brachte, Sie aber noch keine „Reinigung der alten Wunde" empfinden, können wir anhand von *Rückführungen* in das Reich Ihrer Seele schauen und in alle zuvor gelebten Existenzweisen, die mit diesem Thema zu tun haben. „Wie spüre ich, dass es sich um eine alte Wunde handelt?", mögen Sie fragen. Interessanterweise fühlt sich dieses Alte in unserem empathischen Raum, manches Mal spüren Sie es auch selbst: „Komisch, da ist etwas, das älter ist als mein Leben und das mich belastet." Viele Menschen suchen mich in meiner Praxis auf, weil sie diese Ahnung über ihr Dasein besitzen, dass da etwas ist, das rein psychotherapeutisch nicht gelöst werden kann.

Die *Rückführungen* erlauben uns, die Wunde in dem Leben, in der Inkarnation zu bereinigen, in der sie entstand! Dort, am Anfang sozusagen, Frieden zu schließen, hat zur Folge, dass Ihr Leben in der Aktualität ebenfalls Reinigung erfährt. Wenn Sie beispielsweise einen Trennungsschmerz zum Zeitpunkt seiner Entstehung lösen, einen Schmerz, der in Ihrer Seele einen Abdruck hinterließ und dazu führte, dass es Ihnen unmöglich war, sich in eine Partnerschaft einzulassen, dann wird es Ihnen nach der Reise wesentlich leichter fallen, den Mut für eine Liebesbeziehung aufzubringen.

Die Seelendimension kennt keine menschliche zeitliche

Linearität. Sie „denkt und heilt in der kosmischen Dimension von Ewigkeiten". Ob die Verletzung von gestern, von vorgestern oder von vor 3000 Jahren vor unserer Zeitrechnung her wirkt, ist ihr nicht wichtig. Seele erinnert sich solange, bis Heilung geschieht. Und da die Linearität der Zeit eine Erfindung des Menschen ist, um die Weite des Kosmos besser zu erfassen, gibt es bei *spirituellen Reisen* keine Begrenzung zeitlicher Dimension. Die *Rückführungen* erlauben uns, die streng genommen kein „zurück", sondern ein „hinein" in das imaginäre Gedächtnis der Seele sind, die Wunde dort zu belichten, wo sie geschlagen wurde. Zur Verdeutlichung möchte ich Ihnen ein Beispiel erzählen:

Eines schönen Tages im Frühling war ich auf einem Spaziergang unterwegs. Plötzlich knickte ich am linken Fuß um, aber dermaßen akzentuiert, dass mir schwarz vor meinen Augen wurde und ich mich an einem Laternenpfahl festhalten musste, um nicht bewusstlos zu werden. In Ordnung!" ‚dachte ich, „Das ist schon extrem. Aber es geht ja wieder vorbei!" Und tatsächlich war dieser extreme Schmerz nach 15 Minuten wieder verschwunden.

Es hatte mich nicht weiter verwundert, als dieser Vorfall in den nächsten Wochen mehrmals hintereinander auftauchte – immer in der selben Manier: Linker Fuß (also Vergangenheit charakterisierend, wie Sie nun wissen), das Umknicken, das *Schwarz vor den Augen werden* und das Risiko der Bewusstlosigkeit wegen des extremen Schmerzes. Nach dreimaliger Wiederholung in kurzen

Abständen von zwei Wochen war mir klar, dass es sich hierbei um das „Andocken von etwas Altem an der heutigen Realität" handeln musste: Der Schmerz war einfach zu extrem, zumal es physisch, schulmedizinisch keine Diagnose dafür gab.

Was verstehe ich unter dem „Andocken" des Gestern im Heute? Sei es, dass es sich um das selbe Alter des Menschen in der Aktualität handelt, das als Auslöser gilt; sei es, dass es sich um dieselbe Stadt handelt, um eine ähnliche emotionale Erfahrung oder um einen ähnlichen Kontext ganz allgemein – das vermag ich nicht zu bestimmen. Ich weiß nur, dass es in der kosmischen Dimension ebenso ist, wie in dieser Realität: Es gibt für den Schmerz der Vergangenheit im Heute einen Auslöser, der die alte Situation und Erfahrung wieder in die Aktualität katapultiert, quasi in Lichtgeschwindigkeit. Vielleicht kennen Sie das? Als Auslöser kann eine Farbe, ein Gesicht oder ein Geruch gelten. Und plötzlich „... fühlen Sie sich wieder wie in Ihrem Kinderzimmer."

Es war mir also klar, dass sich in meinem Fall des Fußes „Geschichten des Lebens" übereinandergelegt haben mussten. Das *Warum* war mir in diesem Moment nicht wichtig. Ich wusste nur, dass ich mich auf die Reise in dieses Gefühl, in diesen besonderen Schmerz begeben musste. Die *Rückführung* dauerte mit meiner Führerin keine 20 Minuten und ich hatte den Ort des Schmerzes und somit des Ursprungs identifiziert: einen Folterkeller, dunkel, feucht, in dem es nach Schwefel roch. Als Besucherin dieser Zeit sah ich, wie man mir meinen Fuß brach, indem man ihn gewaltsam nach rechts drehte. Es war das Gefühl, als bräche man mir den Knochen, als knickte man mir diesen Fuß „einfach" mit einer einzigen Aktion um.

So gesehen, so verstanden: Ich sah, verstand, verzieh, und kam wieder. „Und was geschah?", mögen Sie fragen? Ich habe diesen Schmerz am linken Fuß, dieses spezifische Umknicken seit sechs Jahren nicht wieder erlebt.

Wenn wir mit *Seelenreisen* arbeiten, begeben wir uns ebenfalls in das Reich der Seele, lassen uns von allen Kräften mit dem Aspekt der Heilung führen. Immer, wenn es nicht „in Leben zurück" gehen soll, sondern ganz allgemein in Ihre Gefühle hinein, in Kräfte und in Zustände, lassen wir uns auf eine Seelenreise ein. Ziele dabei können sein:

- Gefühle, in die Sie hineinreisen möchten, um sie aufzulösen, wie Ängste, Verstrickungen oder Dunkelheiten

- Gefühle, die Sie verstärken möchten – wie Kreativität, Kraft, Spiritualität, Freudvolles, Lichtigkeiten

- Heilung einer Wunde, die Sie von allen Kräften und Wesen erbitten, wenn Sie sich nicht zurückbewegen möchten

Die *Seelenreisen* sind im Anliegen daher offener gestaltet, wenn wir nicht genau wissen wollen oder müssen, sondern generell die Gesundung in unserem Menschsein erbitten.

Die Reise in *schamanische Welten* beherbergt in gewisser Weise alle genannten Aspekte: Wir können „zurück", „voran" oder "inmitten" sein. Jeder Mensch, weil jede Seele hat eine Mittel- Ober- und Unterwelt, die sich bei jedem anders gestaltet. Keine gleicht der anderen. Es sind Ihre Welten, mit Ihren Landschaften, den Wiesen, Gewässern und Wäldern, bevölkert von Ihren Krafttieren und Ihren Wesen, nämlich Begleitern. Diese Welten existieren praktisch „nebenan", sind immer bereits da. Die dort wohnenden Wesen freuen sich, besucht zu werden, von uns, von der Fleisch gewordenen Seele, vom Menschen. Sie selbst sind, zu diesem Zeitpunkt als geistiges reisendes Wesen unterwegs, willkommen.

Die *Mittelwelt* entspricht der feinstofflichen Realität, die zur Aktualität quasi parallel liegt, was bedeutet, dass alles, was wir dort vornehmen, sofortige Veränderungen in dieser Welt, in diesem *Hier & Jetzt* mit sich bringt. Wir können beispielsweise Schrecken in einem „Kästchen" lagern und sie unter Ihren Lebensbaum legen – um sie dann anzuschauen, wenn sie bereit dazu sind. Sie können auch mit Ihren Krafttieren telepathisch kommunizieren und sie um Rat fragen, um Begleitung bitten, wenn sie es benötigen, und dies ein Leben lang. Ist der Kontakt zu Ihren Begleitern und Krafttieren, zu Ihrer Mittelwelt erst einmal hergestellt, geht er Ihnen nicht wieder verloren, wenn Sie denn ab und zu Ihre Welten besuchen. Und auch hier mögen Sie mich fragen: „Wie besuche ich meine Welten denn ab und zu?" Die Visite ist denkbar einfach: Haben Sie die Interaktion wenige Male mit einer Anleitung praktiziert, dann kennen Sie den meditativen Zustand, in dem Sie Ihre Welt „quasi nebenan" finden: Sie öffnen eine Tür und sind bereits da. Sie schließen Ihre Augen, zentrieren sich auf Ihre innere Mitte, Sie denken und wollen nichts, sondern sind mit sich selbst frei verbunden. Dazu öffnen Sie das *Scheitelchakra,* um zu empfangen. (Im folgenden Kapitel über den *Satsang* erfahren Sie mehr darüber.)

Die **Unterwelt** eröffnet das Reich der Rückführungen. Meistens gibt es einen Zugang über die Mittelwelt, wie einen Baum, eine Blume oder eine Schlucht. Arbeiten wir in den schamanischen Welten, können wir unsere Begleiter und Krafttiere nutzen, indem wir sie dazu einladen, auf unsere Reise mit zu kommen. Das tun sie für gewöhnlich sehr gerne, denn die Zeit ist reif, sobald Sie sich für diese Reise entschieden haben. Somit sind Sie – abgesehen von meiner Präsenz oder der eines anderen Reiseführers – auf Ihren Erkundungen nicht allein. Das kann Ihnen helfen und Mut machen.

Die **Oberwelt** gibt Ihnen Einblick in das Reservoir Ihres Selbsts: Was hält Ihr Selbst für Sie bereit? Welche Lichtwesen begleiten Sie? Was entspricht Ihrem Wesen-eigenen? Wie sieht Ihr *Heiles Selbst* aus, wie fühlt es sich an? Was ist in Ihrem Leben drin? Folgen Sie Ihrem ureigenen Weg der Seele und also Ihrer Bestimmung? Auch hierbei nutzen Sie Ihre Begleiter aus der Mittelwelt, um sich geführt zu wissen.

Ist das nicht wundervoll? Dass wir als Menschen all diese

Dinge in Erfahrung bringen können, wenn wir in Kontakt mit unserer Seele stehen?

Für mich beginnt Ihre Selbst-Bestimmung in der Praxis der therapeutischen Arbeit. Inhalt und Zeit finden sich – mit uns und im Einklang der uns umgebenden Energien und Wesen.

Willkommen im Reich Ihrer Seele!

# 23. Die Praxis des Satsang – das „Sitzen in der Wahrheit" oder wie Körper dank Seele heilt.

## Ein Protokoll

Tara kam im März zu mir, eine begnadete Physiotherapeutin und craniosacrale Osteopathin. Sie arbeitet mit ihren Händen, mit Eingebung und Empathie. Tara liebt ihre Arbeit. Zur Zeit steht sie vor einer großen Veränderung: Sie möchte die Stadt verlassen, alle Freunde, alle Bekannte, ihre Praxis hinter sich lassen, um zu ihrem Freund in einer entfernt gelegenen Stadt umzuziehen. Die Stadt jedoch gefällt ihr nicht. Ob sie nur wegen ihres Freundes, also wegen des Mannes umziehen will, verneint sie: Sie hatte sowieso Lust auf einen Neuanfang: „Das ist der Weg. Es muss nicht das Ziel sein", so ihre weise Antwort.

Plötzlich, vor drei Tagen, habe sie einen Anfall bekommen: Alle Gelenke waren über Nacht mit einem Mal geschwollen und entzündet. Besonders die Hände bis aufs Doppelte angeschwollen und irrsinnig schmerzhaft. Seit drei Tagen hat Tara wegen der Schmerzen nicht mehr schlafen können. Kein Schmerzmittel konnte helfen. Sie ist seitdem arbeitsunfähig. Zuletzt kulminierte der Schmerz in der rechten Hand. (Rechts steht für die Zukunft.): „Wie soll es so weitergehen? Meine Hände sind mein Leben!"

Tara geht zu einem Arzt, doch weder Heilpraktiker noch Mediziner haben eine Antwort darauf, weshalb ihre Hände so geschwollen sind. Es gibt keine Diagnose, da es keinen Befund für Rheuma oder Arthritis gibt. Diese Tatsache wundert weder mich noch Tara, die seelisch und spirituell sehr viel gearbeitet hat und vorbereitet ist, in die Tiefe ihrer Seele vorzudringen. Die Tatsache, dass der Schmerz in der rechten Hand ihre Zukunft betrifft und dass es sich um ihre Hände, also um ihre Arbeit handelt sowie um die Frage des Umzugs, der Zukunft allgemein, bestätigen unseren Wunsch, in das Reich der Seele zu blicken. In einem Vorgespräch entscheiden wir uns, die Technik des *Satsang* anzuwenden. Es ist eine sehr alte schamanische Technik, die übersetzt „das Sitzen in der Wahrheit" bedeutet. Beim Satsang öffnen wir das *Scheitelchakra,* um zu empfangen, das *Herzchakra,* um mit zu fühlen und das *Kehlkopfchakra,* um aussprechen zu können, was wir empfangen und fühlen.

Bei der Anrufung zentriere ich mich auf das Leiden, auf den Schmerz einerseits und auf Taras Wunsch des Wissen-wollens, der Suche nach Klarheit und Heilung andererseits. Insbesondere bei der Anrufung des Elements Wasser bekommen wir – auch sie selbst, wie sich später herausstellt – die Information, dass es sich um eine "Blockade des Flusses" handelt: Es ist eine Blockade des Flusses des Lebens und der Energie.

Ich nehme alle Informationen, die ich selbst beim Ritual empfange, in die Trancarbeit auf. Ich trommle und bin nun bereit. Tara, geübt im Yoga und in der Meditation, ist ebenfalls bereit. Wir sind angekommen in einer anderen Welt der tiefen Konzentration und des tiefen Verstehens. Ich bin dabei ich, aber ego-los; ich bin Wesen und menschliche Empfangende, zentriert in meiner Mitte, durch die diejenige Energie fließt, die uns alle wie ein Baum zwischen Himmel und Erde miteinander verbindet, Wesen und Menschen.

Das ist denn auch meine erste Frage:

*„Bist Du bereit, in die Tiefen Deiner Seelen vorzudringen?"*[61]

Ja.

*„Bist Du bereit, die Fragen aus dem Satsang zu empfangen?"*

Ja.

*„Möchtest Du wissen, was Dich im Inneren quält und was die körperlichen Schmerzen verursacht?"*

Ja.

*Da der Satsang eine schamanische Technik ist, ist es für mich wichtig, diese drei Fragen klar beantwortet zu hören. Sobald sich im Seelenraum ein Zweifel befindet, ein Zweifel oder eine Angst, ist dies in meinem vorbereiteten Raum der Praxis spürbar und der Satsang würde sich anders gestalten.*

*Wir sitzen uns im Schneidersitz gegenüber auf runden Meditationskissen. Die Reise zwischen den Welten kann beginnen:*

*„Wie geht es Deiner rechten Hand?"*

Sie brennt, von innen.

---

[61]  Meine Gedanken, Fragen und Kommentare sind kursiv gekennzeichnet.

*„Hast Du Angst, die Stadt zu verlassen?"*

Ja und Nein.

*„Ja und Nein?"*

Ja, weil ich in die Fremde gehe, und nein, weil ich weggehen möchte.

*„Hast Du Angst vor der Fremde?"*

Nein, ich freue mich auf das Unbekannte.

*„Das ist doch wie ein Abenteuer."*

Ja, ein Abenteuer.

*„Wer hat Angst vor der Fremde und vor dem Abenteuer?"*

Meine Mutter!

*Sie beginnt heftig zu schluchzen, Tränen stoßen heraus.*

*„Deine Mutter hat Angst vor Fremde?"*

Ja, das hat sie selbst nie gemacht, weggehen. Und sie sagt, dass es mit dem Mann wieder schlecht ausgehen kann, wie vor zwölf Jahren und dass ich mich beeilen soll ...

*„Du sollst Dich beeilen?"*

Ja, damit ich alles richtig mache!

*Sie schluchzt noch heftiger und bricht in Tränen aus.*

Immer soll ich mich beeilen und alles richtig machen!

*„Wer soll sich beeilen?"*

Ich soll mich beeilen!

*„Willst Du Dich beeilen?"*

Nein.

*„Du möchtest langsam gehen ..."*

Ja, ich möchte in meinem Rhythmus langsam gehen.

*Stille.*

*„Schritt für Schritt, langsam, so, wie es zu Dir passt?"*

Ja, das wäre schön.

*„Dann gehe langsam, Schritt für Schritt so, wie es zu Dir passt."*

*Stille.*

*„Was war vor zwölf Jahren?"*

Da habe ich geheiratet und es hat mit dem Mann nicht geklappt. Und das hatte meine Mutter mir schon gesagt, dass es nicht klappen wird. Ich habe aber trotzdem geheiratet und siehe: Es hat nicht geklappt.

*Sie weint laut und heftig.*

*„Und jetzt hast Du Angst, dass es wieder nicht klappt?"*

Nein, meine Mutter hat Angst, dass es wieder nicht klappt.

*„Deine Mutter ist Deine Mutter und Du bist Du."*

*Stille.*

*„Freust Du Dich, hinauszugehen, ins Abenteuer, ins Unbekannte?"*

Ja, ich freue mich.

*„Dann tue es."*

*Stille.*

*„Wie geht es Deiner Hand?"*

Sie brennt wie Feuer.

*Tara schreit plötzlich:*

Und das ist diese Wut! Jetzt weiß ich es! Das brennt wie die Wut, die ich habe: Immer mache ich alles falsch! Immer höre ich auf Mutter! Immer bin ich schuld, dass es nicht klappt! Das will ich nicht mehr!

*Sie weint jetzt laut.*

*„Die Angst Deiner Mutter ist die Angst Deiner Mutter. Du freust Dich auf das Abenteuer."*

Ja, aber sie sagen alle: Mach es so! Beeile dich! Du musst vorsichtig sein! Du musst aufpassen! Und ich weiß nicht, was richtig ist!

*Lautes Weinen.*

*„Du freust Dich auf die Fremde."*

Ja.

*Stille.*

Ich war bei meiner Mutter am Wochenende. Als ich wiederkam, nach Berlin, habe ich mich wie erschlagen gefühlt. Ich war wie erschlagen von ihren Worten und Vorwürfen! Und dann hat es angefangen, in der Nacht, mit dem Körper. So heiß war die Wut. Ich will nicht mehr!

*„Du willst nicht mehr – wütend sein?"*

Nein!

*„Du bist eine schöne Frau, schön und strahlend, Freude im Herzen und Sonne um Dich herum. Geh' Deinen Weg, so schnell und langsam, wie es zu Dir passt. Du bist Du."*

Ja.

*Stille.*

*Es wird ruhig. Sie reibt ihre rechte Hand.*

Es wird besser. Das Brennen hört auf.

*„Hast Du noch Wut?"*

Ja, ich habe so entsetzliche Wut auf mich!

*„Du bist auf Dich selbst wütend?"*

Ja!

*Sie schreit:*

Weil ich es nicht besser wusste, weil ich damals den Fehler gemacht habe, zu heiraten. Wenn ich auf sie gehört hätte, wäre vielleicht alles gut geworden.

*„Glaubst Du das?"*

Nein.

*„Wer glaubt das?"*

Meine Mutter.

*„Die Sorgen Deiner Mutter sind die Sorgen Deiner Mutter. Du bist wütend auf Dich."*

Ja, weil ich nicht auf sie gehört habe!

*„Was sagt sie denn?"*

*Jetzt mit der Stimme der Mutter, schriller, ein anderer Akzent, eine andere Tonlage. Das Gesicht verzerrt sich:*

„Siehst Du, das hättest Du wissen müssen! Wenn Du auf mich gehört hättest! Und jetzt passe auf, sonst wird wieder alles falsch!"

*Sie weint doll und massiert ihre rechte Hand.*

*„Denkst Du das?"*

Nein, das denkt meine Mutter.

„Willst Du wie sie denken?"

Nein.

Stille. Tara ist jetzt ganz ruhig.

„Wie denkst Du?"

Ich freue mich auf das Neue und Unbekannte.

„Gut. Das Neue und Unbekannte ist jetzt Dein Weg?"

Ja.

„Wirst du arbeiten, mit deinen Händen?"

Ja.

„Freust Du Dich darauf?"

Ja, sehr.

Sie wird ruhig. Sie massiert ihre rechte Hand: Der Schmerz ist fast weg.

Ich spüre wieder meine Finger. Die Hand gehört mir.

„Es sind Deine Hände, die so eine tolle und wichtige Arbeit tun."

Ja, das bin ich.

„Für Deine Arbeit bis du anerkannt. Du bist eine tolle spirituelle Handarbeiterin."

Ja, das bin ich.

„Wir bedanken uns bei allen Kräften und Mächten. Und kommen zurück, nach Berlin, in die Praxis, am 12.2.2014."

Tara hat drei Tage später ihre Arbeit als craniosakrale Osteopathin und Physiotherapeutin wieder aufgenommen. Das

*Symptom ist verschwunden. Der Ausdruck der Wut, der schmerzhaften und geschwollenen rechten Hand, hat sein Thema verloren.*

## 24. Leiden, Tod und Leben:
## Eine Fallstudie zur Rückführung

Eines Morgens kommt eine junge Frau namens Anette auf Empfehlung hin in meine Praxis. Sie hat schon sehr viel an sich gearbeitet, stets gesprächstherapeutisch, also immer reine Wortarbeit geleistet. Anette kennt sich selber sehr gut und dennoch: ein Burnout mit schweren Schlafstörungen, Bandscheibenvorfall, Schmerzen.

Anette kann nicht mehr, so wie sie weinend vor mir sitzt, nach sechs schlaflosen Nächten hintereinander. Nun hatte sie wochenlang nur ein paar Stunden Schlaf, und auch dieser immer unterbrochen. So will sie nicht (mehr) leben, im Leid und im Schmerz. Sie hat Ahnungen, welche seelischen Themen dem körperlichen Schmerz zugrunde liegen und gibt folgende traumatisierenden biografischen Eckdaten an:

- Die 50er Jahre der DDR: Mutter gibt die drei Wochen alte Tochter als Baby in ein Heim. Sie holt ihr Kind lediglich am Wochenende manchmal zu sich. Mit dieser Tatsache hat sich Anette bis heute nicht auseinandergesetzt. Sie hat Angst davor, sich damit zu beschäftigen, wie es konkret in DDR-Heimen (mit den Kleinsten) zuging.

- Mit zwei Jahren holt ihre Mutter das Kind zu sich nach Hause. Die Mutter ist jedoch depressiv, hat selbst mit sich viel zu tun, wechselnde Partner, stets Partnerprobleme. Der

Vater von Anette ist abwesend. Eine dunkle Atmosphäre habe immer zuhause geschwebt. Sie habe immer Angst gehabt, dass eines Tages etwas ganz Schreckliches passieren wird.

- Das Schreckliche geschieht: Als Anette 13 Jahre alt ist, versucht sich die Mutter das Leben zu nehmen. Anette und der neun Jahre alte Bruder sind in derselben Wohnung, im Kinderzimmer, nebenan. Die Mutter wird mit Krankenwagen abgeholt. Anette bleibt „erstarrt" zurück.

- Als sie 18 Jahr alt ist, stirbt ihre erste große Liebe.

Das sind die Eckdaten, die ich beim ersten Termin des Kennenlernens erfahre und denke: „Na, da gibt es schon genügend Traumatisches in diesem Leben, bevor wir in andere Leben schauen müssen." Anette sieht selbst, dass keine partnerschaftliche Beziehung mit einem Mann funktioniere, ebenso wie bei ihrer Mutter und wie bereits bei ihrer Großmutter. Einen klaren psychischen Zusammenhang der „Wiederholung", über Ahnenreihen hinweg, anzugeben, ist sie verständlicherweise noch nicht in der Lage. Vielmehr vermutet sie, dass etwas – auch in ihrem eigenen Verhältnis zur Mutter, zwischen Liebe und Wut gefangen – nicht stimmt. Mehr konkretes Wissen über die Schmerzen ihrer Seele kann Anette bisher nicht zulassen.

Woher weiß ich, was ich weiß? Wie nehme ich wahr? Bei diesem ersten Treffen sehe ich, wenn ich auf

- Laut/ Klang der Stimme
- Körperhaltung und Mimik
- Wahl der Worte
- Energieniveau
- Geschwindigkeit der Sprache
- und alle sonstigen Eingebungen und Verdichtungen der Person

im Raum schaue, dass Anette leidet, dass sie trotz der Therapien die wichtigsten traumatisierenden biografischen Punkte ihres Lebens (Tod und Leben, Verlassenheit, Grundvertrauen) nicht gewagt hat, anzugehen. Die ersten Schichten wurden „abgetragen", die untersten Schichten aber, tief unter der Mutter Erde gelegen, wurden im Dunkeln gelassen. Das Wort, die verbale Arbeit hatte offensichtlich nicht ausgereicht, um die (erlebte) Urangst des erneuten Verlassenwerdens zu thematisieren, ins Bewusstsein zu lassen, um das Thema zu belichten. Der Raum ist gefüllt von Leid und von Schmerzen; Anette weint unentwegt, ist aufgelöst. Sie möchte heilen und weiß nicht, wie.

Im ersten Gespräch des Kennenlernens erfahre ich ebenfalls: Anette hat sich vor sieben Jahren taufen lassen. Sie ist im Herzen tief religiös. Sie sieht ihren Weg in der Folge Jesu, aber nur im Aspekt des Leidens, des „sich opferns" für andere. Schon als sie klein war, hätte sie ihr Leben mit Sinn gefüllt gesehen, indem sie anderen helfe.

303

Ihr Beruf: Therapeutin in einem Hospiz. Die Selbstaufgabe für die Leidenden, viel Mitleid mit anderen, das dienen wollen, ist daher biografisch gegeben. Trotz des Burnouts formuliert Anette: „Es ist doch immer noch etwas zu tun, noch etwas zu verbessern in dieser Welt!" Sie kann nicht aufhören, das Leid der anderen zu sehen. „Wie kann ich glücklich sein, wenn es doch neben mir so viel Leid gibt, das ich durch mein Handeln lindern kann?", fragt sie sich.

Anette weiß, dass der Aspekt der Freude und des Glücks in ihrem Leben zu kurz kommen. Schließlich gäbe es auch mehr Leid als Glück! Das ist faktisch sicherlich richtig. Die Auswahl des Aspekts der Schmerzen im Leben, die Fokussierung auf diese dunkle Seite, ist aber keine kognitive, sondern eine seelische Wahl: Die Seele identifiziert sich mit dem, was sie kennt und erfahren hat, nimmt diesen Glaubenssatz in sich auf, und richtet daraufhin auch die Wahrnehmung aus. Die Grund-Determinierung, von der ich Ihnen bereits sprach, gestaltet sich in dieser Art. Das Innen spiegelt sich im Außen. Anette erblickt nur all das Leid, während das Licht und das Helle an ihr vorbeiziehen, ohne wahrgenommen zu werden. Blickausrichtung ist niemals eine freie rationale Entscheidung, solange wir im Biografischen oder Seelischen verstrickt sind. Und wahrscheinlich ist das Leben niemals frei, weil wir ja immer bereits Seele, also inkarniert, somit Fleisch gewordene sind.

Anette spricht vom Suizidversuch ihrer Mutter, aber auch davon, dass sie nie glücklich sein durfte, weil es ihrer Mama zu

Hause doch so schlecht ging. „Wie konnte ich beim Ausgehen glücklich sein, wenn ich wusste, dass meine Mama zuhause weint?" Ich verweise auf den Zusammenhang „persönliche und äußere Welt" und sie kann in dieser ersten Stunde das erste Mal tief verstehen, woher diese ihre Anbindung ans Leiden kommt: „Ich darf nicht glücklich sein, weil Mama nicht glücklich war!" Dieser alte Glaubenssatz wird ihr bewusst und nun auch die Verbindung von ihrem ganz persönlichen Verhältnis zur Mutter und von ihrer Sicht auf die Welt.

Wir arbeiten vorerst im Gespräch und mit ihren Gedichten und Bildern: Totenköpfe, rot-schwarze Blutbilder, und immer wieder sie – am Kreuz. Ihre Arme im rechten Winkel gespannt. (Ihr starker psychosomatischer Schmerz reißt sie zwischen den Halswirbeln auseinander.) In der Mitte des Kreuzes ein Licht – ein Stein, den sie auch als Kette um ihren Hals trägt und der auf allen Bildern erscheint: Gekreuzigt wie Jesu, aber in der Mitte strahlt ein blaues Licht. Ich verstehe: Licht ist also da, aber das Leid der Welt umgibt sie. Sie kann sich nicht bewegen, ist wie im rechten Winkel aufgespannt. Ich verweise auf ihre Schmerzen im Hals- und Nackenbereich.

Ich bin empathisch mit Anette verbunden, fühle ihre Seriosität, ihre Kraft und Stärke, ihre Sinnhaftigkeit. Es fehlt jedoch der andere Pol, den es zum Leben braucht: das Licht. Ein *Glaubendürfen* an Freude und Glück. Die Identifikation mit dem gekreuzigten Jesu ist so sehr verinnerlicht, dass Freude nicht sein darf, in den Tiefen des Herzens. „Jesu hat auch gelitten und er wurde verraten. In dieser Welt gibt es kein Glück!" Als ich auf die Auferstehung Jesu verweise, spüre ich sofort, wie „der Raum", wie unser Raum sich öffnet. Ein Resonanzfeld ist getroffen. Also bleibe ich dabei, führe aus, die Auferstehung und Erlösung Jesu; dass er ins Licht gegangen sei. „Jesus wurde erlöst. Wie steht es mit Dir?", frage ich Anette. Sie ist an der Beantwortung dieser Frage sehr interessiert. Und in mir entsteht sofort der Gedanke einer *Seelenreise*: „... bitten, dass uns gezeigt werde, was die Auferstehung für Anette bedeuten kann?", für Anette ganz persönlich. Was kommt nach dem Leid? Die Tiefe des Leidens hat sie verstanden. Wie aber ist Erlösung für den Menschen zu verstehen?

Ab diesem Moment, ab der zweiten Séance der Therapie, habe ich etwas in ihr getroffen. „Stimmt", sagt sie. „Jesus wurde gekreuzigt, aber diese biblische Geschichte hat noch einen anderen Teil: die Auferstehung und Erlösung." Sie sagt selbst, dass sie diesen Teil Jesu Kreuzigung bisher nicht verstehe. Sie möchte ihn aber verstehen lernen. Sie möchte ihn fühlen: die Erlösung vom Leid spüren können und glücklich sein dürfen.

Wir wollen *reisen* und gehen los.

Anette, die das erste Mal reist, ist mit dem Trommeln bereits am *Reiseziel* angekommen.[62]

---

[62] Meine Worte, Gedanken und Kommentare sind in Kursivschrift gekennzeichnet.

Ich sehe braun.

*„Schau genauer hin!"*

Holzplanken, ein Dorf, umzäunt, kann nicht drüber schauen, es gibt keinen Eingang.

*„Da wir in diese Welt alles können, weder Zeit noch Raum festgelegt sind, erhebe Dich, Du bist immer nur Beobachterin, und schaue von oben in das Dorf hinein, wenn Du kannst und magst."*

Ich erhebe mich: Alles ist leer. In der Mitte des Dorfes ein Brunnen, aus der Wasserpumpe läuft ständig Wasser, obwohl kein Mensch pumpt. Ein Feuer irgendwo. Kein Mensch. Niemand ist da. *„Nimm Dir Deine Zeit und schau Dich um."*

Häuser aus Holz, alles dunkel, die Häuser stehen leer, niemand ist da.

*„Wie fühlst Du dich? Ist es bedrohlich?"*

Nein, nur merkwürdig. Ich gehe in ein Haus hinein. Niemand ist da. Ein Stuhl ist umgeworfen, als wenn jemand auf der Flucht das Haus verlassen hat. Nur eine Katze sitzt in einer dunklen Ecke. Sie hat Angst. Sie schaut mich an.

*Ich habe in der Zeit wahrgenommen, den Platz, das Haus, die Pumpe. Alles ist dreckig, stinkig. Ich bekomme Eingebung: die Pest. Ich sehe aber eine Familie, vor diesem angereisten Zeitpunkt, die in der Küche herumtobt: viele Kinder, eine Mutter, die den Tisch bereitet. Alles Holz. Ich sehe, wie sie gekleidet sind: Mutter weiße Haube auf dem Kopf, an den Füßen Holzpantoffeln, ein grobes Leinenkleid, dunkel, schwarz und ein weißes altes beiges Oberkleid (als Schürze). Alles arm. Also sage ich:*

*„Schau doch mal, du kannst zu jeden Zeitpunkt hinreisen, wohin du möchtest. Versuche vor diesen Zeitpunkt zu schauen, als die Menschen noch da waren, als es noch belebt war. Suche Dich! Wo bist Du?"*

Das Zimmer belebt sich. Ich bin ein kleines blondes Mädchen, ich sitze in der Ecke, abseits von den anderen. Ja, jetzt sehe ich andere Kinder herumwuseln, ein Junge klopft auf einen Topf, er spielt. Es gibt noch andere Kinder vor der Tür. Ich höre Hühner. Alles sehr arm, alles dreckig. Ein auf dem Holzboden robbendes Kind, nackt, dreckig im Gesicht schwarzverschmiert. Im Nebenraum ist ein Bett, da liegt ein alter Mensch. Er ist krank oder im Sterben. Es riecht ...

*„Schau Dich mal um, ob Du eine Jahreszahl erkennen kannst, manchmal stehen sie über einem Türrahmen?"*

1792.

*Ich sage das alles, um Anette ihre Erinnerung so plastisch und deutlich werden zu lassen wie eben möglich. Ich lasse sie erzählen, auch wenn ich schon alles wahrgenommen habe. Und was ICH wahrgenommen habe, sage ich nicht, um Anette nicht zu beeinflussen, zu manipulieren. Aber ich weiß, dass dies der Beginn der Reise ist und dass unser Ziel noch weit von uns entfernt liegt. Das ist nur der Beginn der Geschichte, der uns gezeigt werden soll.*

*Also frage ich weiter:*

*„Schau mal, was Du machst! Du bist nur Besucherin, Du bist ein*

*Gast. Wir besuchen diese Welt nur, diese Zeit.* "

*(Ich wiederhole des öfteren, dass sie Gast ist und wir nur zuschauen, um zwischen Anette und ihrer Vergangenheit die Distanz zu halten. Ich weiß, weil fühle: Es wird schwer werden ...)*

Ich sitze abseits. Ich habe blonde lange Haare, bin etwa neun oder zehn Jahre alt. *(Das hatte ich gesehen, neun oder zehn Jahre alt.)* Ich heiße Lara. Lara nimmt mich an der Hand und will mir alles zeigen.

*Jetzt weiß ich: Wir sind in einer Rückführung gelandet und hier geht es um die Integration eines Seelenanteils: Lara wendet sich direkt an Anette und nimmt sie an die Hand.*

Lara nimmt mich an die Hand und will mir alles zeigen. Wir gehen hinaus aus dem Haus. Überall ist es dreckig, es stinkt. Der Boden ist lehmig, vor uns läuft so ein schwarzes Rinnsal über die Straße, über den Weg. Dreckig. Ich kenn' mich hier gar nicht aus!

*„Lara kennt sich hier aus und wird Dir alles zeigen."*

Lara zeigt mir alles, wir gehen durch die verwinkelten dunklen Gassen, dann wird es heller, wir kommen an ein Feld, grün, nein, ein Garten, wir sehen Himmel. Es riecht frischer. Vor uns ein Garten mit einem Apfelbaum. Lara schaut mich verschmitzt an; sie klauen da wohl manchmal Äpfel und das dürfen sie nicht. Wir setzen uns auf eine Bank rechts. Hier ist es schön, eine kleine schöne Ecke. Dann nimmt mich Lara zu einem Platz mit. Wir sind jetzt dort, was ich vorhin gesehen habe, als ich ankam. Jetzt gehen wir zu einer Kirche, sie ist hoch, aus Holz... ich schaue nach oben, sie ist hoch, aber Holz.

Wir gehen hinein. Es ist ruhig. Die Kirche ist hell. Wir gehen hinein. In der Mitte vorne steht ein Altar. Komisch, er leuchtet so. Er ist ganz aus Gold. Er glänzt so, wie Larass Haar, die sind ganz blond. Aber komisch, das passt doch gar nicht in die Zeit!

*„Das ist hier nicht wichtig. Denken tun wir später, hier schauen wir nur. Wir sind Besucher und schauen, was uns gezeigt wird."*

Lara nimmt mich an die Hand und will gehen.

*Ich sehe, dass Lara ein Amulett trägt. Anette hat selbst ein Amulett: Kreuz, Gold, in der Mitte der Stein, Kreis und Kreuz darinnen. Sie habe lange danach gesucht, auf dass die Kette ihr genau entspreche – sie wie gekreuzigt, aber in der Mitte leuchtet es, blau oder grün. Ich habe die Eingebung, dass das Amulett, das Lara 1792 trägt, in Verbindung steht mit dem Schmuck, den Anette heutzutage trägt. Ich verweise also darauf:*

*„Schau mal Lara an – trägt sie etwas um ihren Hals?"*

Ach ja, sie trägt eine Art Amulett um den Hals.

*„Schau genauer hin. Kannst du es beschreiben?"*

Ja, ich sehe es, es ist an einem Lederband, Silber, ein Kreuz, mit einer Schrift, Spirale, relativ groß. Lara will nicht, dass ich es mir länger anschaue, sie nimmt mich, deckt es mit der Hand zu und ich solle mitkommen.

*„Ok, dann gehe mit Lara mit, das macht nichts, das ist in Ordnung."*

*(Ich wollte, dass die Verbindung von damals und heute gefühlt werden kann – über das Amulett. Wenn das Genaue nicht geschaut*

*werden soll, mit den Augen, ist es nicht schlimm. Mit dem Herzen
wurde die Verbindung jetzt gesehen.)*

Wir gehen hinaus, auf den Platz, ich würde noch gerne in der Kirche
bleiben, aber Lara zieht mich mit. Komisch, der Altar glänzt sooo
hell! (*In einer Rückführung vermischen sich die Gegebenheiten mit
den Bedeutungen: Hier glänzt der Altar so hell, weil es IHR Thema
ist: Kirche/Altar.)*

Wir kommen raus. Der Platz ist belebt.

*„Schau Dir an, wie die Menschen aussehen, wie der Platz aussieht."*
*(Ich möchte, dass sie sich umschaut und dass sie diesen Eindruck
nicht wieder vergisst. Das Leben dieser Zeit und diese Zeit prägen
sich in ihr Herz ein.)*

Viele Frauen und Kinder sind auf dem Platz. Hier ist es schöner,
nicht ganz so dreckig. Es ist der Mittelpunkt des Dorfes. *Ich sehe,
dass das Wasser aus der Pumpe nicht mehr „kontinuierlich" läuft,
wie vorhin, als wir in der Reise ankamen. Das hat natürlich etwas zu
bedeuten, mit dem Element Wasser, des „Im-Fluss-seins". Ich sage:*
*„Schau mal auf die Wasserpumpe. Läuft das Wasser?"*

Nee, jetzt nicht, das Wasser läuft nur, wenn jemand pumpt. *(Ich
möchte, dass ihre Sinne es registrieren. Alles, was wir hier sehen,
wird später im System des Menschen, Seele, Geist und Körper,
verarbeitet werden. Gesehen ist gesehen und wird nicht wieder
vergessen.)*

Der Platz ist rund, Menschen überall. Treiben. Aber Lara steht immer abseits. Sie ist anders. Sie macht Gesten und so komische Laute. Sie spricht nicht. *Ich bekomme: Sie ist taubstumm, sie ist zumindest stumm.*

Lara ist stumm, glaub ich. Sie kann, glaube ich, nicht sprechen.

*„Okay."*

*Da wir für diesen Zeitraum alles Wichtige für Anette gesehen haben, sage ich zu Anette:*

*„Da es dort, wo wir sind, keine lineare Zeit gibt, kannst Du jetzt zu dem Ereignis gehen, das passiert ist, bevor das Dorf leer ist."*

*Wir schreiten voran, was ihr gezeigt werden soll.Für Anette ist es jetzt sehr schwer. Sie windet sich körperlich, beginnt ihren Kopf hin und her zu drehen, wird physisch unruhig. Da Anette hierher gekommen ist, um zu sehen, sage ich zu ihr:*

*„Du ..., das ist jetzt deine Entscheidung, du kannst hinschauen oder nicht. Du bist gekommen, um zu sehen, das kannst du jetzt. Es gab ein schweres Ereignis. Lara wird es Dir zeigen, wenn Du magst und bereit bist."*

Das ist jetzt schwer.

*„Wo ist Lara?"*

Lara steht hier. Wir gehen zurück, in ihr Haus, es ist leer, nur die Katze, hinter der Bank, sie sitzt noch da. Alles ist leer, gar keine Menschen, auch draußen nicht.

*Anette beginnt wieder schwer zu atmen, physisch unruhig zu werden.*

*Da ich weiß, weil sehe, dass Lara überlebt hat, sage ich ihr:*

*„Halte dich an Lara! Was macht sie jetzt?"*

Lara zeigt mir alles. Sie führt mich herum. Es gibt keine Menschen mehr, alles leer. Wo sind die nur? Wir gehen auf den Platz, vor der Kirche. Auch der Platz ist leer. *Atmet wieder schwer. Ich wiederhole:* *„Halte dich an Lara. Sie zeigt Dir alles, was du wissen möchtest."* Lara zeigt mir alles. Ich sehe, ein Mann kommt vorbei mit einem Karren aus Holz. Darauf liegen lauter Leichen, alles Tote. Sie werden aus dem Dorf geschafft. Jetzt sehe ich wieder das Feuer, das ich sah, als ich ankam. Jetzt verstehe ich: Die Leichen, die Menschen werden dort verbrannt. Alle aus dem Dorf geschafft. Wahrscheinlich eine Krankheit: die Pest. Lara nimmt mich zurück zum Haus. Sie setzt sich auf die Holzbank und weint. Lara weint. Alle sind tot.

*„Wir sind nur Beobachter, Besucher, Du siehst alles. Lara überlebt."*

Ihr Herz ist so schwer, sie weiß nicht, was sie tun soll. Es gibt nichts zu essen.

*„Schau genauer hin."*

In der Ecke liegt noch ein Kanten Brot. Sonst nichts. Hier ist nichts weiter. Alles ist tot.

*Da wir für diese Zeit genug gesehen haben, Anette soll ja die Entwicklung der Geschichte sehen, also Tod* **und** *Leben, die Bedeutung der Auferstehung, wie ich weiß und wie wir gebeten haben, sage ich ihr, dass wir jetzt weiter gehen können:*

*„Was tut Lara jetzt? Gehe in der Zeit ein Stück weiter. Nichts ist linear, wir können hingehen, wohin wir möchten."*

Lara steht mit dem Rücken zur Kirche, auf dem Platz. Sie geht. Sie geht durch das Tor hinaus. Sie leidet, ihr Herz ist schwer. Sie dreht sich nicht wieder um. Sie geht. *(Entsprechend ihrer eigenen Geschichte neigt Anette dazu, den Aspekt des Leidens zu sehen. Sie würde am liebsten bei den Leichen bleiben. Ich sehe aber auch die Befreiung in dem Moment, als Lara losgeht, und in die Natur hinaus geht.) Ich sage:*

*„Schau, wie sich Lara fühlt. Ist da nur Schmerz?" (Das ist ein ganz wichtiger Aspekt, um Kampf, Ablösung, Befreiung und Kraft in Anette entstehen zu lassen. Alle Gefühle, die wir in der Reise als Bilder und Gefühle sehen, verankern sich in unserem System.)*

Ja, aber die Lara ist ja auch stark! Sie fühlt sich frei. Sie fühlt ihre Kraft. Und überall herum Feld. Der Himmel ist klar, rechts und links Felder und Blumen! *Ich verstärke diesen, für Anette sehr wichtigen Aspekt von Freiheit. Aus Leid erwächst Kraft und Neues:*

*„Schau, wie Lara jetzt stark ist, wie sie sich fühlt! Spüre dieses Gefühl der Freiheit und Kraft!"*

Ja, aber sie ist auch traurig.

*Ich sage:*

*„Sie ist traurig. Das ist ganz normal. Sie hat alles verloren. Aber schau, wie sie rechts und links die freie Natur sieht. Hier stinkt es nicht. Keine Enge, hier ist sie frei und sie fühlt sich auch stark."*

Ja, sie ist stark und so ganz rund. Sie kann ja nicht sprechen, vielleicht ist es deshalb so: Sie ist so integer, rund. Sie läuft. Jetzt bekommt sie richtigen Hunger.

*Ich sehe ein Haus, rechts von ihr, hinter den Feldern und frage:*

*„Schau mal genauer hin! Gibt es da nicht etwas, wo sie einkehren kann?"*

Da gibt es kein Haus, ich sehe keins, aber da gibt es Stroh. Da kann sie schlafen und sich damit zudecken.

*Ich sage:*

*„Lara geht es gut, sie hat noch einen weiten Weg vor sich." (Ich spüre ihn.)*

*„Wir gehen in der Zeit wieder weiter und sehen Lara später, als sie älter ist. Wir können uns in dieser Zeit überallhin bewegen, wohin wir auch möchten. Was siehst Du?"*

Ja, ich sehe Lara, auf einem Feld. Sie ist ein junges Mädchen, sie arbeitet auf dem Feld. Sie fühlt sich gut, frei. Aber sie steht abseits. Damals war sie auch immer abseits, jetzt auch wieder. Die anderen Frauen arbeiten zusammen, sie ist abseits.

*„Sie ist ja auch stumm."*

Ja, sie ist stumm, fühlt sich aber nicht allein. Sie ist aber allein, hat niemanden. *(Ich spüre, dass sich Anette hier wieder im eigenen Leid verschließen will, wie es ihre Art ist. Ich sehe aber, dass sie nicht allein ist. Also sage ich:*

*„Ja, sie fühlt sich rund, geschlossen an. Nicht unglücklich. Und, schau mal, ich glaube, sie ist nicht allein." (Ich sehe einen Mann, und dann sehe ich auch 2 Kinder, wo sie jedes in einem Arm hält,*

*Zwillinge oder in einem sehr engen Abstand gekommen.)*

Stimmt. Sie ist nicht allein. Ich sehe auch einen Mann. In einem kleinen Haus, am Feld. Da links am Feldrand, da lebt sie mit ihrem Mann. Sie ist zufrieden. *Kannst Du Kinder sehen?* Ja, ich sehe auch ein Kind ... ja, zwei Kinder in ihrem Arm ...

*„Wie fühlt sich Lara?"*

Lara fühlt sich gut. Sie ist stark. Sie hat sich ja auch nicht wieder umgedreht, als sie das Dorf verlassen hat.

*„Genau. Lara ist gegangen. Aus Tod wurde ihr Leben."*

Ja.

*Die Reise ist nun beendet.*

*Die Fragestellung, nämlich das Leiden Jesu verstehen zu können, verinnerlicht zu haben, aber den Aspekt der Auferstehung nicht sehen zu können, das Gute der Schöpfung, das wurde hiermit erreicht. Damit auch Anette dies sehen und verinnerlichen kann, sage ich, am Ende der Trancearbeit, noch einmal ganz deutlich:*

*„Schau: Nun hast Du gesehen, wie es Lara ergangen ist, das Dorf, das Leid, den Tod. Aber Lara hat sich mit dem Rücken dazugestellt, mit dem Rücken zum Kirchplatz, und sie ist losgegangen, ins Unbekannte. Risiko und Mut stehen hier. Sie hat geatmet, ist gelaufen, ins Feld, in die Natur, ins Leben. Sie hat sich dem Neuen zugewandt. Sie hat ihr Leben gefunden. So erwächst ihr Leben trotz des Leidens, weil sie in der Lage gewesen ist, aufzustehen und weiterzugehen. So hängen Leiden und Leben zusammen, Schmerz*

*und Glück sind bei Lara miteinander verbunden. Das eine erwächst aus dem anderen.“*

Ja, Leben, das gibt es nach dem Tod, auch im Leben.

## 25. Wie Seelenanteile an folgende Generationen weitergegeben werden –
## Ein spirituelles Reiseprotokoll

Sabine, 43 Jahre alt, kenne ich schon seit einigen Jahren. Sie hat bei mir die Ausbildung zur *Seelenbegleiterin* absolviert. Als aktive Buddhistin *chantet*[63] sie täglich mehrere Male und hat dadurch einen sehr guten Zugang zum sie umgebenden Energie- und Bewusstseinsfeld. Sabine ist auch jüdischen Ursprungs und versucht, die kulturelle jüdischeTradition beruflich einzubinden, nämlich als Schauspielerin und Sprecherin. Sie ist medial begabt und bewegt sich übergangslos in spirituellen Reisen, in dem Beschreiten anderer Welten.

Sabine kommt an diesem Tag, um eine Seelenreise als Heilreise abzuhalten. Ich habe mit ihr schon zwei Reisen gemacht; sie kennt ihre Mittelwelt, hat dort geistige Führer, hat Begleiter und Krafttiere. Wann immer sie in ihrem Seelenland, in der Mittelwelt ankommt, findet sie sich in einem Dorf wieder und der geistige Führer erwartet sie. Ich nehme dies alles wahr und bin doch überrascht von der Vertrautheit und Selbstverständlichkeit des „bien venu" unter uns allen. Der geistige Führer und ich, wir begrüßen uns stets mit der Geste des *Namaste*[64], da wir uns offensichtlich seit

---

[63] *Chanten* bezeichnet das Singen spiritueller Lieder wie das Singen von Mantren, von heiligen Wörtern und Texten.

[64] In Indien und unter Yogis verbreitete Grußgeste: „Das Licht sei mit dir."

Ewigkeiten kennen ... Die gesamte Atmosphäre dieser anderen Welt, Sabines Welt, ist uns sehr familiär.

Dieses Mal geht es im ihre Krankheit: Sabine leidet an Hashimoto, an einer Schilddrüsenunterfunktion, einer Auto-Immunkrankheit, die wir für das System des Körpers als eine Eigenschaft der Selbstzerstörung begreifen. Bevor wir uns auf die Reise begeben, bitten wir zu sehen – all das zu sehen, was nötig ist, um zu heilen. Sabine ist bereit, zu empfangen, zu akzeptieren und anzunehmen. So leite ich mit der Bitte um Hilfe bei allen Wesen, die mit uns sind, das Ritual ein: Vier Erzengel, Vater Gott, Mutter Erde, vier Hüter der Elemente, die Wesen, die den Raum be-leben und meine Krafttiere sind geladen.

Es dauert keine zehn Minuten und wir kommen an, in ihrem Dorf. Sie landet schon während des Trommelns auf einem Berg, einem hohen Berg, einer Bergspitze. Der geistigen Führer, dessen Frau, Seelenbegleiter und Krafttiere sind da. Wir begrüßen uns alle mit der Geste des *Namaste*.

Nun sind wir alle auf diesem Flecken Erde versammelt. Sobald wir ankommen, habe ich die Eingebung: Sabine soll springen, hinab, in den Abgrund, der uns umgibt. „Merkwürdig", denke ich, „denn sie selbst hat keinerlei Ambitionen zu springen." Ich halte mich also zurück, um Sabine nicht zu beeinflussen. Sie soll sich erst einmal umschauen und die Informationen, die für sie bestimmt sind, wahrnehmen. Entsprechend frage ich sie:

*„Was bekommst Du? Oder frage Deinen geistigen Führer, er wird es Dir mitteilen. Wiederhole vor ihm noch einmal laut, weshalb Du gekommen ist!"*[65]

Sie tut es. Der geistige Führer meint, sie solle zur Reinigung Schlammbäder nehmen, sich regelmäßig „gen oben" zum Licht ausrichten und beten.

*Ich empfange: Das ist nur die Spitze vom Eisberg. Das alles praktiziert Sabine bereits; sie ist sehr spirituell, achtet auf ihre Ernährung. Das ist es nicht! Und wieder empfange ich: Sie soll springen.*

Sabine selber ist mit den Antworten zufrieden.

*Da muss ich eine Entscheidung treffen, eine ethisch-moralische in der Heilarbeit: Verweise ich sie auf meine Eingebung? Bewege ich sie also in die Richtung, die ich sehe, die ihr aber nicht gezeigt wird? Gebe ich ihr somit eine Richtung vor? Diese Verantwortung, nämlich der Richtlinie eines Weges, einer Interpretation, ist bei der Heilarbeit je nach Patienten individuell zu entscheiden. In den meisten Fällen ist die Antwort klar: Der Patient sieht, was er sehen kann! Als Seelenbegleiterin halte ich mich zurück; ich akzeptiere den Weg des anderen als seinen Weg und verweise nicht auf andere Entwicklungsmöglichkeiten, die der Betroffene offensichtlich noch nicht erkennen kann. Ausschlaggebend im Bezug zu Sabine ist für mich jedoch: Ich kenne Sabine sehr gut. Sie möchte weit gehen, so*

---

[65] Meine Gedanken, Fragen und Kommentare sind kursiv geschrieben.

*weit wie möglich! Sie ist nicht nur praktizierende Buddhistin,*
*sondern als Teilnehmerin meiner Ausbildungsgruppe auch diejenige,*
*die alles sehen und verstehen will. Ich entscheide mich also, dem*
*Impuls zu vertrauen und die Richtung, die mir gegeben wird,*
*vorzuschlagen:*

*„Sabine, das, was Dir jetzt gezeigt wird, weißt Du alles. Das ist klar.*
*Ich würde gerne noch weiter gehen!"*

Ja, ich auch!

*„Sabine – ich bekomme die gesamte Zeit die Eingebung, dass Du*
*springen sollst. Wie fühlt sich das für Dich an?"*

Unten ist es dunkel!

*„Ja, du kannst ins Dunkle springen."*

Wie soll ich das machen?

*„Frage Deinen Begleiter."*

Der Begleiter sagt nichts.

*Stille.*

*Wieder treffe ich eine Entscheidung und interveniere gewissermaßen*
*in den Ablauf der Reise. Diese Entscheidungen finden alle im Modus*
*des Trances statt, d.h. nicht kognitiv, sondern im Modus der*
*Eingebung. Ich stelle weder intellektuelle noch moralische*
*Überlegungen an, sondern „höre", weil empfange. Ich frage also:*

*„Sabine, ist das in Ordnung, darf ich mal mit Deinem geistigen*
*Führer sprechen? Mich selbst an ihn wenden?"*

Ja, klar, bitte.

*Ich stelle mich also vor. Er ist mir nicht unbekannt und dreht sich sofort in meine Richtung. Respektvoll begrüßen wir uns im Namaste. Als geistiges, energetisches Wesen stehe ich am „Eingang zur Reise" wie an einem Tor und bitte gewissermaßen um Zugang:*

*„Hallo, geistiger Führer, ich bin Clara. Ich grüße Dich."*

Er nickt. Namaste.

*„Ich bekomme die ganze Zeit die Eingebung, dass Sabine springen kann und soll, vom hohen Berg springen, hinab."*

Aber das können wir ihr nicht zumuten!

*Und auch das ist ungewöhnlich an dieser Reise, dass ich dem geistigen Führer, der mir sehr vertraut ist, widerspreche:*

*„Doch, das können wir! Das schafft sie! Die anderen Dinge weiß sie schon! Es ist wichtig. Kannst Du sie vielleicht begleiten?"*

*Stille.*

*Ich wende mich an Sabine:*

*„Was empfängst Du?"*

Ja, er will mich begleiten. Ich will springen. Wir springen. Wir springen ins Dunkle.

*Ich hatte die Eingebung, dass die Zeit reif ist für Sabine. Sie soll springen und sich konfrontieren, mehr Wissen empfangen. Am Ende der Reise werden wir sehen, wie richtig diese Eingebung und das Dranbleiben an dieser Eingebung, also auch mein Wagnis zu intervenieren und zu führen, war.*

Sabine landet im Dunkeln. Um sie herum ist alles schwarz. Ihr geistiger Führer ist weg. Sabine beginnt zu weinen.

*Ich habe die Eingebung: Sie ist angekommen. Es ist stockdunkel –
große Einsamkeit, große Verlorenheit, Babyzeit. Ich frage Sabine:
„Wo bist Du?"*

Alles ist dunkel, ich bin allein, so allein.

*„Wie allein im ganzen Kosmos."*

Ja, so allein.

*„Ich weiß ... " Ich nehme es ebenfalls wahr.*

Ich bin wie ein Baby, aber in der Erde, noch nicht geboren. Alles ist
dunkel.

*„Du bist im Schoß der Mutter Erde."*

Ja, aber alles ist so dunkel. Und so einsam.

*Sabine weint.*

Jetzt ändert sich etwas. Ich lande auf einer Wolke! Alles ist hell. Es
ist der Himmel und auf der Wolke ist meine Großmutter. Sie lächelt
mich an, so wie sie immer gelächelt hat! Sie hat immer gelächelt. Sie
ist schon lange tot.

*Sabine weint.*

*Ich empfange: Die Oma ist keine Fata Morgana, sondern tatsächlich
gekommen, um etwas zu vermitteln. Die Tote ist erschienen bzw. die
Großmutter erscheint uns in ihrer feinstofflichen energetischen Form
oder wir sagen, dass die Seele als energetische Bewusstseinseinheit
im Bild der Großmutter erschienen ist. Ich sage:
„Deine Oma ist wahrhaftig gekommen, um Dich zu begleiten."*

*Sabine weint, jetzt anders, jetzt aus Verzückung. Sie grüßt ihre Oma.*

*Ich weiß, dass das noch nicht alles ist, dass dies noch nicht das Ziel der Reise ist.*

Die Oma spricht: Sabine, Du darfst Dir mehr vertrauen. Ich bin da und liebe Dich! Du bist stark. Glaube an Dich!

*Ich sehe: Da kommt auf einer zweiten Wolke der Großvater.*

Jetzt kommt der Großvater! Ich habe ihn nicht gekannt. Er ist wenige Tage VOR meiner Geburt gestorben.

*Ich empfange sofort: Das ist der Grund unserer Reise! Der Großvater hat etwas mit Sabine zu tun, bzw. die Seele des Großvaters mit der Seele von Sabine! Ich weiß sofort: Wir sind am Ziel angekommen! Ich frage Sabine:*

*„Was macht der Großvater?"*

Er sitzt auf der Wolke und schaut mich an.

*„Frage den Großvater, warum er gekommen ist?"*

Mein Sohn Samuel ist jetzt auch dabei! Jetzt erinnere ich mich! Ich habe immer Angst gehabt! Ich habe schon immer Angst vor dem Tod gehabt. Mein Sohn ist ja die ersten zwei Jahre seines Lebens fast gestorben. Und ich selbst, schon als ich klein war, hatte immer Angst. Ich bin immer zur Oma gelaufen und habe gesagt, sie solle mir versichern, dass sie nicht tot ist! Immer wollte ich nachschauen, dass, wenn sie noch schlief, trotzdem am Leben war!

*Jetzt bekomme ich die Information: Der Großvater ist in Auschwitz ermordet wurden. Ich kenne die Familiengeschichte nicht genau.*

*Sein Leiden, sein Tod sind hier und jetzt das Thema.*

*Ich frage wieder, ob ich mich an den Großvater wenden kann und darf! Ich bekomme die Eingebung, dass er einen Seelenanteil an Sabine, an seine Enkelin weitergegeben hat! Und nun Sabine, seit ihrer Kindheit, dieses Loch, diese Angst, diese Dunkelheit und entsetzliche Einsamkeit, diese panische Angst vor dem Tod energetisch in sich trägt, sodass sogar das nächste neue Leben, der Urenkel, der eigene Sohn von Sabine, den Tod physisch inkarnierte. Samuel war tatsächlich 24 Monate in Lebensgefahr. Hier geht es also um Reinigung – der Seelenanteile.*

Du kannst Dich an den Großvater wenden.

*„Hallo, ich grüße Sie. Ich bin Clara."*

*Er schaut mich an. Klar. Konkret. Distanziert.*

*Ich spreche: „Wissen Sie, das Leid weiterzugeben, an ihre Enkelin, an Sabine, ist keine Lösung. Sie haben sehr gelitten, ganz furchtbar. Das Leid an die folgenden Generationen weiterzugeben, ist aber keine Lösung. Hier geht es um Leben. Sabine möchte frei sein von dieser Angst, von der Verlorenheit und Einsamkeit, die sie krank macht!"*

*Er schaut mich an.*

*Stille.*

*„Ich kann vorschlagen, Raphael zu rufen, ob er diesen Seelenanteil, dieses Leid, Ihr Leid, wenn er kann und möchte, zum Licht tragen kann?*

325

Nein. Der Großvater, er will nicht.

*Ich frage Sabine:*

*„Was sagt der Großvater zu Dir?"*

Er sagt, er will Wiedergutmachung. Er hat so gelitten. Das darf nicht vorbei sein.

*„Darf ich mit ihm sprechen?"*

Ja.

*Ich fühle, dass der Großvater nicht abgeneigt ist, aber Wiedergutmachung wünscht, indem sein Seelenanteil, indem dieser Schmerz, dieses Leid an die nächsten Generationen weitergegeben wird, auf dass sich alle erinnern – als sei der Schmerz ein Vermächtnis der Erinnerung. Ich selbst, als Seelenreisende, bin entschlossen, Sabine zu begleiten und zu „befreien". Aber ich kann dies nur im Einklang mit allen Mächten tun und insbesondere im Einklang mit dem Großvater! Wenn er nicht will, wenn er seinen Seelenanteil, den er an Sabine und somit an ihren Sohn übergab, diese spezifische Erinnerung des Leides, nicht loslassen, nicht übergeben, nicht ans Licht geben kann und will, werde ich nichts tun. Ich handle im Einklang mit den Wesen des Lichts und mit allen Betroffenen. Ich begleite den Weg der Los-lösung, wie er sich auch immer gestaltet. Ich wende mich also erneut zum Großvater und wiederhole:*

*„Ich verstehe. Ich verstehe, soweit ich verstehen kann. Aber dieses Leid ist kein Vermächtnis des Lebens. Es ist ihr Vermächtnis, aber es*

*ist kein Leben. Und Sabine möchte leben, lieben, Freude empfangen!*

*So ist sie belastet, belastet mit Ihrer Last.[66] Verständlicherweise!"*

Er hört schweigend, aber sehr präsent zu.

*Ich empfange und formuliere deshalb:*

*„Was denken Sie? Wenn wir diesen Seelenanteil Raphael übergeben können, wenn er ihn zum Licht tragen darf, wie ist es: Wenn sich Sabine verpflichtet, zu gedenken, die Wiedergutmachung, die Erinnerung anders zu ehren? Sabine könnte Wiedergutmachung anders leben? Was denken Sie?"*

Der Großvater sagt: Gehe zum Ursprung! Ehre unseren Ursprung.

*Jetzt weiß ich: Das ist es! Darum geht es! Seelenanteil des Leids zurückgeben und Wieder- gutmachung friedlich leben.*

*Ich wende mich an Sabine:*

*„Kannst Du Dir vorstellen, dank deiner Kunst, dank der Musik und des Tanzes den jüdischen Ursprung zu ehren?"*

Ja.

*Ich wende mich an den Großvater:*

*„Sabine kann dank ihrer Stimme gut den Ursprung, den jüdischen wahren (durch Musik, Tanz, Freude, Kunst). Das kann sie, wenn sie möchte, hier auch versprechen!"*

Der Großvater ist bereit. Er schaut mich an. Direkt. Er nickt.

*„Sabine, möchtest Du laut versprechen, dass Du den Ursprung deines Großvaters, Deines Volkes wahren und ehren möchtest?"*

---

[66] In spirituellen Reisen gebrauchen wir meistens keine formelle Anrede des Sie.

Ja.

*Sie spricht laut:*

Ich möchte durch meine Kunst, meine Arbeit und meinem Leben, unseren, meinen und Deinen Ursprung ehren und würdigen.

*Der Großvater lacht. Sein Gesicht erhellt sich. Eine große Erleichterung zieht durchs Land, durch die Welten. Der Himmel wird frei. Er-lösung findet statt, fühlbar an einer himmlischen Freude, so rein, so weit, die mich und Sabine lachen und strahlen lässt. Wenn energetisch eine Last genommen wird, in diesen Dimensionen, fühlen wir eine ganz weite, helle, große, leichte, allumfassende Freude tief im Herzen: ein Jubilieren des Herzens ...*

*Nun frage ich:*

*„Großvater von Sabine, sind Sie jetzt einverstanden, dass dieser Seelenanteil an Raphael übergeben wird? Falls er ihn ins Licht mitnehmen kann und möchte? Wir müssen ihn fragen?"*

Ja!

*Ich wende mich an Raphael:*

*„Ich grüße, Dich, Raphael! Du bist ja schon hier, du weißt: Der Großvater hat dieses große Leid an Sabine, an seine Enkelin abgegeben. Sabine aber will leben! Kannst du diesen Seelenanteil zu Dir nehmen? Der Großvater ist einverstanden. Kannst Du dieses Leid und diese Angst dem Licht übergeben und mitnehmen?*

Er kann. Das Licht erscheint.

*Wie immer, wenn Raphael erscheint, zieht sich ein großes, leichtes, helles Licht durch den Raum. Eine Freude kommt mit ihm, eine große Leichtigkeit, wie immer. Immer, wenn sich Raphael manifestiert, lächle ich intensiv und kann gar nicht anders. Ich selbst werde getragen. (Es ist ein Lächeln des Herzens, das ich aus meinem Erfahrungsraum des Menschen nicht kenne.)*

Stille und Freude zieht ein.

*Ich frage Sabine nach ein paar Minuten:*

*„Was nimmst Du wahr?"*

So viel Licht! Er ist da. Ich bin von Licht umhüllt! Ich bade im Licht!

*Sie lacht.*

Ich fühle mich so leicht. Ein Licht zieht zum Himmel nach oben, eine Lichtsäule zieht nach oben. Raphael nimmt die Angst und den Tod mit.

*Ich gebe Zeit, bis ich spüre, dass der Prozess der Befreiung des Seelenanteils, der Illumination, wie ich es nenne, abgeschlossen ist. Minuten vergehen.*

*„Wie sieht es jetzt bei Dir aus?"*

Der Großvater lacht! Großmutter ist auch da. Große Freude.

*Ich sage:*

*„Ich danke Dir Sabine, für Deinen Mut. Ich danke Dir, Raphael, dass Du diesen Seelenanteil angenommen hast. Ich danke Ihnen, Großvater, für Ihre Bereitschaft des Abgebens."*

Sabine weint und spricht:

Ich danke Dir, Oma und Großvater, dass ihr gekommen seid!
Wir verabschieden uns und landen in meiner Praxis in Berlin, am 10.
April, 2014.

## 26. Schamanische Welten

## als Ort der Erkenntnis und Erleuchtung –

## Eine Reisebeschreibung

Lisa ist eine ansehnliche ausdrucksstarke Frau von 40 Jahren, berufstätig und erfolgreich. Das war nicht immer so. Lange Zeit fand sie sich in der Realität nicht zurecht, konnte sich nicht vorstellen, welcher Platz in der Welt zu ihr passen würde.

Sie wirkt sehr sicher, doch das täuscht. Selbstbewusst sei sie zwar schon immer gewesen. Sie kenne ihre Fähigkeiten und ihren Selbst-Ausdruck, dem sei sie auch konsequent gefolgt, aber zwischen ihr und der Welt gäbe es einen Abgrund: „Mich selbst konnte ich mir schon immer gut vorstellen. Ich bin ja Künstlerin, habe mich schon der Malerei verschrieben, als ich klein war. Aber die Welt, außerhalb von mir, schien mir so weit weg. Wenn ich mir ein Bild dazu vorgestellt habe, dann sah ich eine Landschaft mit schroffen zackigen Felsklippen, die durch einen Abgrund voneinander getrennt waren. Ich stand auf der einen Seite und die andere Seite der Welt war unerreichbar weit entfernt. Und vor allem: Der Abgrund war unüberwindlich, unüberbrückbar! Jeder Sprung bedeutete den sicheren Tod. Ergo: Zwischen mir und der Welt gab es keine Verbindung." Dieses Bild habe mehr als die Hälfte ihres Lebens geprägt.

„Was hat sich verändert?", frage ich sie. Denn nun,

heutzutage, scheint sie in der Aktualität gut angekommen zu sein, erfolgreich und anerkannt. „Ich habe eine Brücke gebaut!", erklärt Lisa. „Lange Zeit habe ich eine Hypnotherapie gemacht. Da habe ich in diesem Bild, das sehr real war, begonnen, eine zwar wackelige, aber immerhin stabile Brücke zu bauen, die von einer Felsklippe zur anderen, über den Abgrund hinweg, führte. Sobald ich in der Hypnotherapie diese symbolische Arbeit begonnen hatte, veränderte sich auch mein Zustand in der Realität: Ich wurde mutiger, angstfreier und wagte mehr. So habe ich mich kontinuierlich verändert. Heute gibt es in meiner Vorstellungswelt zwar noch die Landschaft mit Felsen, einen Abgrund aber gibt es schon lange nicht mehr. Dort, wo es endlos tief hinab ging, liegt heute eine schöne grüne Wiese."

Ich war beeindruckt. So stellte ich mir eine gelungene Therapie vor. Als Lisa und ich über mehrere Sitzungen hinweg ihre Arbeit der Hypnotherapie beleuchteten, wurde mir klar, dass diese Welt, in der sie sich befunden und die sie als Natur beschrieben hatte, die sogenannte *Mittelwelt* der Schamanen war. In meiner Arbeit der Seelenbegleitung besuche ich regelmäßig *schamanische Welten* und bin mit ihnen gut vertraut. Darüber erzählte ich Lisa und sie war sofort von der Idee begeistert, auch in der Seelenbegleitung in dieser nonverbalen telepathischen Form weiterzuarbeiten. Ich klärte sie darüber auf, dass der Hypnotherapeut die Welt, in der sie unterwegs war, als einen Teil des Unbewussten begreift, während wir schamanisch und telepathisch Ausgebildeten diese Orte als verschiedene Welten verstehen.

In meinem System der Arbeit mit feinstofflichen Kräften und Dimensionen gibt es drei Welten, wie Sie nun wissen: die Mittelwelt, die Oberwelt und die Unterwelt. In jedem dieser Bereiche werden unterschiedliche seelische Arbeiten vollbracht, mit unterschiedlichen Zielen verbunden. Diese Welten gehen weit über die Symbol- und Vorstellungskraft hinaus und sind für uns real, ebenso real, wie für Sie die U-Bahn in der Großstadt und der Kiosk an der Ecke. Es sind eben nur unterschiedliche parallel liegende Welten: die diesseitige ist physisch, materiell, die jenseitigen sind feinstofflich, immateriell, mitnichten aber weniger bedeutsam.

„Was können wir denn in diesen Welten alles tun?", fragte Lisa. „Vielleicht kann ich ja eine dieser Reisen nutzen, um mein jetziges Anliegen zu klären!" „Beginne ich mal mit der Oberwelt.", begann ich meine Ausführungen, „In der Oberwelt kannst Du Dein *Höheres Selbst* erkennen. Du kannst dort Zugang zu Deiner Seele bekommen, in dem Sinn, dass Du telepathisch sehen kannst, was alles für Dich drin ist, in diesem Leben, was Du erfüllen kannst, wohin die Reise in dieser Existenz geht, sozusagen. Es ist durchaus möglich und wahrscheinlich, eine Art Film vor das innere Auge projiziert zu bekommen, der uns selbst in anderen Dimensionen zeigt." „Ich könnte also erkennen, wie erfolgreich ich als Künstlerin werde?", fragte Lisa. „Nein", antwortete ich, „Das nicht. So konkret ist es nicht. Es ist ganz anders konkret und vielleicht noch viel wichtiger! Was entspricht Deinem ureigenen Wesen? Was ist Deine Essenz? Wohin projiziert sich Deine Seele in Visionen und Projekten? Mit diesen Fragen und Antworten ist in der Oberwelt Einschau zu nehmen." „Und wohin geht es in der Unterwelt?", wollte Lisa wissen, „Das klingt ja eher gruselig und dunkel!" Ich erklärte Lisa, dass die Unterwelt zwar dunkel und manches Mal für einen Menschen auch gruselig sei, dass es sich jedoch um die Welt handle, in der wir in frühere Leben reisen können, in der wir seelische Arbeiten vollbringen, die mit unserer Vergangenheit zu tun haben. Sie kommt den Menschen oft gruselig vor, weil wir Dunkelheit mit Angst verbinden und weil die Wesen, die uns dort begrüßen, die dort wohnhaft sind, tatsächlich eher den Gestalten aus Horror- und Fantasyfilmen gleichen können. Deshalb sind sie aber nicht böse. Sie leben dem Lichte abgewandt, im Schatten, was Wesen hervorbringt, die anders aussehen als die Engels- und Lichtgestalten. Der Mensch neigt dazu, und so wird es uns in entsprechenden Filmen ja auch immer wieder präsentiert, diese gruselig anmutenden Erscheinungen mit Bosheit zu besetzen. Das ist nicht so. Es ist lediglich eine andere Welt, es sind andere Erscheinungen, eben Lichtabgewandte. In der Unterwelt leben auch gerne Vögel, eher Krähen und Raben, viel Bodengetier, viele Insekten. Die Erde ist feucht, fast schlammig, manches Mal moorig. Wir Besucher sind in dieser Welt ebenso willkommen wie in der Oberwelt."

„Und woher wusstest Du nun, dass ich in der Hypnotherapie in der Mittelwelt gewesen bin, in der Landschaft meiner Felsformation?", wollte Lisa wissen. „Das habe ich daran erkannt", erwiderte ich, „wie Deine Landschaft beschaffen war und wie die Arbeit dort, mit dem Hypnotherapeuten, auf Deine Realität gewirkt hat! Die Arbeit in der Mittelwelt ist so fantastisch, weil sie einen direkten Einfluss auf unser Leben in dieser Aktualität, in diesem Dasein hat. Wie Du selbst sagtest, veränderte sich Dein Leben quasi parallel zu Deiner seelischen Arbeit. Das ist für uns normal. Alles, was wir hier tun, hat direkten Einfluss auf unser Heute. Legen wir beispielsweise eine Angst, die Dich belastet, die Du aber noch nicht anschauen kannst, weil Du dazu noch nicht bereit bist, in ein Kästchen und stellen es in Deinem Reich ab, umgeben von Deinen Krafttieren und Begleitern, dann bist Du auch in der Realität von dieser Angst befreit. Du weißt, dass die Schatulle „sicher und gut" an dieser Stelle steht, hier aufgehoben ist, bis zu dem Tag, an dem Du bereit sein wirst, Dich mit Deiner Angst zu konfrontieren. Das gibt Dir Mut und es gleicht einer Erlösung – der Erlösung von einem Lebensgefühl, das Dich belastet, bedrückt und Dein Licht in einen Schatten gestellt hat."

„Das ist ja toll!", befand Lisa begeistert. „Und was sind dann Krafttiere und Begleiter? In welcher Landschaft leben die denn?"

„Die Landschaft erinnert immer an unsere Welt, wie wir sie hier auf der Erde kennen. Als ich die schamanischen Welten zu aller erst betrat, dachte ich an den Satz der biblischen Entstehungsgeschichte: Und Gott sprach: 'Ich erschaffe die Welt nach meinem Vorbild!' In Nahtoderfahrungen kommen Menschen, die im Zwischenreich, zwischen Tod und Leben unterwegs sind, gerne in einer immateriellen energetischen Welt an, die ebenso das Abbild unserer Welt ist, bevölkert mit Wesen, die wie Menschen aussehen, aber eben lediglich feinstofflich sind. Da die von Dir beschriebenen Felsformationen sehr realistisch waren und an die Landschaften auf der Erde erinnern, wusste ich, dass es sich um die schamanischen Welten gehandelt hat. Die Mittelwelt ist, wie die zwei anderen auch, die Welt Deiner Seele. Es ist der Ort, wo sich die Seele wiedererkennt, die ihr vertraut vorkommt, die sie Dir spiegelt, um Dir zu verstehen zu geben, wo sie heimisch ist. Oft erinnert sie uns an Landschaften, die wir als Menschen auch ganz real lieben und gerne durch weltliche Reisen aufsuchen. Mögen wir die Länder und Kulturen, weil sie durch unsere Seelenwelt inspiriert sind und ihr gleichen? Oder ähnelt unsere Seelenwelt den Ländern, die wir mögen? Ich denke, dass wir als Menschen dasjenige suchen, was unsere Seele wieder erkennt."

„Jetzt weiß ich aber immer noch nichts über die Krafttiere!", fragte Lisa interessiert weiter. „Ja, entschuldige", musste ich zugeben, „ich bin schon wieder von Deiner Frage abgeschweift! Von den sogenannten Krafttieren gibt es sehr viele und jedes hat seine Bedeutung. Hier gibt es von der Ameise über die Maus bis zum

Krokodil und Bären alles, was es auf der Erde eben auch an Getier gibt. Jedem Menschen erscheinen andere, mancher hat zwei oder drei Krafttiere und mancher einen ganzen Zoo. Und auch hier gilt dasselbe, was überhaupt in der Mittelwelt gilt: Alles hat Einfluss auf die Realität des Menschen und wirkt sich gegenseitig aus. So ist es gut, sich um die Krafttiere zu kümmern, sie zu begrüßen und sie zu pflegen, wenn sie krank sind." „Sie können auch krank werden?", fragte Lisa erstaunt. „Wie denn das?" „Eine Frau, eine Patientin von mir, durchlebte eine schwierige Phase in ihrem Dasein. Als wir zur Klärung ihres Problems in die Mittelwelt reisten, die sie schon kannte und öfter besucht hatte, fanden wir dort ihre Taube, die krank am Boden lag. Sie hatte sich einen Flügel verletzt. Interessanterweise fühlte sich Thema der Patientin im Leben ganz ähnlich an: Sie konnte nicht mehr „fliegen", nicht mehr frei sein, sich nicht mehr unabhängig orientieren. Stattdessen hatte sie sich in die Abhängigkeit eines Mannes begeben, der ihr die Luft zum Atmen zu nehmen schien. Sagen wir: Sie war gerade dabei, ihre Freiheit zu opfern! Als sie die Taube am Boden, verletzt und ganz kläglich zusammengekauert sah, brach es ihr fast das Herz und sie fing bitterlich an zu weinen. Sie versprach der Taube, sich um sie zu kümmern! Indem sie es der Taube versprach, versprach sie es sich, ihrem Selbst. Von da an besuchte sie einerseits jeden Abend ihre Mittelwelt, um zu schauen, wie es ihrer Taube wohl erginge, andererseits veränderte sie ihre Realität: Sie bat den Mann, die

Beziehung ein wenig langsamer angehen zu lassen, nicht gleich in eine Wohnung zusammenzuziehen und ihren Raum, den sie zum Leben brauchte, zu respektieren. Für den Mann war das in Ordnung. Er liebte sie sehr und gerade ihre Unabhängigkeit. Dank ihrer Klarheit konnte er sich nun auch wieder mehr sich selbst und seinen Themen zuwenden. Zwei Wochen später war die Taube gesund und der Patientin ging es wunderbar. Ihr Energieniveau war sichtlich erhöht und sie konnte die Therapie bei mir beenden. Wie ich weiß, ist sie immer noch mit diesem Mann zusammen und besucht regelmäßig ihre Mittelwelt." „Wahnsinn!", sprach Lisa, „dank der Taube, dank dem Krafttier ist es der Patientin überhaupt erst aufgefallen, welchen Raubbau sie an ihrem Leben gerade betrieb! Und wer sind nun eigentlich die Begleiter?", fragte sie weiter. „Die Begleiter, die Seelenbegleiter, leben oft in der Mittelwelt. Es ist ihr Zuhause, würde ich sagen. Es sind feinstoffliche Wesen, wie die Krafttiere auch, und sie sind für uns da. Sie gehören zu uns, sozusagen. Es gibt darunter Männer, Frauen und Kinder, Jungen und Mädchen, so wie – interessanterweise – es auch unter den Engeln und Lichtgestalten alle Geschlechter und jedes Alter gibt. Nicht jedes Lichtwesen ist ein Engel und nicht jeder Begleiter in derselben Dimension ansässig.

Soviel ich weiß, weil gesehen habe, kommen nicht alle feinstofflichen Wesen aus der gleichen Dimension, der dritten, vierten, fünften. Das ist unterschiedlich und ich kann es auch unterschiedlich fühlen. So gibt es bei den Begleitern Lichtwesen, die wir Schamanen als kosmische Begleiter bezeichnen und es gibt andere, wie beispielsweise Wesen, die als Kinder in Deiner Mittelwelt wohnhaft sind, die wohl aus anderen Dimensionen kommen und somit andere Aufgaben für den Menschen erfüllen. Entscheidend ist, dass alle Begleiter nur für diesen speziellen Menschen da sind, für diese Seele, und alle tatsächlich eben auch für ihn da sind. Sie wissen viel mehr als der menschliche Verstand von jeher begreift und sie können auf unsere Fragen antworten – Fragen zu Leben, Tod und Dimensionen, zu Krankheiten, Zielen und Visionen. Im Vergleich zu uns Menschen sind sie in jedem Falle allwissend, auch, wenn sie im Vergleich unter ihnen ganz unterschiedliche Aufgaben und auch ein unterschiedlich breites Wissen besitzen. Im Übrigen kannst Du Dich auch mit jedem Krafttier unterhalten, telepathisch natürlich. Und auch jedes Krafttier ist schon mal schlauer als Du, als Seele im Menschen, weil für diese Zeit im Körper begrenzt. Eigentlich können wir sagen: Wir waren einmal schlau, wir werden auch wieder schlau sein, aber als Mensch sind wir doch wahnsinnig begrenzt, auch mit einem weiten Bewusstsein."

Lisa war beeindruckt. So konkret und detailliert hatte sie sich die Arbeit in schamanischen Welten nicht vorgestellt. Nach einer Zeit des gemeinsamen Schweigens war es nun an mir, sie etwas zu fragen: „Lisa, weshalb bist Du zu mir gekommen, nun, wo sich Dein Leben im Außen doch erfolgreich abbildet?" Lisa wusste nicht recht, wo sie anfangen sollte. Eigentlich ging es ihr ja gut, wenn da nicht diese Geschwindigkeit wäre: „Ich glaube", so sagte sie, „ist etwas in meinem Leben noch nicht im Fluss. Ich habe das Gefühl zu schnell zu sein, nicht genügend mitzubekommen, weil ich immer schon ganz woanders bin, obwohl ich noch nicht einmal irgendwo angekommen bin. Durch diese Geschwindigkeit, die ich als Hektik wahrnehme, geht mir, glaub' ich, unheimlich viel verloren – professionell, aber auch privat. Viele Dinge kann ich dadurch gar nicht sehen, weil ich nicht ruhe, weil mein Blick nicht auf etwas ruhen kann." Ich verstand. Das war auch etwas, das ich bei ihr wahrnehmen konnte. Lisa sprach schnell, eigentlich zu schnell. Sie bewegte sich ständig hin und her; ihr Körper war in Bewegung, die Beine und Hände. Sie wirkte rastlos. „Was möchtest Du denn am liebsten machen? Nun weißt Du ja, was alles zu tun möglich ist. Was erscheint Dir am besten?" „Eine Reise in die Mittelwelt mit genau diesem Thema!", sagte Lisa spontan. Da Lisa in der Zeit der Hypnotherapie bereits Kenntnis von ihrer Mittelwelt genommen und dort zur Erarbeitung der „Brücke" regelmäßig gearbeitet hatte, war mir klar, dass sie keine Schwierigkeiten haben würde, genau dort, nämlich in der Mittelwelt anzukommen. Wir vereinbarten also einen nächsten Termin zur Seelenreise in ihre Mittelwelt.

Nach sieben Tagen kam Lisa wieder in meine Praxis in Berlin. Mit dem Thema *Wie kann ich mehr in meine Ruhe kommen?* reisten wir los. Bei allen Ritualen der Seelenarbeit – der Reisen in die drei Welten, der Rückführungen, die ja streng genommen nicht zurückführen, sondern in das Gedächtnis der Seele hinein, da es in der kosmischen Dimension der Existenz keine lineare Vorstellung der Zeit und somit weder *vorwärts* noch *rückwärts* gibt, sowie der Seelenreisen als Heilreisen – rufe ich die Kräfte an, zu denen ich einen Kontakt habe. Dabei ist den Himmelsrichtungen das entsprechende Element (Erde, Wasser, Feuer, Luft) zugeordnet, der Hüter des Elements, und der jeweilige Erzengel. Während ich mich zu den Himmelsrichtungen wende, bin ich bereits Empfangende und spreche die Worte aus, die mir gegeben werden, beginnend mit dem Norden, dem Element Erde und dem Erzengel Uriel. Nach den vier Himmelsrichtungen folgt die energetische Zuwendung nach oben zur Himmlischen Kraft, zu Gott, zum Licht, wie Sie es auch immer nennen möchten, sowie im Anschluss nach unten zur Mutter Erde. Insofern ist meine Ritualarbeit der Anrufung in sechs Kräfte, in ein Sextett eingebettet. Diese Ansprache dient neben der Bitte um Kraft, Schutz und Begleitung auch dem ganz irdischen Zweck, sich auf diese Reise und auf das Thema meditativ einzulassen. Es bündelt die Energien (bei mir in der Mitte des Raumes zu einem energetischen Strahl) und öffnet „die Tür" in die andere feinstoffliche Dimension der Existenzen. Danach folgt das Trommeln. Spätestens, wenn die keltische Rahmentrommel erklingt, ist der „sphärische Raum" installiert. Die meisten Reisenden sind bereits unterwegs, angekommen im 12. Jahrhundert, in der Wüste 1000 Jahre vor

Christus, zu Zeiten des Neandertalers oder auf dem Planeten Erde, als es noch keine Gravität gab ... Wo auch immer Sie ankommen, es ist die Zeit, in der Sie im Gedächtnis Ihrer Seele eingetroffen sind und telepathisch wahrnehmen: Nun hören Sie ohne Ohren, sehen ohne Augen und sprechen ohne Mund. Wenn ich die Trommel schlage, tue ich dies ebenfalls im Modus der Eingebung: Jedes Mal, bei jeder Ritualarbeit sind die Klänge anders, metallischer, klarer, vibrierender, haben also eine unterschiedliche Klangqualität und erzeugen somit ein anderes Resonanz-, weil Vibrationsfeld. Auch der Rhythmus stimmt sich unterschiedlich an, in Triolen, im Vierer- oder Zweiertakt, schnell oder langsam.

Heute, beim Einläuten der Reise mit Lisa, klingen die Schläge schwer, erdig. Sie ordnen sich einzeln an, mit langen Pausen, in denen der Schlag nachhallt, sehr kraftvoll. Aus Erfahrung weiß ich, dass wir jetzt „von sehr weit her" unterwegs sind, aus anderen Dimensionen kommen und der Klang aus kosmischen Sphären stimuliert ist. So baut sich heute für Lisa und mich ein stark vibrierendes Resonanzfeld auf, in dem die Materie sich energetisch „auflöst" und der Praxisraum an jeder physischen Bedeutung verliert. Während ich spiele, nehme ich wahr, dass Lisa bereits unterwegs ist.

Nachdem das Trommeln beendet ist, setze ich mich ihr gegenüber ins *Svastikasana,* in den Schneidersitz. Dabei ist es wichtig, außerhalb ihres Aurafeldes zu sitzen, das ich im Laufe der Jahre gelernt habe, wahrzunehmen. (Das Aurafeld, das energetische

Feld, eines jeden Menschen ist unterschiedlich stark und weit, sodass ich mich manches Mal am liebsten vor die Türe setzen würde, um tatsächlich außerhalb zu sein.)[67] Ich spreche sie an: „Du kannst Dich dann an mich wenden, sobald Du irgendwo angekommen bist, Lisa." Zeit vergeht. Dann beginnt Lisa zu erzählen: „Ich sehe eine Landschaft, mit Bergen, Flüssen und einer grünen Wiese. Da kommt vom Himmel ein Pferdewagen, ein Wagen gezogen von vier Pferden, alle in weiß, in leuchtend hellem Schein. Vorne auf dem Wagen stehe ich und halte die Zügel der Pferde in meinen Händen. Ich bin ebenfalls ganz in Licht getaucht. Wir alle sind rasant schnell." Ich nehme diese Szene ebenfalls wahr. Als ich spüre, dass sich nun etwas im Bild verändert, frage ich Lisa: „Was geschieht nun?" Sie antwortet: „Da kommt eine Frau aus dem Wald, eine alte Frau, mit Kopftuch. Wir, der Pferdewagen und ich, fliegen in unheimlicher Geschwindigkeit auf den Boden zu, auf diese Wiese hin, unter uns, und eigentlich wollen wir weiter so durchfliegen, durch die Landschaft." Ich erkenne: „Ihr seid sehr schnell, habt es ganz eilig?" „Ja", sagt Lisa, „wir preschen quasi durch das Himmel- und Erdreich." „Und ist diese Geschwindigkeit gut?", frage ich sie. „Nein, offensichtlich nicht. Wir sind zwar sehr flott, ganz schnell, können ja aber nichts in Ruhe wahrnehmen. Wir sind zwar sehr

---

[67] Im übrigen bin ich Veganerin geworden, als ich dank eines Patienten erfahren durfte, was Yoga und eine saubere Ernährungsweise kreieren: ein unglaublich sauberes und weites Aurafeld. Seitdem ich Veganerin/ Vegetarierin bin, hat sich mein Energiefeld und der Kontakt zu feinstofflichen Wesen nochmals spürbar verbessert, weil gereinigt.

beseelt, geistig hoch aktiv, aber viel zu geschwind, um in Ruhe zu sein. Warte mal!", ruft Lisa: „Da kommt jetzt die alte Frau auf uns zu und ruft etwas!"

Mir ist klar, dass Lisa nun eine Lektion erhalten wird, dasjenige, was für sie zu lernen ist. Die alte Frau ist eine *kosmische Seelenbegleiterin*, die in Lisas Mittelwelt zu Hause ist. „Kannst Du verstehen, was die alte Frau ruft?" „Ja, sie sagt, ich solle vom Wagen runter. Die Pferde müssten weg!" „Wie das?", frage ich nach. „Geh vom Wagen runter, lass die Pferde los und komm' auf die Erde!", ruft die alte Frau. „Ich tue es!", sagt Lisa: „Ich springe vom Wagen ab und komme auf der Erde an! Nun sagt die alte Frau, ich solle die Schuhe ausziehen. Aber ich erkläre ihr, dass ich doch dann nicht mehr schnell sein kann und so langsam bin! Sie jedoch insistiert: 'Geh vom Wagen runter, ziehe die Schuhe aus und laufe mit nackten Füßen auf der Erde, beginne Deine Wanderschaft! Und nimm' Dir einen Stock mit!' Dann verschwindet sie wieder im Wald." Ruhe kehrt ein. Was für eine Lektion! Was für eine Lektion für einen Menschen, der zu mir in die Praxis zur Seelenarbeit gekommen ist, um „langsamer" zu werden, um die Dinge detaillierter wahrzunehmen.

Eine Woche später, bei der Nacharbeit, die in meiner Praxis immer stattfindet, um das Gesehene und Erfahrene im System des Menschen zu integrieren, erzählt mir Lisa, sie sei im Park neben ihrer Wohnung spazieren gegangen und habe einen Stock gefunden.

Er komme „zufällig" von einem Haselnussbaum. Bei der Recherche zum Haselnussbaum fand sie heraus, dass der Haselnussbaum in der keltischen Tradition ein Baum mit viel Bedeutung ist: Er bringt Weisheit, Fruchtbarkeit, Entwicklung und Wandlung.

Lisa hat die Reise seelisch integrieren können, hat in ihrem Bewusstsein tief verstanden, dass es nun darauf ankommt, langsamer, aufmerksamer ihre Kreise zu ziehen, Pausen einzulegen und dass sie „auf der Wanderschaft ihres Lebens ist, mit nackten Füßen". Lisa stellt fest: „Ich mag das Bild! Jemand mit nackten Füßen geht automatisch langsamer und er legt automatisch Pausen ein, um sich zu erholen. Die Wanderschaft meines Lebens ist sehr erdgebunden und das mag ich. Der Boden unter meinen Füßen ist sicher und fest. Ich freu' mich drauf, auf die Pilgerschaft!"

## 27. Inspiriert Sein: Wenn wir empfangen und teilen – die Praxis des Schreibens

Anna sagt: „Wenn ich inspiriert bin, dann denke ich nicht; ich empfange und bringe aufs Papier, was ich höre, in mir. Meine Hände sind eigentlich nur Ausführende. Indem ich schreibe, teile ich mit anderen, was ich begreife." Obwohl Anna denkt, fühlt es sich nicht wie Denken an. Es ist eine kognitive Leistung, aber keine reine der Intelligenz. Vielmehr eine der Synthese – Synthese des Verbindens zwischen einem Empfangen und in-die-Welt-bringen. Alles, was in Gedanken wirkt, können wir als Ideelles bezeichnen, als Feinstoffliches und alles, was wir schreiben, als einen Vorgang der Materialisierung. Denn nun ist es aus unserem eigenen System heraus; es ist in die Welt aller gebracht, geschrieben (auf Steintafeln in Zeichen gesetzt) und somit verstofflicht.

Vielleicht ist dies ein guter Grund, weshalb sich das Schreiben als Praxis der Selbstarbeit und als Praxis der Kommunikation so gut anfühlen. Davon zeugen alle, die es praktizieren. Wir Schreibenden verstehen darunter zunächst weder das schriftstellerisch wertvolle Schreiben noch die Konstruktion eines Textes. Wir bewerten nicht; wir wollen nichts, wir drücken mit dem Schreibutensil intuitiv aus, was uns in den Sinn kommt.

Dieser Vorgang entspricht dem des „intuitiven Schreibens". Unter diesem Stichwort finden Sie eine Menge Details im Internet, denn es ist heutzutage als *creative writing* im Munde vieler. Ich kenne das intuitive Schreiben als *automatisches Schreiben*, als *écriture automatique* aus dem Studium der Psychoanalyse, als eine Technik der Tiefenpsychologie, nämlich als eine nach C.G. Jung. Seit damals, seit nunmehr 25 Jahren, ist es mir in Erinnerung und in meiner Praxis der Selbsterkenntnis geblieben – als eine sehr geliebte Form des mir Nahekommens und Seins. Diese Praxis, die ich Ihnen mit dem Konzept der *Morgenseiten* nahe bringen möchte, funktioniert am allerbesten, wenn wir nicht funktionieren (müssen), wenn wir loslassen können und uns dem, was in diesem Moment sein möchte, also IST, hingeben. Neben den Morgenseiten, die ich täglich an sehr frühen Morgenden praktiziere, habe ich dieses gesamte Buch derart empfangen: automatisch. Dann erst habe ich nachgearbeitet. Ich komme mir selber beim Bücherschreiben immer wie eine Malerin vor, die ausmalt, die zunächst das Bild mit Farben abstrakt komponiert und nachträglich figürlich gestaltet, um ein harmonisch Ganzes entstehen zu lassen.

Stellen wir uns einmal vor, wie es C.G. Jung wohl mit seinen Patienten praktiziert haben mag, das automatische Schreiben?

C.G. Jung benutzte dieses Instrumentarium als direkten Zugang zum Unbewussten. Wenn es schwierig erschien, den Patienten vom Denken, vom Müssen und Sollen, vom zensierten Sprechen abzubringen, setzte er diese Übung ein, der auch Sie problemlos nachgehen können. Unsere Verdrängung und unsere

Abwehrmechanismen – beides Funktionen des Ichs – sorgen im allgemeinen dafür, dass der freie Zugang zum Reich des Unbewussten blockiert ist als befände sich vor diesem Reich eine (mehr oder minder) dicke Tür aus Stahl. Um so weniger wir Angst haben, weil wir eine Biografiearbeit geleistet und somit den dunklen Keller ausgeräumt haben, desto weniger bedarf es dieser Tür, bis sie eines Tages ganz abgebaut wird und der Eintritt zum Reich des Unbewussten frei ist: das Bewusst- und Unterbewusstsein dürfen sich aneinander bereichern.

Wenn C.G. Jung den Patienten gegenübersaß, gab er ihnen einen Stift und ein Blatt Papier. Dann schloss er selbst seine Augen, ließ sich in das Resonanzfeld der Empathie fallen und nannte dem Patienten mehrere Wörter, die den anderen direkt be-trafen; Worte wie Messer, Blut, Herz, Vater, Mutter. Der gegenübersitzende Mensch sollte spontan und intuitiv die Wörter, die ihm dazu einfielen, notieren. Meistens war der Patient sehr überrascht, welches Ergebnis dieser Vorgang mit sich brachte, wenn er (beispielsweise) zu Mutter – Angst notierte und zu Vater – Blut. Umso überraschender das Ergebnis war, desto erfolgreicher war es dem Betroffenen gelungen, (s)eine Stimme aus dem Unbewussten zu hören. Mit diesem ersten Eindruck konnte C.G. Jung dann weiter arbeiten und beide, Analytiker und Patient, erfreuten sich an einem direkten Türöffner … [68]

---

[68] Aus meiner Kenntnis der Schriften C.G.Jungs habe ich diese Anekdote kreiert.

348

Wenn Sie diese Übung anwenden, tun Sie dies in gleicher Manier:

- Suchen Sie sich einen gemütlichen Platz zum Sitzen.
- Legen Sie einen Stift und ein Blatt Papier bereit.
- Bevor Sie sich in die Ruhe und Innenschau einlassen, notieren Sie fünf bis sieben Wörter auf der linken Seite des Blattes, auf die Sie eine Antwort aus dem Reich des Unbewussten erfahren möchten.
- Dann erst begeben Sie sich in einen meditativen Zustand, indem sie weder wollen noch denken. Sie schlicßen dafür Ihre Augen und konzentrieren sich auf Ihren Atem; sie werden ruhig, still und gedanken-los. (Das kann einige Minuten dauern. Bleiben Sie dabei, sich auf Ihren Atem und das Innere einzulassen.)
- Dann sprechen Sie nach und nach die Worte aus Ihrer Liste laut aus; während Sie das jeweilige Wort aussprechen, fühlen Sie der Stimmung nach, die es in Ihnen auslöst. Lassen Sie sich auf die unmittelbar hervorgerufene Stimmung, auf diese Resonanz ein. Das dazugehörige Wort, das dieses Resonanzfeld entstehen lässt, schreiben Sie sofort auf der rechten Seite des Blattes, hinter dem laut formulierten Wort auf.
- In dieser Weise folgen Sie Wort für Wort: Sprechen Sie es laut aus, spüren Sie nach, schreiben Sie auf.

– Diese Übung ist sehr kurz; sie sollte unbedingt spontan und ohne Denken erfolgen, sodass Sie bei fünf bis sieben Wörtern nicht mehr als einige Minuten Zeit benötigen.

Sie können anhand dieser Praxis erleben, wie Empfangen und Materialisierung, wie Eingebung und Schreiben, wie das in-die-Welt-bringen ganz konkret funktioniert. Ich selbst habe die *écriture automatique* immer dann angewendet, wenn ich in der Tiefe des Unterbewusstseins liegende Informationen anzapfen und ins Bewusstsein hervorheben wollte. Heute ist dieser Vorgang dank meiner täglichen Praxis der meditativen empathischen Arbeit tatsächlich automatisiert, sodass ich meinen Blick überall, wo ich örtlich bin, kurz nach innen verrichten, hinhören und somit Informationen aus den tiefer liegenden Reichen des Bewusstseins hervorheben kann. Ebenso wird es Ihnen vertraut, je mehr Sie der Stimme der in Ihnen wohnenden Seele und des Selbsts vertrauen.

Ich möchte einen Schritt weitergehen und Ihnen das *Konzept der Morgenseiten* nahe bringen: Um Ihr Ich besser kennen zu lernen, Ihre Bedürfnisse, Glaubenssätze und das, was Sie im Leben wirklich wollen, lege ich Ihnen hiermit eine Praxis in die Hand, die Ihnen im Laufe der Zeit dazu verhelfen wird zu verstehen: Was möchte mein Ich? Was spricht mein Selbst? Was macht mich aus?

Das *Konzept der Morgenseiten* von der Amerikanerin Julia Cameron ist hier federführend. Julia Cameron ist mit dem Buch „Der Weg des Künstlers", das ich als workshop zur Erkundung der eigenen Kreativität in Berlin inmeiner Praxis anbiete, ein ganz vortrefflicher Wurf in die Welt gelungen; ein gegebenes Buch, das tatsächlich jeden dazu befähigen kann, seine Blockierungen und Zensoren zu erkunden und zu befreien. Ich habe mich von diesem positiven Ergebnis bei vielen Menschen überzeugen können. In erster Linie habe ich jedoch selbst die Qualität des Kurses erlebt: Ich war eine absolut blockierte Schreiberin, als ich in meinen 20ern begann, Kurzgeschichten konzipieren zu wollen. (Während die Poesie aus mir heraus geflossen war, bedurfte es bei den Kurzgeschichten einer Konstruktion.) Jedes weiße Blatt Papier löste in mir, trotz des Wollens der Hingabe, eine starke Abwehr hervor, die dazu führte, dass ich lieber „wusch, kochte, aufräumte oder telefonierte", anstatt mich auf den Prozess der Kreativität einzulassen. Nach der Absolvierung des Kurses von 12 Übungseinheiten war ich tatsächlich de-blockiert. Seitdem kann ich empfangen, umsetzen, also schreiben, wo immer ich auch bin. Der in diesem Buch beschriebene, drei Monate lang andauernde Kurs beginnt mit zwei Übungen, die während der Kursdauer ein fester Bestandteil des Alltags sind: „Führe einen Künstlertreff wöchentlich mit Dir selber durch und schreibe täglich am Morgen drei Morgenseiten. [69]

---

[69] Cameron, Julia: *Der Weg des Künstlers. Ein spiritueller Pfad zur Aktivierung unserer Kreativität.* Knaur MensSana, München 1996

Morgenseiten, die wir am Morgen in der intuitiven Form verfassen, sind eine konkrete Möglichkeit, das auszudrücken, was uns nach dem Aufstehen direkt auf der Seele brennt: Sei es die erste Geräuschkulisse vom „Abwaschen-müssen bis zum Haarefärben und mal wieder Abnehmen-wollen" oder sei es dasjenige, das tiefer liegt und sich insbesondere am Anfang dieser Praxis der Morgenseiten nach und nach erst ent-blättert: unser wahres Sein. Der Sinn der Anzahl der Morgenseiten, nämlich drei, liegt genau hier: Zu Beginn plaudern wir gerne, danach berühren wir uns. Mit der Zeit tratschen wir weniger und freuen uns auf die nächste Ebene des Bewusst-Seins, der Berührung.

Wie fühlen Sie sich tatsächlich am heutigen Tag, ohne „zu tun als ob", ohne Kompromisse, ohne „nett sein zu müssen", ohne Schein? Die Gedanken des Alltags, das Alltagsbewusstsein, bestimmen bei den meisten Menschen die erste Schicht des Bewusstseins, die ausgedrückt wird. Das ist vollkommen in Ordnung. Wir wollen ja genau nicht sollen, nicht intelligent und wach sein, wenn wir es noch nicht sind. Es ist nicht umsonst das Ziel einer meditativen Hingabe, der Morgenseiten, des Gebets oder auch des Yoga, im Jetzt anzukommen, sich auf dasjenige zu zentrieren, was wir momentan fühlen oder schreiben. Wir konzentrieren uns immer tiefer auf den uns innewohnenden Atem, um dieses Gebräu der Ersteindrücke loszulassen. Die Alltagsgedanken, die an der Oberfläche des Bewusstseins arbeiten, erinnern mich an den weißen

Schaum der Wellen des Meeres. Er ist sichtbar, aber nicht wesentlich. Wesentlich ist die Kraft des Wassers. Der Schaum ist nur die Folge der mächtigen Bewegung des Elements.

Das Schreiben ist ein elementares Mittel der Kommunikation sowohl mit dem Unterbewusstsein als auch mit der feinstofflichen Welt: Die feinstofflichen Wesen, Engel und Begleiter mögen diese Form der Verbalisierung, weil sie dank der Eingebung im Menschen konkret wirken können. Das Göttliche kann in dieser Realität Einfluss nehmen, wenn der Mensch sich in der Stille dem Empfangen widmet. So kommt Gott in die Welt, durch jede(n) von uns. Dank der Eingebung, In-Spirit-Aktion können sich energetische Wesen in dieser Welt konkret melden, weil der Mensch umsetzt, was er empfängt – durch Schreiben, Malerei, durch Kunst. Die Kreativität ist der vielfältige Ausdruck der Verbindung von göttlicher Kraft und menschlicher Inspiration; es ist die Freiheit der Umsetzung in allen seinen Ebenen und Formfindungen. Die Ein-Sicht verbindet Feinstoffliches und Menschsein in der Stille des Hörens. So werden Sie im Schreibprozess der Morgenseiten mit der Zeit gewahr, welche Charaktereigenschaften, welche (falschen) Freunde oder Tatsachen Sie loslassen dürfen, weil sie Ihnen nicht mehr guttun, weil sie diese auf Ihrem Weg des Lebens als Blockierer nicht mehr brauchen. Das Schreiben ist ein aktiver Prozess der Bewusstwerdung. Und Bewusstwerdung hat ganz viel mit Heilung zu tun oder auch mit der Beantwortung der Frage:

„Lebst Du schon oder wiederholst Du noch das Leben der anderen?

Gehen Sie, wenn Sie mögen, nun zur Praxis der Morgenseiten über:

- Kaufen Sie sich zunächst ein Schreibbuch, das Ihnen gefällt, das Ihnen am Herzen liegt.

- Stellen Sie sich nun bewusst darauf ein, jeden Morgen dem Schreiben eine halbe Stunde Zeit einzuräumen – je nachdem, wann Sie zur Arbeit müssen, wann Ihre Kinder rufen, wann Sie aus dem Haus gehen müssen. Eine halbe Stunde Zeit reicht aus, um sich in gemütlicher Atmosphäre der Morgenstimmung hinzugeben.

- Der erste Morgen folgt: Nachdem Sie sich das Aufstehen vorgenommen haben, tun sie es auch! Beginnen Sie jeden Morgen aufs Neue. Nach einer Woche, nach sieben Tagen werden Sie bereits spüren, was sich tut und dass sich in Ihnen etwas tut, nämlich wandelt.

- Ihr Seelenreich ist wie dasjenige aller Menschen von Altem und Neuem strukturiert. Um so mehr es arbeitet, desto mehr rattert Ihr Kopf, desto schwerer wird es Ihnen fallen, still zu sitzen, Ihnen selbst zuzuhören, in den Modus der Stille zu kommen. Tun Sie es dennoch, das Stillewerden. Begleiten Sie Ihre Gedanken und beginnen Sie, diese aufs Papier zu bringen. Was erzählen sie? Worüber sprechen Sie? Nehmen Sie sie wahr. SCHREIBEN Sie sie auf.

– Entscheidend an dieser Stelle ist: Bewerten Sie sich nicht. Richten Sie sich nicht. Es ist kein Hermann Hesse, der schreibt; es ist Ihr ureigener Beginn der *écriture automatique*, indem Sie jeden Morgen drei Seiten schreiben über alles, was Ihnen „automatisch" in den Sinn kommt. Es ist die erste Etappe der Loslösung vom Unwesentlichen zum Wesentlichen. Bald werden die Wellen immer weniger Schaum schlagen und das Baden im frischen Wasser des Meeres wird Ihnen Spaß bereiten.

Zu Beginn dieser Praxis spüren Sie, wie viele Gedanken Ihre Realität betreffen. Vielleicht fühlen Sie sich von ihnen fast vollständig überschwemmt? Vielleicht steigen nach den ersten Tagen dieser Praxis der Morgenseiten auch bereits tiefer liegende Sorgen, Gefühle und Wünsche auf?

Sie kommen in einer tiefer liegenden Schicht Ihres Bewusstseins an. Sei es nach den ersten zwei Seiten der Morgenseiten oder nach einigen Tagen, nach Wochen: Es ist nicht wichtig. Der Prozess des Schreibens führt von sich aus zur Vervollkommnung. Ohne, dass es Ihnen bewusst ist, so schreiben Sie plötzlich neue Projekte auf, neue Ideen und Visionen. Oft bemerken Sie nicht einmal, dass Sie in einer anderen Stufe dieser *Praxis der Morgenseiten* angelangt sind oder Sie spüren, während Sie es tun, dass sich eine Tür entriegelt: Die Stahltür zum Reich Ihres Unbewussten öffnet sich einen Spalt weit und gibt Ein-blick.

Das Wunderbare zeigt sich auch daran, dass Sie nicht überrascht sein werden. Es fühlt sich wie ein ganz natürlicher Prozess an. Sie sind angekommen im Hause Ihres Selbsts. Nach Tagen, Wochen und Monaten werden Sie vom Keller die Treppen in die oberen Etagen Ihres Hauses hinaufsteigen und eines schönen Morgens erkennen: „Ich bin im obersten Geschoss angelangt. Ich schaue aus dem Fenster des Dachgeschosses und es ist hell! Der Himmel ist blau, die Sonne scheint und auch, wenn sich in weiter Ferne ein paar dunkelgraue Regenwolken zeigen, so fühle ich mich wohl hier. Jetzt." Sie wissen, dass gleich welches Wetter Ihr Haus erreicht, es stabil gebaut ist und Ihnen einige Stockwerke zur Verfügung stehen, um die Treppen auf- und abwärts zu steigen. Sogar den Keller haben Sie umgebaut und neu eingerichtet. Sie sind nicht allein. Viele Begleiter umgeben Sie. Ihr energetisches Einfamilienhaus gefällt Ihnen und die gute Nachricht ist: Im Gegensatz zu allen materiellen Gütern kann Ihnen keiner dieses Heim, Ihr ureigenes Zuhause mehr nehmen.

## 28. Essay über die Glaubwürdigkeit der Seelenbegleiterin und des Therapeuten

Ich möchte, am Ende des Buches angekommen, mit Ihnen über die Wichtigkeit, das einzuhalten, was verbal und nonverbal spricht, nachdenken. Es ist in konkreter Weise ein Plädoyer für den Mut, ehrlich und wahrhaftig zu sein, auch und insbesondere in unserer Berufsgruppe, wo der Mensch, der zu uns kommt, auf das vertraut, was er wahrnimmt, sieht und hört: Ganzheitliche Arbeit sollte ganzheitlich verstanden werden – und insbesondere von denen, die es behaupten. „Eine Selbstverständlichkeit?" Leider nicht.

Auch wenn wir in einer Zeit der Superlative leben, also in einer Zeit der Unglaubwürdigkeit, denn wer ist schon ein Welt-Super-Star, (wie wir hören, Nina Hagen beispielsweise), sollten gerade WIR das repräsentieren, was wir sagen, zu fühlen geben, also leben. Nicht nur, weil ganz viele Patienten und Klienten darunter leiden, dass verbale und nonverbale Kommunikation in ihrer Vergangenheit durch Mutter und Vater, durch die Eltern und die ersten Bezugspersonen nicht übereinstimmten, sondern auch, weil WIR etwas anderes vorleben wollen: In der therapeutischen Beziehung begründet eine jede gute Seelenarbeit eine neue andere Beziehungsfähigkeit. Ehrlichkeit und Wahrhaftigkeit, ein tief-liegendes Bewusstsein eigener verbaler und nonverbaler Handlungen werden hier von mir erwartet; Achtung vor mir selbst, vor der Natur, der Mutter Erde und des anderen Lebewesens schlechthin. Das ist mein Maßstab für Seelenbegleitungsarbeit.

Dieser Maßstab ist ethisch hoch angesetzt, ich weiß. Er war aber stets derjenige, der mich interessierte, wenn ich mit Theorie und Praxis, mit theoretischen Behauptungen und Leben zu tun hatte. Des öfteren wurde ich an der Universität in Frankfurt/M. gerügt, gerade 21 Jahre alt, weil ich an die Professoren genau diesen Maßstab ansetzte, das Richtmaß für Glaubwürdigkeit eines Individuums: Wenn jemand in seinen Schriften die *Kommunikationstheorie* vertritt, wie ist er als Mensch in der Lage zu kommunizieren? Wenn eine Frau feministische Psychoanalyse proklamiert, wie verhält sie sich gegenüber Frauen? Gerügt wurde ich, weil „subjektive Maßstäbe keine objektiven" seien. Doch objektiv zu beobachten ist, wenn zwischen Wort und dessen Auslebung, wenn zwischen Sprechen und dem konkreten Dasein ein Abgrund klafft wie die Eisspalte eines Gletschers auf dem Mont Blanc.

Was wird letztendlich zählen? Der Mensch, in dem, was er ist oder in dem, was er (dann lediglich) sagt? Was nützt das Wort, wenn es nicht wahr ist? Und was ist wahr? Für jedes Kind, für jeden Jugendlichen und Erwachsenen ist wahr, wenn nonverbale und verbale Kommunikation übereinstimmen, das Empfinden und das Sprechen. Darin liegt der tiefe Sinn der Empathie: Sie ist spürbar und nicht zu täuschen – würden wir denn dazu erzogen werden, zu glauben, was wir bereits wissen bzw. was uns vor dem inneren Auge, also unserem Herzen erscheint.

Der Therapeut, Seelenbegleiter, Lehrer und Meister steht mit dem, was er sagt, in seiner eigenen Verantwortung: Sein Leben und seine Taten verweisen auf ihn. Diese Vorbildwirkung, diese Authentizität des Begleiters, ist ebenso wichtig wie die Empathie im therapeutischen Verhältnis (nach Rogers). Nur derjenige, der authentisch ehrlich ist, kann in der Empathie Herzenswärme, Mitgefühl, Achtung und Liebe glaubhaft vermitteln. Denn dieses „auf den Begleiter hören, ihn sehen und akzeptieren können", seine Glaub-würdig-keit, das Glauben-können und die Würde eines jeden, ist inmitten des Therapieverlaufs eine ganz wichtige Phase – in diesen Momenten des Übergangs, wenn das bestehende System desjenigen, der zu uns gekommen ist, ins Wanken gerät, aber das neue erst spürbar und noch nicht allein umsetzbar ist. Wenn der Mensch in die therapeutische Arbeit kommt, ist sein bestehendes Glaubens- und Wertesystem bereits im Wanken, weil es für ihn nicht mehr funktioniert. Die gemeinsame analytische Arbeit der Dekonstruktion dessen, was ihm nicht (mehr) guttut auf dem Weg dahin, wie der Mensch selbstbestimmt leben möchte, führt zu einem Zustand des Inmittenseins, in dem er gerne auf die Seelenbegleiterin blickt, um sich an ihr zu orientieren: Der neue Raum entsteht.

Oftmals entscheidet diese Glaubwürdigkeit gerade darüber, ob Heilung beim Patienten geschehen darf, ob Gesundung gelingen mag, weil eine tiefe seelische Heilung sowohl mit dem Einlassen, mit Vertrauen, Glauben und Hoffnung verbunden ist als auch mit der energetischen Qualität des Begleiters zusammenhängt. In dieser Phase des Übergangs zwischen Altem und Neuem, zwischen dem Verlassen des Alten und dem Neuland des Neuen – und nur in dieser Phase, denn sie muss hinterher durch das eigene ICH wieder abgelöst werden dürfen, auf dass nicht Abhängigkeit, sondern Selbstbestimmung wirken kann – schaut der Patient auf die Seelenbegleiterin und sagt: „Ich weiß, dass es so ist, wie wir es herausgearbeitet haben. Die Wahrheit sitzt tief. Und deshalb denke ich in schweren Momenten an SIE." Eine Patientin, die Alkoholikerin war, formulierte: „Wenn ich schwach werde und an Tequila denke, dann denke ich an Sie und an unsere Arbeit hier: Im Moment reiche ich mir selbst als glaubwürdige Größe noch nicht aus." Ich wirke in diesen Momenten mit meinem Leben und meiner Art beispielhaft. Das fordern meine Patienten auch genau so ein: „Ich sehe ja, wie weit Sie gekommen sind! Ich glaube Ihnen und Sie sind mir Ansporn." Da ich keine neutrale Projektionsfläche bin, erfahren die meisten mir gegenübersitzenden Menschen zu gegebener Zeit, dass für mich Leben auch zunächst ein Überlebenskampf, dann eine Suche nach dem WIE und erst dann eine Lebensgestaltung war.

Ich nehme diese Verantwortung an. Und ich mag sie. Sie setzt mich nicht unter Druck, weil sie genau das ist, was meinem Glaubenssatz des Lebens entspricht: „Sei zu Dir selbst und zu anderen so gerecht, wie es Dir in dieser Zeit möglich ist." Und auch diese benannte Möglichkeit wächst mit den Lebensjahren. Wir professionalisieren uns auch in der Fähigkeit eines *aufrechten Lebens*. Der Begriff der Gerechtigkeit ist durchaus im *Kantschen Imperativ* zu verstehen und geht mit dem tiefen Verstehen einher, zu sich selbst und zu anderen gut zu sein. Würde, Ebenbürtigkeit und Achtung sind hier Teil.

Also nicht *draußen bleiben,* sondern wagen, sich zu zeigen, mit aller gleichzeitigen Grenzziehung und Abgrenzung. Das Ziel ist: Neue und andere Beziehungen visualisieren, denken, fühlen, installieren, als die, die den Menschen quälten. Keine gesellschaftlichen Subjekt-Objekt-Verhältnisse kreieren und repetieren, sondern in der Therapie beispielhaft eine andere Art der Augenhöhe erarbeiten.

So profitiert der uns gegenübersitzende Mensch von der Mit- und Selbstbestimmung im therapeutischen Prozess trotz und mit und dank seiner Leiden. Ein Patient sagte: „Wenn ich nicht so gelitten hätte, dann hätte ich Sie nicht gesucht und auch nicht kennengelernt. Dann wäre ich hier nicht angekommen, vielleicht war das der tiefe Sinn." Wagen wir also, ICH zu sagen, mit dem ausgesprochenen Ziel, sich selbst und andere gerecht zu behandeln und im Leben in unseren Gedanken und Handlungen aufmerksam zu sein.

Das spezifische Leiden eines jeden schließt diese Beziehungs-Gestaltung nicht aus, sondern ein: Die Arbeit beginnt JETZT. Das Neue ist DA. Von Beginn an. Das hat viel mit

Menschenwürde zu tun. Und für mich mit dem Wissen, dass der andere nicht krank ist. Warum ich den Menschen, der zu mir kommt, dennoch als Patienten begreife, habe ich in einem anderen Kapitel beschrieben. Wir können in Augenhöhe sein und dennoch die Rolle des Meisters innehaben. Als Seelenbegleiterin bin ich Meisterin und dies muss bei all den spirituellen Arbeiten und Reisen auch genau so sein. Um in feinstofflichen Dimensionen zwischen Himmel und unter der Erde unterwegs sein zu können, wie ich es praktiziere, muss ich wie eine alte Eiche standfest sein, erprobt, klar, energetisch rein und im Boden verankert. Der Boden ist hier nicht irdisch, sondern energetisch zu verstehen. Es gibt einen energetischen Boden, der immateriell ist.

Ich diagnostiziere nicht, obwohl ich die fachliche Diagnose in wenigen Minuten als seelischen Hintergrund erkenne und weiß. Sie interessiert mich jedoch nicht als Kategorie meiner Wahrnehmung. Ich interessiere mich indes für jeden, der mich findet, als Menschen. Ich interessiere mich für seine Geschichte, für sein Leiden, für seine Fähigkeiten, für die Ursachen der Schmerzen sowie für seine Stärken, an denen wir ansetzen und diese herausarbeiten können. Der Mensch, der mir gegenübersitzt, ist wie ich: ein lernender; ein sich bewegender. Ich empfinde ihn als ein Lebewesen inmitten einer bestimmten Phase seines Daseins, in der er mich als Seelenbegleiterin sucht, weil es in ihm „dunkel" ist und er sein Licht momentan selbst nicht finden kann.

Das ist Leben und nicht Krankheit. Sich weiterentwickeln zu wollen, von der (elterlichen) Fremdbestimmung in die Selbstbestimmung ist Fortschritt, bedeutet Mut und verdient Anerkennung. Meine Seelenbegleitung verstehe ich als die Begleitung einer Seele in dunkler Nacht, in einer Nacht, so dunkel, wie ich sie selbst auch erleben und mich herausarbeiten durfte. Leider gab es zu meiner Zeit, nämlich in den 90er Jahren, keine interdisziplinäre praktische therapeutische Arbeit, wie ich sie verstehe, sodass ich als Suchende gezwungen war, immer wieder andere Therapeuten aufzusuchen, je nach eigener Entwicklungsphase. Die hauptsächliche Arbeit musste ich aber selbst verrichten. Durch den Wechsel der Personen konnte ich mit keinem Menschen einen Prozess der Genesung, basierend auf Vertrauen, durchleben. Daher weiß ich, wie wichtig und gut es sein kann, mit einer einzigen Person alle Phasen der Genesung einer seelischen und körperlichen Wunde zu durchschreiten und mit dieser Person den Prozess sowohl zu beginnen, ihn zu erleben als auch abzuschließen. Somit wird Seelenarbeit eine grundlegende Arbeit an Vertrauen in Beziehung, Kommunikation und Leben schlechthin.

So wie jede Berufsgruppe, von der wir erwarten, dass sie ihr entsprechendes Handwerk meistert, sind wir in unserem Beruf verantwortlich. In der Arbeit der Seelenbegleitung betrifft es allerdings nichts weniger als die Seele: unsere eigene. Kümmern wir uns um uns? Sorgen wir für uns? Oder sind wir die „hilflosen Helfer"[70]? Unsere Arbeit ruft uns dazu auf, die eigene Entwicklung zu befördern, zu wachsen, aufmerksam zu sein und vorbildhaft. Das ist unser Beruf. Dieser Beruf definiert sich nicht primär durch die Arbeit am Anderen. Diese Tätigkeit definiert sich an der Größe unseres Selbsts, auf dass wir andere authentisch unterstützen und spiegeln können.[71]

Ein Beispiel hierfür ist das im therapeutischen Prozess oft vorzufindende Ereignis der *Übertragung* und *Gegenübertragung*. Nur ein tiefenpsychologisch und seelisch reflektiert geschulter Therapeut wird diesen Prozess erkennen und darauf reagieren können. Wenn uns die Therapie wütend macht, wenn wir auf den Patienten sauer sind, wenn wir Aggressionen verspüren und über den Patienten genervt sind, so handelt es sich hier immer um eine Spiegelung, um eine klassische Gegenübertragung: Der Gehalt der Therapie, das Thema geht uns, den Seelenbegleiter etwas an. Der Therapiegehalt verweist auf ein eigenes Problem, mit dem wir ringen, was wir uns noch nicht (genügend) angeschaut haben. Deshalb projizieren wir dann unsere aggressiven Gefühle nach außen auf den anderen – ein klassischer Abwehrmechanismus. Sigmund Freud hat die Abwehrmechanismen des Ichs gut zusammengefasst. Wir finden sie nicht nur im therapeutischen Raum, sondern im

---

[70] Schmidbauer, Wolfgang: *Die hilflosen Helfer. Über die seelische Problematik der helfenden Berufe.* Rowohlt Verlag, Frankfurt/M. 1977

[71] *Kohut, Heinz: Die Heilung des Selbst,* Suhrkamp, Frankfurt/M. 1981

alltäglichen Leben immer wieder.

Der Vorgang der Gegenübertragung geschieht dem Seelenbegleiter vermehrt mit schwer traumatisierten Patienten, mit depressiven und leidenden. Manchmal ertappe ich mich dabei, wenn ich denke. „Wann wird die Karola denn endlich mit ihrem Leid fertig? Wie lange will sie sich denn noch darin suhlen? Wie lange will sie denn noch darin wohnen und in dieser Phase steckenbleiben?" Dann weiß ich, dass es hier um mich geht und nicht um sie: Dann führt Leid nicht zum Mitgefühl (im Gegensatz zum Mitleiden, was lediglich von einem Resonanzfeld des Leidens und des Schmerzes in uns selbst zeugt), sondern zu einem Abwehrmechanismus. Aggression ist immer ein Mechanismus der Abwehr eigener Schwäche. Ich werde aggressiv, weil ich nicht mehr weiß, wie ich Karola unterstützen kann. Ein Gefühl der Ohnmacht macht sich in mir breit und verhindert, dass ich an sie glauben kann. Interessanterweise führt der Prozess der Gegenübertragung, meine daraufhin folgende Auseinandersetzung mit mir und diesem Thema stets dazu, dass sich die Phase des Leidens beim anderen dem Ende neigt. Karola war quasi eine Séance später selbst durch den Tunnel des Leidens gegangen und hatte für sich erkannt: „Das Leiden macht mich ohnmächtig und aggressiv mir selbst gegenüber. Jetzt will ich in eine Lösung gehen." Werden wir klarer, wird es der Patient auch. Der Spiegel darf, sollte und muss blank werden und sein.

Sind wir in der Lage, dies zu erkennen und uns daraufhin mit uns selbst auseinanderzu- setzen? Insbesondere bei der Zunft der Psychoanalytiker habe ich trotz verordneter Supervision ein zu geringes Maß an Selbst-Kritik und Selbstbeschau festgestellt. Das mag auch daran liegen, dass das Pensum von acht Patienten pro Tag im 50 Minuten Rhythmus in *ganzheitlicher* Kreation nicht zu schaffen ist, will sich der Seelenbegleiter präsent, klar und reflektiert wahrnehmend spüren und zeigen. Mein Anspruch der Glaubwürdigkeit ist also der der Ehrlichkeit, einer tiefen bewussten Haltung zu sich selbst und zum Anderen; in der Lage seiend, zwischen Projektion und Wahrheit zu unterscheiden und mit der Bereitschaft einer steten Auseinandersetzung am eigenen Selbst ausgestattet. Für mich heißt „ganzheitlich" in diesem Bezug: ein veganes Leben, die Praxis des Yoga, die Meditation und Achtsamkeit, um mein eigenes Energieniveau so hoch zu halten, wie es eben möglich ist. Ich verstehe meinen Beruf als aktiven Teil meines Lebens und Erlebens. Die vegane und vegetarische Ernährung ist eine Haltung, die alle Lebewesen im Blick hat. Außerdem trägt sie nicht nur wesentlich zu einer Erhöhung der Spiritualität bei, sondern zum Erhalt der Mutter Erde:

Eines Tages kam ein junger Mann in meine Praxis, der eine Seelenreise durchführen wollte. Bereits zu Beginn des Gesprächs fiel mir auf, dass seine energetische Präsenz sehr ausgeprägt war, trotz der seelischen Themen, die er mitbrachte. Als wir nach dem eingeleiteten Ritual zur Seelenreise übergingen, erkannte ich ein

Energiefeld, eine Aura, die das Ausmaß des Normalen weit übertraf. Ich hatte das Gefühl, mich am liebsten außerhalb meiner Praxis platzieren zu wollen, um ihn begleiten zu können. Nach der Seelenreise fragte ich ihn, was er auf seinem spirituellen Weg denn so tue? Er erzählte mir, dass er täglich Yoga praktiziere, vegan lebe und darüber hinaus Rohköstler sei. Sein Energiefeld war geklärt, rein und heller als die Farbe gelb, eher weiß leuchtend. Ich bin seither und dank eigener Praxis von dem Satz überzeugt: „Du bist, was Du isst."[72] Aufgrund dieser und anderer Erfahrungen wurde ich, quasi von heute auf morgen, vom „Allesesser" zur (flexiblen) Veganerin. In meiner spirituellen Arbeit zeigte sich diese Umstellung dank der sich stets fort entwickelnden Leichtigkeit im Kontakt zum uns umgebenden kosmischen Energie- also Wissensfeld.

Damit steht im Zusammenhang, was geschieht, wenn ein Seelenbegleiter sich nicht genügend um sein gereinigtes Energiefeld kümmert – Analytiker, Therapeut und Seelenbegleiter, Couch, Heiler und Homöopath. Ich bin davon überzeugt, dass sich die eigene Schattenwelt in der Arbeit mit Patienten spiegelt, sie umhüllt und schlimmer noch: Sie mit den eigenen Schatten beschäftigen lässt. Da wir ins in einem Energiefeld bewegen, eigentlich immer, aber insbesondere in der seelischen Arbeit, denn Seele ist eine intelligente bewusste Energieeinheit, die im „Tempel des Körpers" wohnt, wird

---

[72] Dahlke, Rüdiger: *Peace Food. Wie der Verzicht auf Fleisch und Milch Körper und Seele heilt.* Gräfe und Unzer, München 2014

hierbei alles übertragen, alles verbale und nonverbale, alles sphärische und feinstoffliche. Ich habe selbst erlebt, was passiert, wenn Seelenbegleiter ein eigenes Trauma nicht (genügend) bearbeitet und geklärt haben oder wenn sie selbst Psychopharmaka nehmen: Der Schatten breitet sich in der gesamten Aura aus und ist bei jeder therapeutischen Arbeit anwesend. Er vermittelt sich mit.

Bei diesen Gedanken geht es nicht um Methode, nicht um Distanz, nicht um Technik oder Verfahren, sondern um den Menschen an sich, der die Seelenarbeit anbietet. Alles zeigt sich. Allgemein wird die positiv wirkende Persönlichkeit mit Sympathie bezeichnet: Ist sie sympathisch, offen, herzlich und vertrauenswürdig? Ich möchte es benennen: Ist die Person wahrhaftig? Was vermittelt sie energetisch mit? Wahr mit sich selbst sein, wahr in Bezug zu seinem Selbst sein, bedeutet, dass verbale und nonverbale Statements übereinstimmen; dass das Wort das Gedachte wiedergibt (und nicht im Gegenteil). Ehrlichkeit heißt, dass Geist, Körper und Seele, dass Bewusstsein und Unterbewusstsein klar und rein sind. Sobald sich ein Thema bei mir ankündigt, auf dem Weg ist, widme ich mich dieser Frage: Yoga, tibetische Medizin, Akupunktur, Massagen, Arbeit an Chakren und Meridianen und nicht zuletzt die Seelenreisen stehen mir, stehen uns zur tiefen Bereinigung zur Verfügung.

Für diejenigen, von uns, die als Ausbilder arbeiten, ist ebenfalls wichtig, dass nicht das Geldverdienen, sondern der

Bewusstseinsstand eines jeden Ausgebildeten im Vordergrund steht. Da heutzutage keinerlei Vorwissen verlangt wird, um in die Ausbildungen als Heilpraktiker, Schamane, Coucher, Therapeuten, Yogi oder Trainer einzusteigen, hängt der Abschluss allein vom Ausbilder selbst ab: Prüft er die seelischen, geistigen, ganzheitlichen Fähigkeiten des Bewerbers im Vorgespräch? Führt er überhaupt welche? Wird die Selbstwahrnehmung in der Ausbildung geschult? Und wird, bevor letztendlich „Diplome" vergeben werden, denn viele Auszubildenden entwickeln sich während der Ausbildung persönlich weiter, geprüft, ob der Ausgebildete schließlich tatsächlich in der Lage ist, seine verantwortungsvolle Tätigkeit als *Seelenbegleiter* auszuüben?

Ich habe Menschen mit (relativ schweren) seelischen Störungen als Psychoanalytiker und als Heiler arbeiten sehen. Für Menschen, die betroffen sind und die sich auf die Suche nach einem Begleiter begeben, ist das katastrophal. Der betroffene Mensch vertraut auf den Titel, der nicht selten lautet „ganzheitlich arbeitende ..." Wer ist verantwortlich für die Qualität der Ausbildung und für die Abschlüsse? Nur der Ausbilder selbst. Diese Verantwortung kann und darf er nicht abgeben. Um die fachliche Kompetenz und die Seelenreife eines Auszubildenden zu prüfen, bevor er den Abschluss der Ausbildung erhält, gibt es genügend klar umrissene Kriterien, die zu beachten wichtig sind.

Die Glaubwürdigkeit eines jeden Menschen ist in dieser

unserer Zeit von ungeheurer Wichtigkeit; in einer Zeit, in der die Politik, gleich welcher Partei, unglaubwürdig geworden ist, weil viele Politiker keine Verantwortung mehr für ihre Taten übernehmen, weil die eigenen Worte, Parteiprogramme und Aktionen nicht mehr übereinstimmen. Übereinstimmung von dem, was ich denke, sage und tue zeichnet die Würde des Menschen aus, auf die sich jeder verlassen möchte, gleich welcher Religion, spirituellen Zugehörigkeit und politischen Couleur. Die Politik hat nur einen Maßstab ihrer Vertrauenswürdigkeit: Die Kongruenz von Wort und Tat.

Wir leben allerdings in einer Zeit, in der einerseits das Vertrauen in quasi jede politische Couleur missbraucht wurde und andererseits in einer, in der jeden Tag in Superlativen Versprechungen gemacht und Forderungen gestellt werden: Stars sind Welt-Stars, Schönheit ist global, Mode ist global – und die Unglaubwürdigkeit derjenigen, die unsere Welt regieren, ist global: Deutschland, Griechenland, England, Frankreich, die USA und die Welt – Skandale und Lügen, global.

Die Glaubwürdigkeit aber beinhaltet ein Vorleben und ein Nachleben, im Mikrokosmos, also im Privaten und im Makrokosmos, im öffentlichen Raum.

Wann wird der Mensch glauben dürfen, was er fühlt, hört und sieht?

## 29. Ein (gechanneltes) Nachwort

Die junge Prinzessin saß auf ihrem Thron aus braunem Holz. Schöne geschnitzte Armstützen gaben ihr Halt, so dass sie zurückgelehnt und bequem über ihr Land blicken konnte.

Es war ein reiches Land. Am Horizont erkannte sie den dichtbewachsenen Wald, dunkelgrün, der einen Halbkreis um Felder, Häuser, um die saftigen Wiesen und Flüsse bildete. Links von ihr glitzerte die Oberfläche des großen Takasees. Besonders am heutigen Morgen schien es, als leuchteten Perlen aus Glas auf dem Wasser, das klar und rein war. Fische schwammen zuhauf darinnen, so dass die Kinder immer viel Spaß hatten, wenn sie baden gingen und mit den nackten Füßen eine Schwanzflosse berührten. Reich war der See, so wie das Land. Reich an Menschen, an Mutter Erde, an guter Luft und Wasser, an allem, was sie brauchten.

Die junge Prinzessin schaute nach rechts, auf den Thron ihrer Mutter, der am heutigen Morgen noch leer war. Ihre Mutter, die Königin, war unterwegs im Land, besuchte die Bauern, die Handwerker, die Steinmetze, die Schuhmacher, die Tischler und Holzarbeiter, die Lehrer und Künstler. In zwei Tagen würde der *Tag des Takalandes* sein und alle wollten sich gebührend darauf vorbereiten. Jeder wollte zeigen, was er zu bieten hatte, was er im zur Neige gehenden Jahr vorbereitet und mit viel Liebe angefertigt und entstehen lassen hatte, auf dass es allen zugute kommen würde.

Jedwedes, was die Menschen hierzulande taten, ging alle etwas an; alles war für alle da. Jeder tat, was er tun mochte, weil konnte und jeder brachte es in die Gemeinschaft ein. Vielleicht war deshalb das Land der jungen Prinzessin so reich? „Wir haben alles, was wir brauchen, weil uns alles gegeben wurde", dachte sie und lief freudig ihrer Mutter, der Königin entgegen, die jetzt ganz aufgeregt und errötet die Treppen hinauf zum großen Haus kam, in dem sie mit vielen Menschen zusammen wohnten. Die Königin lebte mit einem Mann, der der Vater der jungen Prinzessin war. Er war auch der König, weil er gerne regierte. Sie lebte mit einem anderen Mann, der ihr jetziger Freund und Geliebter war und eher als Berater im Königreich fungierte, denn er verstand sich gut aufs Ganze: auf den Kontakt zu den hier lebenden Bewohnern und den oben und unten wohnenden Wesen. So war er immer bei Beratungen dabei, die regelmäßig im Monat stattfanden, auf dass der Friede harmonisch sich gestalte. Jeder wollte gehört werden, die feinstofflichen Begleiter von oben gaben ihre Ansichten zum Besten und diejenigen der Unterwelt natürlich auch. Sie schimpften meistens, weil es ihnen schwer fiel, Harmonie zu ertragen. Das wussten alle und sie selber wussten es auch, taten sich aber schwer damit, es wissen zu wollen.

Dann gab es in diesem großem Haus, das eigentlich gar nicht viel größer war als alle Häuser im Lande, auch noch viele Kinder. Die Königin hatte eigene Kinder und auch herbeigelaufene Kinder, die sich gewünscht hatten, in der Nähe der jungen Prinzessin zu leben, weil sie sich gut mit ihr verstanden. Das Takahaus war ein Ort für Groß und Klein, gleich, woher einer kam: „Kommt das Leben aus meinem Bauch oder aus dem Bauch einer anderen Frau", hatte die Königin einst gesagt: „... das ist nicht wichtig. Wichtig ist das Leben. Und um zu leben, wollen wir frohen und großen Herzens sein."

Als die junge Prinzessin ihre strahlende Königinnen-Mutter sah, freute sie sich an ihrem Leuchten: „So will ich auch mal strahlen, wenn ich groß bin!", hatte sie schon als Kind gedacht, wenn sie in den Armen ihrer Mutter lag, um der Geschichte des Abends zu lauschen. Jetzt hörte sie die Stimme der Mutter, eine Stimme, die tief und weit klang, wie der Ruf eines gefiederten Tieres, das sich immer in der Morgendämmerung meldete, hindurch des Waldes und über Wiesen hinweg.

„Geschafft!", rief die Königin laut, und kam mit ihrem Geliebten, dem Berater die Treppen heraufgerannt. Hand in Hand liefen sie die sieben Stufen zum Takahaus hinauf. „Jetzt haben wir in der vergangenen Woche den ganzen Reichtum des Landes gesehen. Und auch die Liste ist fertig. Endlich!" Die junge Prinzessin wusste, wie viel Arbeit es in jedem Jahr war, DIE Liste zu machen, deren Artikel jeder in Großbuchstaben schrieb. DIE Liste, das war diejenige, die die Königsfamilie tatsächlich einmal im Jahr schreiben musste und keiner im Land, weder die Alten noch die Jungen, beneideten sie darum. Viele sagten sogar: „Gut, dass ich nicht Königin bin, sonst müsste ich ja DIE Liste machen!"

Ohne sie ging es aber nicht. In der Liste stand ein jeder und alles; jeder Einwohner des Landes und ein jeder mit seinen Fertigkeiten, die er zum Ganzen beizutragen gedachte. Manchmal waren es die Farben, die ein Bewohner aus den Blättern der Blüten mit dem Mörser rieb. Manches Mal waren es die Eier, die die Hühnerfrau täglich sammelte und verteilte und manches Mal die Stühle, die der Holzarbeiter fertigte. Da jeder Einwohner, wenn er mit dem Lernen fertig war – und fertig war ein jeder, wenn er meinte, mit dem Lernen dessen, was sein Herz begehrte, fertig zu sein – ausübte, was er mochte, weil konnte, kam alles zusammen, was gebraucht wurde.

Jeder Einwohner ging gerade zu dem Bewohner des Takalandes lernen, zu dem es ihn in seiner Lust bewog, und jeder ging auch zum Lernen, wann er sich bereit fühlte, genau dies zu tun. Sei es, er wollte bei einem spirituellen Meister lernen, so wie Kara, die mit fünf Jahren bereits daran gedacht hatte, mit den Wesen des Lichts und der Dunkelheit sprechen zu wollen, sei es, jemand wollte beim Maler lernen, so wie Joshua, der im Alter von zehn sich dazu berufen fühlte, die Häuser des Takalandes so schön wie irgend möglich zu bemalen; oder sei es, jemand wollte die Mathematik beherrschen, um die Häuser des Landes bauen zu können, die rund oder eckig, viereckig, sechseckig oder achteckig waren, eben wie ein jeder es für sein Zuhause befand.

Aber ohne DIE Liste war das alles nicht möglich. Niemand

hätte gewusst, wer etwas brauchte; was ein jeder zu fertigen gedachte und worin ein jeder sein Leben im Vollen wähnte. Und vor allem hätte niemand gewusst, was es alles Wunderbares zu verteilen und zu tauschen gab.

Deshalb war die Mutter Königin immer so aufgeregt, wenn sie ins Takahaus zurück kam, nach den Tagen des Unterwegs-Seins. Sie war dann immer ganz rot im Gesicht, so erfüllt und exaltiert, dass es manches Mal nicht einfach zu ertragen war. Auch jetzt sprach sie in einer solchen Geschwindigkeit, dass sich die Wörter verdoppelten und die junge Prinzessin ihr am besten zuhörte, wenn sie ihre Augen schloss, damit sie die Worte nicht mit den Ohren hören musste, sondern die Sätze ihrer Mutter im Herzen wahrnehmen konnte. „Sonst werde ich noch wahnsinnig!", dachte sie sich, „Bei der heutigen Fiebrigkeit meiner Mutter!" Sie vernetzte sich umgehend mit ihrem Hören der Schwingung des Herzens, das sowieso meist angenehmer war als der ganze Krach der lauten Worte in der Welt, befand unsere junge Prinzessin.

In letzter Zeit hatten die Alten im Takaland auch beobachtet, dass die jungen Leute immer mehr sprachen, ohne zu sprechen, weil es eben stiller vonstatten ging. Auch konnte ein jeder den gefiederten Tieren zuhören, im Hintergrund ihr Tönen als leise Musik vernehmen, während sie sich setzten, die Augen schlossen und in ihren Gedanken sprachen – mit Mutter, Vater, mit Freund und Bekannten, mit Tisch und Stuhl, aus dem braunen Holz der

Geschwister Bäume gemacht, mit Himmelsreitern und Höllenbrüdern, die mal wieder nervten, weil sie so gerne im Unfrieden existieren.

Eigentlich taten sie das nicht gerne, es fiel ihnen nur so schwer, das Helle des Lichts zu ertragen. Das Licht tat ihnen in den Augen weh; es schmerzte: Wer so lange in der Dunkelheit wohnte, hatte es schwer, die Helligkeit auszuhalten. Und außer Zanken und Schimpfen fielen ihnen keine Handlungen ein. Das verstanden alle.

Das verstand auch unsere junge Prinzessin, weshalb sie des öfteren mit den Wesen des dunklen Reiches sprach, um sie zu begleiten und um ihnen den Weg über die Schwelle zum Licht zu weisen, wenn sie denn reif sein würden.

Die junge Prinzessin hatte die Fähigkeiten ihrer Mutter und ihres Vaters geerbt – die Spiritualität ihrer Mutter und das Organisationstalent ihres Vaters, der nun auch aus dem Hause trat, sich die Augen rieb und sich links neben die junge Prinzessin setzte. „Na?", fragte er mit einem verschmitzten Grinsen „ist die Mutter Königin mal wieder irre laut?", und die Prinzessin bestätigte dies mit einem leichten Nicken und Verrollen ihrer inneren Augen.

Als der Vater sah, dass die junge Prinzessin in den Weiten der Welten unterwegs war, ihre Augen geschlossen, um zu hören ohne hören zu müssen, berührte er ihre Hand, legte seine auf die ihre. Nach einem Moment der Verbundenheit wandte er sich der Natur zu: dem Ausblick über das Land, an dem er sich jeden Tag erfreute. „Wie schön, dieses unsere Land!" Den Blick schweifen lassend über Wald und See, über Dunkelgrün und Glitzern, seufzte er und dachte: „Wie gut, dass wir nicht mehr nach unten müssen, auf die Erde, zu unseren physischen Brüdern und Schwestern, die so schlecht zu hören vermögen ohne Ohren, obwohl ihre Sinne pulsieren wie die unseren, die so mühsam nur lernen mit ihren Herzen, obwohl sie zu leuchten vermögen wie die Wiesen des Takalandes im Spätfrühling, und wo die Brüder der Dunkelheit mit einem fleischlichen Gefolge, größer noch als unser Land, mal wieder Hoch-Zeit feiern mit viel Rot in Schwarz: in Blut, Schutt und Asche."

# Glossar

***Abwehr***        Der    Mensch,    dessen    Psyche
bestimmte Inhalte aus der Vergangenheit oder in der Kommunikation
abwehrt, hat es schwer, diesen konkreten Inhalt zu akzeptieren und in
sein System zu integrieren, weshalb sein Ich einen
*Abwehrmechanismus* startet.

***Abwehrmechanismus***       Der    Begriff    stammt    aus    der
klassischen Psychoanalyse und charakterisiert eine Reihe von
Mechanismen der Psyche, die in der Kommunikation zwischen
Therapeut und Patient eine Rolle spielen, darüber hinaus aber im
Alltag ebenso zu beobachten sind. Klassische gängige
Abwehrmechanismen sind: Projektion, Idealisierung, Verschiebung,
Verdrängung, Spaltung oder Regression.

***Andere, das: Foucault***      Kommend aus der Postmoderne und
aus dem Poststrukturalismus, so bezeichnet *das Andere* ein
hierarchiefreies Verhältnis, bei dem keine Struktur des „besser oder
schlechter" gilt, sondern die Differenz als das *Andere* empfunden und
gedacht wird.

***Arbeitstrance***        Jeder spirituelle Reise erfordert
einen Führer, eine Führerin, die sich in den Zustand des Empfangens
begeben, um die feinstoffliche Welt und ihre Wesen wahrzunehmen.

***Chakren***        Die    Chakren    werden    als
Energieräder, situiert im menschlichen Körper bezeichnet. Sie

besitzen einen Eingang (vorne) und einen Ausgang (hinten). Es gibt sieben Chakren, die emotional und farblich zugeordnet werden können.

***Chakrenausgleich*** Es ist die Technik des Handauflegens oder der geführten Meditation, bei der wir alle sieben Chakren reinigen.

***Channeln*** Der Begriff bezeichnet die Fähigkeit und Fertigkeit, mit der uns umgebenden Energie, mit dem All-Wissen, mit Gott, der Urquelle (wie Sie den Ausdruck mögen), Kontakt aufzunehmen und somit am all-umfassenden Wissen teilzuhaben. Ich tue dies dank der Technik des *Satsangs* oder des Zugangs zur *Mittelwelt*. Mein Schreiben, das Erhalten der Wörter und der Informationen, ist auf weiten Strecken automatisch gechannelt. Ich muss nicht (mehr) channeln. Ich verbinde mich allgegenwärtig. So ist dieses Buch, von der Idee bis zum Ende, entstanden. Das Nachwort habe ich bewusst mit der Technik des Satsang, sodass meine Hand und der Stift Ausführende waren.

***Destruktionstrieb*** Der Begriff stammt aus der klassischen Psychoanalyse und ist mit dem Begriff des *Eros* verbunden, einstmals theoretisch Lebens- und Todestrieb. Der Destruktionstrieb wirkt immer dann, wenn Bindungen brechen und der Mensch in der Auflösung begriffen ist, sich der *Devitalisierung* anzunähern sucht.

***Devitalisierung*** Es handelt sich hierbei um das

Gegenteil der Vitalität, der Lebenskraft. Wenn der Mensch unter destruktiven Strukturen oder Dynamiken leidet, zieht es ihn zur Nichtexistenz hin.

**Ego** Als Ego bezeichne ich die durch das Ich des Menschen entstandene Kraft der Ich-Zentrierung, die sich um ihn herum orientiert und soziales Netz, Kommunikation in Gleichwertigkeit, das Andere außer Acht lässt. Es ist eine Ich-Fixierung aus Schwäche. Das Ego hat in meinem Verständnis nichts mit der Seele zu tun.

**Empathie** Das empathische Verhältnis entsteht mit dem Tag der Geburt zwischen Mutter und Kind. Es ist auch die Mutter, die dieses Verhältnis „ohne Worte" nährt und unterstützt. Empathie ist die ebenbürtige liebende nonverbale präsente Kommunikation.

**Energiearbeit** Alle alternativen Therapien vom Körper über Seele bis zum Schamanismus arbeiten mit dem Verständnis der Energie. Dazu gehört die Auffassung über Chakren, aber auch das Wissen, dass Körper und Seele, Materie und Feinstofflichkeit unterschiedliche Dichten von Energie sind und ein Resonanzfeld erzeugen.

**Eros** Eros steht im Zusammenhang mit dem Destruktionstrieb. Für C.G.Jung war Eros die freie Energie und Kraft des Lebens. Eros ist psychoanalytisch definiert der Lebenstrieb, derjenige, der Bindungen und Leben erschafft.

***Es*** Das Es findet sich im „Strukturmodell der Psyche", das auch als Drei-Instanzen-Modell der Psyche nach Sigmund Freud bezeichnet wird, in dem es um Es, Überich und Ich geht als die drei Instanzen, die Seele strukturieren. Meiner Ansicht nach strukturiert es nicht die Seele, sondern das Ich.

***Exkarnation*** Es ist das Verständnis der Seele als Reisende, die inkarniert und exkarniert. Ich sehe das dank der Seelenreisen täglich bestätigt, dass die Seele in den Körper kommt, inkarniert, aus ihm heraus tritt, exkarniert, und ebenso in feinstofflichen Welten ihre Existenz fortführt – ein nicht physisches Dasein.

***Familienaufstellung*** Die Familienaufstellung nach Hellinger wird heutzutage in vielen verschiedenen Kombinationen als Technik der Aufarbeitung seelischer Verstrickungen angeboten. Die Arbeit im wissenden Feld (im morphogenetischen Feld) ist hier entscheidend.

***Geburtstrauma*** In der Psychoanalyse spricht „man" von einem Geburtstrauma, das jeden Menschen betreffe, im Moment der Geburt. (wie Otto Rank, z.B.) Ich widerspreche dieser These in meinem Buch. Wie kann etwas Trauma sein, was den Menschen wesenhaft betrifft?

***Gedächtnis der Seele*** Dank meiner Chakrenarbeit, der Seeleenreisen, Rückführungen und Meditationen weiß ich, dass die Seele als *energetische intelligente Bewusstseinseinheit* ein

Gedächtnis besitzt, das ALLES, auch das Wissen vom Ursprung innehat. Der Mensch hat dazu Zugang.

***Geomantie***     Ich bezeichne die Geomantie als die Wissenschaft der Energie von Pflanzen und des Energiefeldes der Mutter Erde. Da ich dank ihr überzeugende Erfahrungen gemacht habe, nämlich die Energienetze von Bäumen besucht und deren Geschichten gesehen habe, halte ich die Geomantie für eine Wissenschaft wie jede andere.

***Gegenübertragung***     Die Begriffe der Übertragung und Gegenübertragung kommen nach Freud aus dem klassischen Setting der Psychoanalyse. Die Gegenübertragung bezeichnet dasjenige, was geschieht, wenn der Therapeut von dem Symptom, von den Worten und Handlungen des Patienten „getroffen" wird. Es verweist somit auf ihn selbst und seine eigene Verletzung, die er in der Supervision zu bearbeiten hat.

***Geist***     Wir kennen den Begriff aus allen Religionen. Der Geist ist Atem, Odem, Hauch Gottes, kosmisches Wissen, Lichtquelle, Ursprung. Um den Geist von der Seele abzuheben, ist der Geist von Allem der Ursprung der Seele, ihr Zuhause.

***Geistführer***     Wir alle, die wir schamanisch arbeiten, aber auch die Menschen, mit denen ich seelisch therapeutisch arbeite und diejenigen, die bei mir eine Ausbildung machen, kennen ihre Geistführer. Es sind Begleiter, die in den Welten

(Ober-, Mittel- und Unterwelt) zuhause sind, sich dort zeigen. Es sind auch diejenigen, die uns in Ritualen führen. Es sind feinstoffliche Wesen aus dem nicht physischen Dasein.

***Höhere Selbst*** Das Höhere Selbst ist dasjenige, das die Seele als Wissen mit in den Körper des Menschen bringt. In ihm ist die Ganzheit und Möglichkeit der inkarnierten Seele enthalten. Was ist Wesen Mensch dank Seele in der Lage umzusetzen?

***Ich*** Im Gegensatz zur Seele ist das Ich eine menschliche Struktur, d.h., die Seele inkarniert, wird Fleisch und somit Mensch. Das Ich ist die Struktur des jeweiligen Menschen, seines Charakters, seiner Ausrichtung in dieser irdischen Existenz.

***Ichideal*** Dieser Begriff stammt aus der Psychoanalyse. Lacan hat diesen Begriff gebraucht, Janine Chasseguet-Smirgel, Béla Grunberer und auch Heinz Kohut. Zusammenfassend formuliere ich: Es ist das Ideal, das unser Ich vor sich her projiziert. Es entsteht in frühester Kindheit in der narzisstischen Phase des Kleinkindes. Ich kann auch formulieren: Es ist die Idee, unsere Vision dessen, was und wer wir zu sein vermögen.

***Idealisierung*** Die Idealisierung ist ein Begriff der Abwehrmechanismen: Etwas und eine Person werden idealisiert, auf einen Sockel gehoben, erhöht. Dieser Vorgang ist gängiger als wir annehmen: in allen Religionen, politischen Zielsetzungen, in allen Idealen wirksam. Es entspricht nicht der Realität, aber der Idee, die wir uns von ihr machen.

**Inkarnation**  Inkarnation ist der gegensätzliche Vorgang von Exkarnation. Für uns Spirituelle gibt es das physische und das nicht-physische Dasein. Die Seele als feinstoffliche Einheit inkarniert, wird Fleisch. Inkarnation ist Fleischwerdung. (Mensch, Tier, Pflanzen.)

**Kategorischer Imperativ**  Immanuel Kant hat ihn in seiner Ethik begründet und er wird mit dem Satz zusammengefasst: Handle nur so, wie du möchtest, dass es allgemeines Gesetz für alle werde. (Tue nur das, was du möchtest, das dir angetan wird.)

**Konfrontative Methode**  Es ist die Methode, bei der ich mein Gegenüber mit einer essentiellen Wahrheit konfrontiere, für die er bereit und die für ihn wichtig zu sehen ist. Es handelt sich hierbei um essentielle Themen und Fragen des Todes, des Lebens, der Krankheit oder auch der inneren Gefangenschaft.

**Krafttiere**  Die Krafttiere sind energetische feinstoffliche Wesen, die sich in Form von Tieren in den drei schamanischen Welten aufhalten, um für den Menschen klassifizierbar und als Begleiter erkennbar sein zu können.

**Libido**  Es ist ein Begriff der klassischen Psychoanalyse, der die Energie der Lust, des Eros bezeichnet und mit der oralen Phase des Menschen zum Ausdruck kommt.

**Lustprinzip**  Den Begriff des Lustprinzips hat Freud 1924 im eben benannten Essay entwickelt „Jenseits des

Lustprinzips". Es gibt das Lustprinzip und das Realitätsprinzip; ersteres ist an den Narzissmus, an die Mutter gebunden, und muss für die „Einhaltung der Realität", die des Vaters, verlassen werden, um „Zivilisation" zu schaffen.

*morphogenetische Feld*    Dieser    Begriff    meint    ein energetisches Resonanzfeld, in dem Informationen gespeichert sind und abgerufen werden können. Es gilt heutzutage als bewiesen in der Wissenschaft der Esoterik als der Wissenschaft der „nicht sichtbaren Dinge". Im nonverbalen Raum, in schamanischen Arbeiten, in Aufstellungsarbeiten – überall ist zu beobachten, dass es ein energetisches wissendes Feld gibt, das der Mensch „anzapfen kann".

*Namaste*        In Indien von Hindus praktizierte Geste der zusammengelegten Hände, die vor der Brust, vor dem Herzchakra gehalten werden, um zu sagen: „Das Licht sei mit Dir." Es ist heutzutage die Geste der Yogis. Ich werde mit dieser Geste in allen feinstofflichen Welten begrüßt.

*Narzissmus*        Narzissmus    ist    ein    klassischer Begriff der Psychoanalyse; Freud unterscheidet zwischen dem primären und dem sekundären Narzissmus. Der narzisstische Charakter deutet auf ein Verhaftetsein im Moment hin, auf ein Selbst-verliebt-sein und auf eine spezifische Mutterbindung. Heinz Kohut hat den Narzissmus als Kraft des Größen-Selbsts positiv bewertet.

*nonverbale Raum*        Dieser    Begriff    verweist    auf    die

Empathie, die der Raum „ohne Worte" ist; der nonverbale Raum besteht zwischen Menschen und ist fühlbar und wahrnehmbar. In der Therapie ist es der wesentliche Raum, in dem Eingebung und Heilung geschehen kann. Die nonverbale Arbeit bezeichnet die Kommunikation, in der es keiner Worte bedarf.

*Perversion* Dieser Begriff der Psychoanalyse wird heutzutage kaum mehr verwendet. Wenn er wertungsfrei benutzt wird, bezeichnet er das „Verrückt-sein" von der Realität; diese Verdrehung kann schwere Störungen der seelischen Gesundheit aufweisen, die bis zum Triebtäter, Massenmord und zur Lust an Gewalt führen.

*Projektion* Die Projektion ist einer der bekannten Abwehrmechanismen, der nicht nur im therapeutischen Feld auftritt, sondern bei nahezu allen Menschen unbewusst angewendet wird, wenn Inhalte nicht gesehen werden können oder wollen. Die Projektion des Eigenen auf den anderen und dessen Deklarierung zum Feind ist wohl das gängigste.

*Realitätsprinzip* Das Realitätsprinzip ist das Gegenstück des Lustprinzips, das Freud entwarf, um sich von der Lust und der Mutterbindung weg zu bewegen und zur Akzeptanz der Realität und gesellschaftlichen Ordnung hin, die bei Freud immer die Ordnung und Anerkennung des Vaters war und ist – also ein klassisch patriarchaler Entwurf. Die seelische Gesundheit hing für Freud davon ab: „Weg von der Mutter, hin zum Vater" und im übrigen auch hin zum Monotheismus, zu einem Gott.

***Reinkarnation*** Die Inkarnation ist die Fleischwerdung; die Exkarnation der Austritt der Seele aus dem Körper, aus dem Menschen und die Reinkarnation geht davon aus, dass die Seele viele Inkarnationen durchläuft. Ich halte diese Annahme aufgrund meiner Praxis und allem, was ich hierbei sehe, praktiziere und erfahre, für eine Tatsache.

***Resonanzfeld*** Das Resonanzfeld steht für das energetische Feld, in dem sich jeder Mensch bewegt. Aber auch Tiere und Pflanzen haben ein Resonanzfeld. Energetische Resonanzfelder beherbergen entsprechende Informationen und sind somit Teil der nonverbalen Kommunikation.

***Schamanismus*** Es gibt viele unterschiedliche schamanische Gruppierungen. Ich arbeite mit dem Schamanismus der Nordamerikaner; aber mir ist es nicht wichtig, welcher Begriff verwendet wird. Die Existenz der drei Welten, der Ober,- Mittel- und Unterwelt ist eine schamanische Annahme als auch die Hüter der Elemente, die mit Namen versehen werden, sowie die Tatsache, dass den Himmelsrichtungen Kräfte zugeschrieben werden. Auch die Ritualarbeit in ein Sextett (Norden, Süden, Westen, Osten, Vater Gott, Mutter Erde) der Kräfte zu stellen, ist eine schamanische Tradition. Ich folge dem, weil ich dies in meiner Praxis und in meinen Wahrnehmungen als existent bestätigt sehe.

***Seele*** Seele ist eine durch den Kosmos

reisende feinstoffliche, intelligente energetische Bewusstseinseinheit. Sie inkarniert, wird Fleisch in Mensch und Tier. Sie wohnt ebenfalls in Pflanzen und Bäumen. Sie ist ein Teil der großen kosmischen Kraft, Gott genannt, die auszieht vom großen Einen, um zu lernen.

*Seelenbegleitung* Als Seelenbegleitung bezeichne ich meine Arbeit, die in einem hierarchiefreien Raum stattfindet, auch, wenn ich die Funktion einer Meisterin einnehme. Ich begleite die im Menschen wohnende Seele und den Menschen auf seiner Suche nach Leben dank spiritueller nonverbaler Arbeit, dank Tiefenpsychologie und Gesprächstherapie. Voraussetzung ist das empathische Verhältnis des Vertrauens.

*Seelenbegleiter/in* Es ist die Ausbildung, die ich anbiete. Im Zeitraum von drei Jahren erlernen die Interessierten mit einem halben Ausbildungstag monatlich die Spiritualität und ihre Techniken (1. Jahr), die Tiefenpsychologie (2. Jahr) und die Techniken der verbalen Arbeit (3. Jahr) mit je 12 Einheiten pro Themenbereich.

*Selbst-Objekte* Der Begriff der Selbst-Objekte stammt aus der Selbstpsychologie von Heinz Kohut. Richtigerweise stellt er fest, dass die ersten Menschen im Gegenüber des Kleinkindes, die Eltern, die entscheidenden Bezugspersonen sind und für die Errichtung des Selbsts des Kleinkindes primär wichtig. Es sind die ersten Objekte, die das Selbst des Kindes spiegeln.

*Spiegel-Stadium* Dieser Begriff stammt aus der

französischen Psychoanalyse von J. Lacan. Dieser analysierte zutreffend und über die Studien Freuds hinaus die erste Kommunikation zwischen Mutter und Kind als ein Spiegel: Schaut das Baby in die Augen der Mutter, erblickt es SICH.

*Sublimierung* Dieser Begriff stammt aus der klassischen Psychoanalyse und bezeichnet den Vorgang der „Erhöhung von Trieben" auf Ersatzobjekte aus Kultur und Gesellschaft. So wird das sexuelle Begehren auf die Erschaffung von Literatur übertragen, weil die sexuelle Lust nicht (immer) zu befriedigen ist. Auf diese Art und Weise wird die Energie des Eros genutzt, um Kultur zu erschaffen.

*Tiefenpsychologie* Die Tiefenpsychologie kennzeichnet diese spezifische Interpretation der Seele, die von Sigmund Freud erarbeitet wurde. Die Psychoanalyse nenne ich im Gegensatz dazu das therapeutische Verfahren der Analyse.

*TCM* Die Traditionelle Chinesische Medizin ist eine über 2000 Jahre alte Heilkunst, bei der u.a. die Akupunktur sehr erfolgreich eingesetzt wird.

*Übertragung* Die Begriffe Übertragung und Gegenübertragung stammen nach Freud aus dem klassischen Setting der Psychoanalyse. Die Übertragung geschieht im therapeutischen Prozess dann, wenn der Klient/ Patient sein Thema, seine Verletzung auf den Therapeuten überträgt und dieser somit zum Stellvertreter wird – des Vaters, der Mutter, der entsprechenden Person im allgemeinen, die die Verletzung einst ausgelöst hat.

***Über-Ich***            Dieser      Begriff      steht      im Zusammenhang mit Freuds Drei- Instanzen-Modell, in dem er das Ich, das Es und das Über-Ich strukturiert und bezeichnet. Das Über-Ich ist die Struktur der Glaubenssätze, der Verbote und Regeln, die religiös, kulturell, traditionell und durch die Eltern vermittelt werden.

***verbale Arbeit***        Die verbale Arbeit bezeichne ich in meiner Therapie der Seelenbegleitung all jene Techniken, die verbal angewendet werden und zum Ausdruck kommen: die gesprächstherapeutische Arbeit mit ihren entsprechenden Vorgehensweisen, wie interpretativ, supportiv, konfrontativ.

***Verdrängung***        Dieser Begriff bezeichnet einen von vielen Abwehrmechanismen, die Freud und Anna Freud definiert haben. Die Verdrängung ist für den Menschen und sein gesamtes System bedeutsam, um überleben und funktionieren zu können: Die schmerzlichsten Inhalte werden vom Bewusstsein ins Unterbewusstsein verschoben, um sich nicht mehr erinnern zu müssen und also lebensfähig zu sein.

***Verschiebung***        Die Verschiebung ist einer der klassischen Abwehrmechanismen, so von Freud erkannt, die der Mensch gerne tätigt, um sich von ungeliebten Inhalten scheinbar zu befreien: Er verschiebt ein unangenehmes Gefühl auf einen anderen Inhalt, bei dem es ihn weniger schmerzt. Beispiel: Der Hass auf die Mutter wird auf andere Frauen verschoben, das Anonyme scheint aushaltbarer als das persönliche.

**_Wiederholungszwang_**  Dieser klassische Begriff der Psychoanalyse bezeichnet die Wiederholung von traumatischen, schmerzhaften seelischen Inhalten, aus der frühen Biografie des Menschen auf sein gesamtes Leben übertragen. Der Mensch wiederholt, was er nicht ertragen konnte,immer wieder, bis er nicht mehr wiederholen muss, weil bewusst verstanden hat.

# Literaturhinweise

Bataille, Georges

*Die Tränen des Eros.* Matthes & Seitz, München 1993

Cameron, Julia

*Der Weg des Künstlers. Ein spiritueller Pfad zur Aktivierung unserer Kreativität.* Knaur MensSana, München 1996

Chasseguet-Smirgel:

*Die Anatomie der menschlichen Perversion.* Stuttgart 1989

*Kunst und schöpferische Persönlichkeit. Anwendungen der Psychoanalyse auf den außertherapeutischen Bereich.* München, Wien 1988

*Das Ichideal. Psychoanalytischer Essay über die „Krankheit der Idealität".* Frankfurt/M. 1987

*Wege des Anti-Ödipus.* Verlag Ullstein, Frankfurt/M./ Berlin 1978

Cyrulnik, Boris

*Un merveilleux malheur.* Edition Odile Jacob, Paris, 1999

Dahlke, Rüdiger

*Wo die Angst ist, ist der Weg. In Licht und Schatten.* KGS Berlin, 11,

2014

*Peace Food. Wie der Verzicht auf Fleisch und Milch Körper und Seele heilt.* Gräfe und Unzer, 2014

Dethlefsen, Thorwald, Dahlke,Rüdiger: *Krankheit als Weg. Deutung und Be- Deutung der Krankheitsbilder.* Goldmann Verlag, München 1. Auflage 1983

Davies, Brenda: *Chakras – Tore zur Seele.* Wilhelm Heyne Verlag, München 2007, 4. Auflage

Ehrenberg, Darlene Bregman *Jenseits der Wörter. Zur Erweiterung der psychoanalytischen Interaktion,* Klett-Cotta, Suttgart 1996

Freud, Sigmund *Das Unbehagen in der Kultur und andere kulturtheoretische Schriften.* Fischer Taschenbuch, Frankfurt/M. 1994

*Das Ich und das Es und andere metapsychologische Schriften.* Fischer Taschenbuch Verlag, Frankfurt/M 1978

Foucault, Michel *Von der Freundschaft. Im Gespräch.*

|  | Merve Verlag, 121, Berlin |
| Green, André: | *Die tote Mutter – Psychoanalytische Studien zu Lebensnarzissmus und Todesnarzissmus.* Psychosozial-Verlag, Gießen 2011 |
| Grunberger, Béla | *Narziss und Anubis. Die Psychoanalyse jenseits der Triebtheorie, Band 2.* Verlag Internationale Psychoanalyse, München-Wien 1988 |
| Horkheimer, Max & Adorno, Theodor W. | *Dialektik der Aufklärung. Philosophische Fragmente.* Fischer Wissenschaft, Frankfurt/M.1988 |
| Irgaray, Luce | *Speculum, Spiegel des anderen Geschlechts.* edition suhrkamp, Frankfurt/M. 1980 |
| Jung, C.G. | *Der Mensch und seine Symbole.* Walter, Olten/ Freiburg im Breisgau, 1968 |
|  | *C. G. Jung im Gespräch. Reden, Interviews, Begegnungen.* Daimon, Zürich 1986 |
| Kohut, Heinz | *Wie heilt die Psychoanalyse?* |

Suhrkamp, Frankfurt/M. 1987

*Die Heilung des Selbst,* Suhrkamp, Frankfurt/M. 1981

Kristev a, Julia

*Soleil noir. Dépression et mélancholie.* Collection folio essais. Edition Gallimard, Paris 1987

Krone, Horst

*Der Geist, der mich rief. Vom Wirken der göttlichen Heilkraft.* Ansata Verlag, Münschen 2013

Kyber, Manfred:

*Die drei Lichter der kleinen Veronika.* Wilhelm Heyne Verlag, München 1987, 6. Auflage

Lenoir, Frédéric

*L'Ame du monde.* NIL édition, Paris 2012

Lacan, Jacques

*Nos antécédents,* in *Écrits,* II, Seite 184, Seuil, Paris, 1966

*Le Stade du miroir comme formateur de la fonction du Je : telle qu'elle nous est révélée dans l'expérience psychanalytique,* Presses universitaires de France, 1949.

*Le Stade du miroir comme formateur de la fonction du Je: telle qu'elle nous est révélée dans l'expérience*

*psychanalytique ,* Revue française de psychanalyse, 1949, Seiten 449-455

Nietzsche, Friedrich      *Über Wahrheit und Lüge –Ein Essay*
*Aphorismen, Notate und Briefe.*
Herausgegeben von Steffen
Dietzsch, Insel Verlag, Suhrkamp,
Frankfurt/M. 2000
*Die nachgelassenen Fragmente.*
*Eine Auswahl.* Reclam, Stuttgart
1996.

Piontelli, Alessandra:      *Vom Fetus zum Kind: Die*
*Ursprünge des psychischen Lebens.*
Klett-Cotta, Stuttgart 1996

Ruddick, Sarah      *Mütterliches Denken. Für eine*
*Politik der Gewaltlosigkeit.* Campus
Verlag, Frankfurt/M. New York 1993

Ruland, Jeanne:      *Krafttiere – begleiten Dein Leben.*
Schirner Verlag, Darmstadt 2004, 11.
Auflage

Schmidbauer, Wolfgang:      *Die hilflosen Helfer. Über die*
*seelische Problematik der helfenden*
*Berufe.* Rowohlt Verlag,
Frankfurt/M. 1977

Sonnenschmidt, Rosina:      *Exkarnation – Der große Wandel.*

Zimmerling-Zinga, Christiane (Clara Welten)

Verlag Homöopathie + Symbol, Berlin 2012, 3. Auflage

*Über den Wahrheitsbegriff im Werke Georges Batailles oder über die Sucht, sich im Rausch zu verlieren.* R.G.Fischer Verlag, Frankfurt/M. 1997

**Barbara Köhler**                    **Fotografin und Tänzerin**


Ich danke Barbara Köhler für die Gestaltung dieses Coverbildes!

Unruhe begleitet mich seit jeher. Sie gehört zu mir. Verbünden konnte ich mich mit ihr, als ich ihren kreativen Impulsen zuhörte. Für diese Wahrnehmung brauchte es ein ruhiges Hinspüren und das veränderte meine Beziehung zu mir – und dann auch zur Welt. Unruhe war nun verbunden mit Ruhe und es wurde ein fruchtbares Paar. Anfangs suchte ich für meine Fotografien sich bewegende Motive, aber die Ergiebigkeit blieb überschaubar und abhängig von äußeren Umständen. So entstand die Idee, selbst Impulsgeberin der Bewegung zu werden. Seitdem lasse ich meine unruhigen Hände die Kamera während der Aufnahme in verschiedene Richtungen führen und bringe statische Objekte ins Fließen.

Als ich Clara Welten begegnete, spürte ich sofort Resonanz zu ihr. Der Titel ihres Buches griff auch mein Thema auf, die bewusste Lebendigkeit. Ihre Idee, eins meiner Fotobilder als Cover zu verwenden, freute mich sehr. Der darauf folgende Austausch war geflutet von ihrer Begeisterung. Clara Welten verkörpert für mich Lebendigkeit, die sich ansteckend verströmt.


www.barbara-koehler.de